D. Stöckl, M. Nörtemann, S. Ruml

Gynäkologie und Geburtshilfe in Frage und Antwort

D. Stöckl, M. Nörtemann, S. Ruml

Gynäkologie und Geburtshilfe

in Frage und Antwort

Fragen und Fallgeschichten
zur Vorbereitung auf mündliche Prüfungen
während des Semesters und im Examen

2. Auflage

ELSEVIER
URBAN & FISCHER

URBAN & FISCHER München

Zuschriften und Kritik an:
Elsevier GmbH, Urban & Fischer Verlag, z.Hd. Dr. Andrea Richarz, Hackerbrücke 6, 80335 München

Wichtiger Hinweis für den Benutzer
Die Erkenntnisse in der Medizin unterliegen laufendem Wandel durch Forschung und klinische Erfahrungen. Herausgeber und Autoren dieses Werkes haben große Sorgfalt darauf verwendet, dass die in diesem Werk gemachten therapeutischen Angaben (insbesondere hinsichtlich Indikation, Dosierung und unerwünschten Wirkungen) dem derzeitigen Wissensstand entsprechen. Das entbindet den Nutzer dieses Werkes aber nicht von der Verpflichtung, anhand der Beipackzettel zu verschreibender Präparate zu überprüfen, ob die dort gemachten Angaben von denen in diesem Buch abweichen und seine Verordnung in eigener Verantwortung zu treffen.
Wie allgemein üblich wurden Warenzeichen bzw. Namen (z.B. bei Pharmapräparaten) nicht besonders gekennzeichnet.

Bibliografische Information der Deutschen Nationalbibliothek
Die Deutsche Nationalbibliothek verzeichnet diese Publikation in der Deutschen Nationalbibliografie; detaillierte bibliografische Daten sind im Internet über http://dnb.d-nb.de abrufbar.

2. Auflage 2007

Der Urban & Fischer Verlag ist ein Imprint der Elsevier GmbH.

10 11 12 13 5 4 3 2

Um den Textfluss nicht zu stören, wurde bei Patienten und Berufsbezeichnungen die grammatikalisch maskuline Form gewählt. Selbstverständlich sind in diesen Fällen immer Frauen und Männer gemeint.

Planung: Dr. Dorothea Hennessen
Lektorat: Anita Eppelin, Dr. Andrea Richarz
Redaktion: Dr. Nikola Schmidt
Herstellung: Peter Sutterlitte
Satz: abavo GmbH, Buchloe
Druck und Bindung: LegoPrint, S.p.A., Lavis (TN)
Umschlaggestaltung: SpieszDesign, Büro für Gestaltung, Neu-Ulm
Titelfotografie: Eckard Schulz, Fotodesign, München

Printed in Italy

ISBN: 978-3-437-43161-6

Vorwort

Liebe Leserin, lieber Leser,

das Prüfungsfach Gynäkologie und Geburtshilfe beinhaltet eine Menge Lernstoff und doch ist die stoffliche Fülle mit etwas Planung und ausreichend Zeit sicherlich zu bewältigen. Allem vorweg: Die Karten sind gerecht verteilt; eine mündliche Prüfung bedeutet Stress – für jeden von Euch! Die Prüfer wissen das und werden dies auch einrechnen. Lasst Euch nicht verrückt machen und steigert Euch nicht in Unglücksszenarien hinein – das ist uneffektiv und raubt viel Energie, die Ihr besser anderweitig brauchen könnt. Mit einer ausreichenden Menge an Grundwissen kann und wird man diese mündliche Prüfung bestehen!

Mit diesem Band aus der Reihe „In Frage und Antwort“ haben wir versucht, Euch eine Hilfestellung zu bieten, damit Ihr Euch in der gebotenen Kürze der Zeit sinnvoll auf die mündliche Prüfung vorbereiten könnt. Dabei galt es immer die Balance zu halten zwischen Kompaktheit und Ausführlichkeit mit für das Verständnis notwendigen Hintergrundinformationen. Wir haben versucht alle Bereiche des Prüfungsfaches abzubilden, etwas gewichtet nach der Relevanz der einzelnen Inhalte. Bei Eurer Vorbereitung sollte dies natürlich (soweit möglich) mit den aus den alten Prüfungsprotokollen erforschten Lieblingsthemen und Schwerpunkten der Prüfer abgeglichen werden. Ergonomie ist ein wichtiger Bestandteil in der Prüfungsvorbereitung und das Verlieren in Details oder das verbissene Kämpfen an Nebenkriegsschauplätzen kann wichtige Ressourcen binden. Wir haben viele Antworten beispielhaft ausformuliert, andere in Stichpunkten beschrieben, damit Ihr selbst das Formulieren üben könnt.

Das Lernen auf eine mündliche Prüfung unterscheidet sich von der Vorbereitung auf eine schriftliche Prüfung. Neben dem Abprüfen von Wissen kommt hier noch eine zwischenmenschliche Komponente hinzu. Das „Wie“ der Präsentation spielt eine nicht zu unterschätzende Rolle dabei, wie der Prüfer Euer inhaltliches „Was“ aufnimmt und beurteilt. Deshalb solltet Ihr auf alle Fälle das laute (!) und freie (!) Ausformulieren üben, am besten in einer Gruppe.

Selbstredend kann dieser Band ein ausführliches Lehrbuch nicht ersetzen. Wer detaillierte Antworten auf bestimmte Fragen sucht, sei auf die bekannten Standardwerke verwiesen (siehe auch die Literaturliste). Wir möchten Euch gerne ausdrücklich ermuntern, uns Rückmeldung zu geben. Kritik, Kommentare und Verbesserungsvorschläge sind uns sehr willkommen, damit unser Buch noch besser an Eure Bedürfnisse angepasst werden kann.

Wir möchten uns ganz herzlich bedanken beim Urban & Fischer Verlag, insbesondere bei Frau Anita Eppelin und Frau Andrea Wintermayr, die uns bei diesem Projekt sehr unterstützt haben. Frau Dr. Nikola Schmidt danken wir sehr für die kritisch-konstruktive Redaktion des Manuskripts und für ihre hilfreichen Verbesserungsvorschläge. Nicht zuletzt wurde dieses Buch ermöglicht durch die Unterstützung und das Verständnis unserer Partner, unserer Familien und auch unserer Freunde, denen wir hierfür ganz besonders danken wollen.

Wir wünschen unseren Lesern eine gute, möglichst stressfreie Vorbereitungszeit und natürlich ein erfolgreiches Examen!

Dr. med. Doris Stöckl
Dr. med. Matthias Nörtemann
Dr. med. Silke Ruml

München, im Frühjahr 2007

Inhaltsverzeichnis

Allgemeine Hinweise und Tipps

Prüfungsvorbereitung

Zur optimalen Prüfungsvorbereitung empfiehlt es sich, neben dem Einzelstudium Lerngruppen zu bilden. Zwei bis drei Monate sollten sich die Teilnehmer der Lerngruppen etwa 2–3-mal pro Woche treffen. Vor jedem Treffen sollte ein Thema vereinbart werden, das für das nächste Mal vorbereitet wird. Dies erhöht die Motivation zum regelmäßigen Lernen und ermöglicht gleichberechtigte und ergänzende Diskussionen. Punkte, die dem Einzelnen während des Einzelstudiums unklar geblieben sind, sollten notiert und in der Gruppe vorgestellt und beraten werden. Auf diesem Weg kann man das eigene Wissen kontrollieren und Sicherheit gewinnen.

Das Lernen in Lerngruppen hilft, Ängste vor der freien Rede abzubauen und trainiert das freie und strukturierte Antworten. Durch regelmäßiges Treffen wird der Kontakt zu den anderen Studierenden aufrecht gehalten. Meist stellt man zudem fest, dass das Lernen in der Gruppe mehr Spaß macht, als zu Hause oder in der Bibliothek allein vor seinen Büchern zu hocken. Und wenn man dann doch einmal in ein „Tief" fällt, schaffen es andere meist wesentlich besser, die Stimmung und das Selbstbewusstsein wieder zu heben.

Verhalten während der Prüfung

Es empfiehlt sich, sich als Prüfungsgruppe bei den Prüfern vorzustellen. Nur wenige Prüfer sind zu einem Gespräch nicht bereit. Viele Prüfer geben Tipps und Hinweise, worauf man sich vorbereiten sollte, oder nennen Themen, die sie auf keinen Fall abfragen. Alle Prüflinge sollten nach der Vorbereitungszeit einen ähnlichen Wissensstand haben. Extrem schlechte oder extrem gute Prüflinge stören die Gruppendynamik und können Prüfer zu sehr verärgern bzw. begeistern. Die Prüfung wird meist zweigeteilt, d.h. zuerst werden ein oder mehrere Patienten untersucht, und später erfolgt die eigentliche mündliche Prüfung. Vielfach wird auf den zuvor untersuchten Patienten eingegangen, sodass man die freie Zeit zwischen den Prüfungsteilen nutzen sollte, sich über das Krankheitsbild des Patienten genauer zu informieren.

Die Kleidung zur Prüfung sollte man innerhalb der Gruppe besprechen: „etwas feiner als sonst" hat sich bewährt; es muss nicht gleich Anzug oder Kostüm sein. Auf alle Fälle sollte man sich in seiner Haut einigermaßen wohlfühlen.

Natürlich kann man für eine Prüfung nicht den Typ abstreifen, der man ist. Trotzdem sollte man sich bewusst machen, dass manche Verhaltensweisen eher verärgern und nicht zu einer angenehmen Prüfungssituation beitragen. Sicherlich ist es gut, eine Prüfung selbstbewusst zu bestreiten. Arroganz und Überheblichkeit jedoch sind, selbst wenn man exzellent vorbereitet und die Kompetenz des Prüfers zweifelhaft ist, fehl am Platz. Jeder Prüfer kann einen, so er möchte, vorführen und jämmerlich zappeln lassen. Also: besser keinen vermeidbaren Anlass dazu liefern. Genauso unsinnig und peinlich ist es, sich devot und unterwürfig zu geben.

Auch wenn man vor der Prüfung gemeinsam gelitten, während der Vorbereitungszeit von der Gruppe profitiert hat, geht es in der Prüfung um das eigene Bestehen, die eigene Note. Man braucht sich darüber nichts vorzumachen. Trotzdem sollte man in der Prüfung fair bleiben und z.B. nicht aus freien Stücken gerade die Fragen und Themen aufgreifen, an denen sich der Mitprüfling die Zähne ausgebissen hat.

Häufige Frageformen

Offene Fragen: Dies ist die häufigste Frageform. Die Antwort sollte strukturiert und flüssig erfolgen. Ziel ist es, möglichst lange zu reden, sich gleichzeitig aber nicht in unwichtigen Dingen zu verlieren. Viele Prüfer unterbrechen dann den Redefluss und dies kann enorm verwirren. Schon in den Vorbereitungsmeetings sollte man sich zur Beantwortung der Fragen eine gute Struktur angewöhnen, z.B. Definition – Ätiologie – Symptomatik – Diagnostik – Therapie. Es empfiehlt sich, im Schlusssatz eine neue Problematik, in der man sich gut auskennt, anzuschneiden, die der Prüfer aufgreifen kann.

Nachfragen: Im Anschluss an eine offene Frage kommt es oft zu einigen Nachfragen, die das angeschnittene Thema vertiefen. Dabei wird der Schwierigkeitsgrad der Fragen meist höher. Die Prüfer tasten sich an die Grenzen der Prüflinge heran.

Fallbeispiele: Fallbeispiele eignen sich immer gut, praktische Belange abzufragen. Daher sind sie besonders in den handwerklichen Fächern sehr beliebt. Es besteht die Chance, dass sich zwischen Prüfer und Prüfling ein kollegiales Gespräch entwickelt. Eindeutige Beschreibungen und charakteristische Krankheitsbilder machen die Beantwortung der Frage meist einfach. Zu Anfang sollte immer auf mögliche Differentialdiagnosen eingegangen werden. Vorsicht ist bei Krankheitsbildern geboten, über die man nicht viel weiß. Der Prüfer könnte sie bei einer weiteren Frage aufnehmen und man gerät arg ins Schwitzen. Also: sich selbst keine Grube graben.

Probleme während der mündlichen Prüfung

Während einer mündlichen Prüfung können vielfältige Probleme auftreten, die man im Gegensatz zur schriftlichen Prüfung sofort und möglichst souverän bewältigen muss.

- Kann man eine Frage nicht beantworten, braucht man nicht sofort zu verzweifeln. Auf Nachfragen oder Bitten um weitere Informationen formuliert der Prüfer seine Frage oft anders. Dies kann auch sinnvoll sein, wenn man merkt, dass man am Prüfer vorbeiredet.
- Was ist jedoch, wenn es nicht zum „Aha-Effekt" kommt? Ein Problem, das nur schwer zu lösen ist. Die meisten Prüfer helfen weiter oder wechseln das Thema. Selbst wenn eine Frage nicht beantwortet wird, ist dies noch lange kein Grund durchzufallen.
- In Prüfungssituationen beginnen viele Prüflinge vor Aufregung zu stottern oder sich zu verhaspeln. Dies ist normal. Vor und während einer Prüfung darf man aufgeregt sein, dafür hat jeder Prüfer Verständnis. Übertriebene Selbstsicherheit löst sogar bei manchen Prüfern Widerwillen und Antipathie aus.
- Sehr unangenehm wird die Situation, wenn Mitstreiter „abstürzen". Die Prüfung spitzt sich zu, und der Prüfer reagiert verärgert. Hier hilft nur: Ruhig bleiben. Der Gedanke, dass der Prüfer sich ebenfalls unwohl fühlt und kein persönliches Interesse hat, die Situation weiter zu verschärfen, erleichtert ungemein.
- Gelassen die Fragen der anderen geschehen lassen. Das Gefühl „alle guten Fragen sind schon weg, ehe ich an die Reihe komme" ist nicht außergewöhnlich.
- Häufig ist ein Prüfer bekannt dafür, dass er besonders „gemein" und schwer prüft. Bemerkenswert ist jedoch, dass die Kritik oft von früheren Prüflingen stammt, die entweder durchgefallen sind oder die Prüfung mit einer schlechten Note bestanden haben. Weiß man jedoch, dass dies nicht der Fall sein kann, weil man die Informationsquelle kennt, hilft nur eins: Lernen, Lernen, Lernen.

Manche Prüfer fragen, ob zur Notenverbesserung eine weitere Fragenrunde gewünscht wird. Eine solche Chance sollte man sich nicht entgehen lassen, da man nur gewinnen kann.

Internet-Recherche

Gerade in mündlichen Prüfungen neigen einige Professoren dazu, Themen anzusprechen, die in einem engen Zusammenhang mit ihrem Forschungsgebiet stehen. Leider bleibt aber bekanntlich wenig Zeit, sich nach Bekanntgabe von Prüfer und Fach mit aufwändigen Internetrecherchen zu beschäftigen. Damit die Suche möglichst schnell zum Erfolg führt, geben wir ein paar Tipps für ein gezieltes Vorgehen mithilfe von www.google.de.

Beispielsuchanfragen: Pathogenese der Arteriosklerose

- Wenn der erste Suchbegriff (Arteriosklerose) im Titel der Seite erscheinen soll, der andere (Pathogenese) im Text: z. B. **intitle: „Arteriosklerose“ Pathogenese**
- Viele Dozenten stellen Unterlagen in Form von Powerpoint-Präsentationen (ppt), Adobe-Dokumenten (pdf) oder Word-Dokumenten (doc) zum Download bereit. Durch die zusätzliche Eingabe von ext: listet Google nur Suchergebnisse eines entsprechenden Dateityps auf: z. B. **Arteriosklerose ext:pdf**
- Auch Studenten legen oft Referate zu speziellen Themen im Internet ab. Da die entsprechenden Webseiten aber meist keine echten de-Domains besitzen, über viele Werbefenster finanziert werden und in Suchmaschinen erst auf Seite 20 erscheinen, sollte man direkt in den Inhaltsverzeichnissen der Seiten nach Dokumenten suchen: z. B. **„Index of/“ +pdf „Arteriosklerose“**
- Alternativ ist es auch möglich, schon bekannte Webseiten nach bestimmten Inhalten zu durchsuchen: z. B. **site:http://www.medizinstudent.de Arteriosklerose**

Hinweise für die Benutzung

Alle Angaben entsprechen den Standards und dem Kenntnisstand zur Zeit der Drucklegung. Dennoch können klinikintern abweichende diagnostische und therapeutische Vorgehensweisen üblich sein.

Alle diejenigen, die zum ersten Mal mit einer „In Frage und Antwort“-Reihe arbeiten, sollten sich anfangs durch die sehr ausführlichen Antworten, so wie sie in der mündlichen Prüfung nur ein sehr guter Student geben würde, nicht entmutigen lassen. Zweck der Reihe ist es, sich durch häufiges Wiederholen ein strukturiertes und inhaltlich vollständiges Wissen anzutrainieren.

Bedeutung der Symbole in der Randspalte

?	Frage	!	Merksätze	+	Zusatzwissen
	Fallbeispiele		Klinik	tipp	Tipps zur Prüfungssituation

Zur Erleichterung der Wiederholung kann in der Randspalte neben der Frage angekreuzt werden,

- ob die Frage **richtig** beantwortet wurde ☺
- ob die Frage **falsch** beantwortet wurde ☹
- ob die Frage **wiederholt** werden sollte 😐

Abkürzungsverzeichnis

5-JÜR 5-Jahres-Überlebensrate

A

A. Arteria
ACTH adrenocorticotropes-Hormon
AFP Alpha-Fetoprotein
AGS adrenogenitales Syndrom
AIDS Acquired immunodeficiency syndrome
AK Antikörper
APD abdominaler Anterior-Posterior-Durchmesser
ATD Abdomen-Transversal-Durchmesser
AU Abdomenumfang

B

BEL Beckenendlagen
BET brusterhaltende Therapie (bei Mamma-Ca)
Bili Bilirubin
BPD biparietaler Durchmesser
BS Blasensprung
BSG Blutkörperchensenkungsgeschwindigkeit

C

Ca Karzinom
CEA carcinoembryonales Antigen (Tumormarker)
CIN zervikale intraepitheliale Neoplasie (Einteilungsschema der Zervixzytologie)
CIS Carcinoma in situ
CLIS Carcinoma lobulare in situ
CRP C-reaktives Protein
CT Computertomographie
CTG Kardiotokogramm

D

DCIS duktales Carcinoma in situ
DD Differentialdiagnose
DHEAS Dehydroepiandrosteron
DIC disseminierte intravasale Gerinnungsstörung

E

E3 freies Östriol
ELISA Enzyme-linked immunosorbent assay
EUG Extrauteringravidität

F

FIGO Federation Internationale de Gynecologie et d'Obstetrique (Tumorklassifikationsschema)
FL Femurdiaphysenlänge
FOD fronto-okzipitaler Durchmesser
FSBA fetale Skalpblutanalyse
FSH Follikel-stimulierendes Hormon

G

GIT Gastrointestinaltrakt
GnRH Gonadotropin-releasing-Hormon
GOT Glutamat-Oxalat-Transaminase
GPT Glutamat-Pyruvat-Transaminase
GV Geschlechtsverkehr
Gy Gray (physikalische Einheit der Strahlendosis)

H

Hb Hämoglobin
HbF fetales Hämoglobin
HCG humanes Choriongonadotropin
HE Hysterektomie
HELLP-Syndrom Haemolysis, elevated liver enzymes, low platelets
HIV humanes Immundefizienzvirus
HL Humeruslänge
HMG humanes Menopausengonadotropin
HPV humanes Papillomavirus
HSV Herpes-simplex-Virus
HWI Harnwegsinfekt

I

I.E. internationale Einheiten
i.m. intramuskulär
i.v. intravenös
ICSI intrazytoplasmatische Spermieninjektion
IG Immunglobulin
IL Interleukin
IUD Intra-uterine device („Spirale")
IUP Intrauterinpessar („Spirale")
IUS Intrauterinsystem („Spirale")
IVF In-vitro-Fertilisation

K

KU Kopfumfang
KI Kontraindikation
kV Kilovolt (physikalische Einheit der elektrischen Spannung)

L

LDH	Laktatdehydrogenase
LGA	Large for gestational age
LH	luteinisierendes Hormon
Lig.	Ligamentum
LJ	Lebensjahr
LK	Lymphknoten
LMP	low malignant potential
LUF-Syndrom	luteinization of unruptured follicle

M

M.	Musculus
MBU	Mikroblutanalyse
MPA	Medroxyprogesteronacetat
MRT	Magnetresonanztomographie

N

N.	Nervus
NG	Neugeborenes
Nl.	Nodus lymphoideus (Lymphknoten)
NW	Nebenwirkungen

P

p.c.	post conceptionem
p.i.	post infectionem
p.m.	post menstruationem
PAP	Papanicolaou (Einteilungsschema der Zervixzytologie)
PCO	polyzystische Ovarien
PCR	Polymerase-Kettenreaktion
PDA	Periduralanästhesie
PE	Probeexzision
PET	Positronen-Emissions-Tomographie

R

RIA	Radioimmunoassay
RR	Blutdruck nach Riva-Rocci [mmHg]

S

SCC	Squamous cell carcinoma antigen (Tumormarker)
SGA	Small for gestational age
SIL	Squamous intraepithelial lesion
SSW	Schwangerschaftswoche
STD	Sexually transmitted diseases

T

TDF	testisdeterminierender Faktor
TNF	Tumornekrosefaktor
TNM	System zur Tumorklassifikation
TRAM	Transverser Rectus-abdominis-Muskellappen
TRH	Thyreotropin-releasing-Hormon
TSS	toxisches Schocksyndrom
TU	Tumor
TVT	Tension-free vaginal tape

V

V.	Vena
V.a.	Verdacht auf
vHHL	vordere Hinterhauptslage
VIN	vulväre intraepitheliale Neoplasie
VZV	Varizella-Zoster-Virus

Z

Z.n.	Zustand nach
ZNS	Zentralnervensystem

Abbildungsverzeichnis

[1] Goerke, K./Valet, A.: Gynäkologie und Geburtshilfe. Urban & Fischer, 5. Auflage 2002.
[2] Pfleiderer A./Breckwoldt, M./Martius, G.: Gynäkologie und Geburtshilfe. Thieme, 3. Auflage 2000.
[3] Stauber, M./Weyerstahl, T.: Gynäkologie und Geburtshilfe. Thieme, 2001.
[4] Kimmig, R./Knitza, R.: Gynäkologie pur. Börm Bruckmeier Verlag, 1. Auflage 1995.
[5] Bühling, K.J./Lepenies, J./Witt, K.: Intensivkurs: Allgemeine und spezielle Pathologie. Urban & Fischer, 2. Auflage 2000.
[6] Feige, A./Rempen, A./Würfel, W./Jawny, J./Caffier, H.: Frauenheilkunde. Urban & Fischer, 2. Auflage 2001.
[7] Goerke, K./Steller, J./Valet, A.: Klinikleitfaden Gynäkologie Geburtshilfe. Urban & Fischer, 5. Auflage 2000.
[8] Sadler T./Langmann J.: Medizinische Embryologie. Thieme, 10. Auflage 2003.
[9] Baltzer, J./Friese, K./Graf, M./Wolff, F.: Praxis der Gynäkologie und Geburtshilfe. Thieme, 2004.
[10] Stauber, M./Weyerstahl, T.: Gynäkologie und Geburtshilfe. Thieme, 2. Auflage 2005.

Teil A:
Grundlagen und Entwicklung

1 Anatomie der weiblichen Geschlechtsorgane

1.1 Becken

Frage: Beschreiben Sie kurz den **Aufbau des weiblichen Beckens** und skizzieren Sie grob die Lage der Organe! ?

☐ ☐ ☐
☺ 😐 ☹

Antwort: Das Becken setzt sich aus folgenden knöchernen Bestandteilen zusammen: **Os ilium** (Darmbein), **Os ischii** (Sitzbein), **Os pubis** (Schambein) und **Os sacrum** (Kreuzbein). Die **Linea terminalis**, welche vom Promontorium über die Linea arcuata entlang der Oberkante des Schambeins zum Oberrand der Symphyse läuft, unterteilt es in großes und kleines Becken:

- Das **große Becken** enthält vor allem Darmschlingen.
- Im **kleinen Becken** befinden sich Rektum, Blase, inneres Genitale sowie Gefäße und Nerven. Außerdem ist es ein Bestandteil des Geburtskanals. Es hat in etwa die Form eines Trichters. Nach kaudal wird das Becken durch die Beckenbodenmuskulatur abgeschlossen.

Frage: Können Sie beschreiben, aus welchen Strukturen der **Beckenboden** besteht und welche Funktionen er erfüllt? ?

☐ ☐ ☐
☺ 😐 ☹

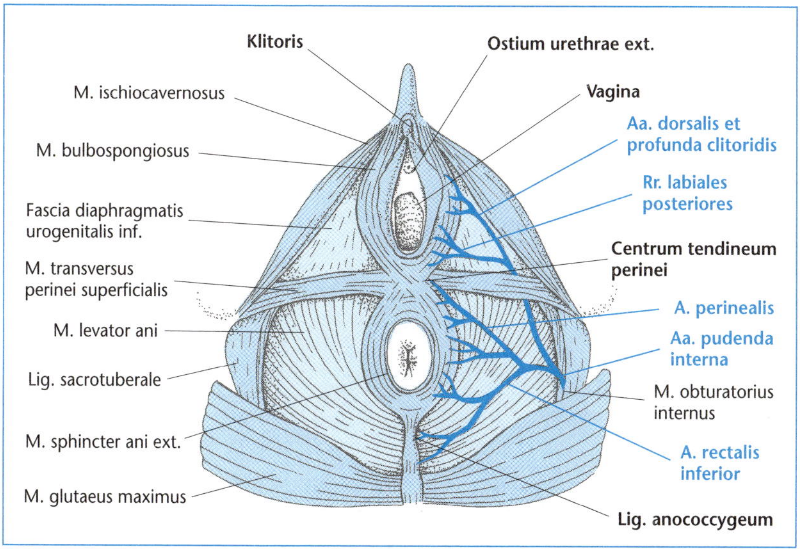

Abb. 1.1: Beckenboden: Muskulatur und Blutversorgung [1]

Antwort: Der Beckenboden setzt sich aus Muskel- und Bindegewebsschichten zusammen. Er schließt die Bauchhöhle nach kaudal ab und lässt dabei Durchtrittspforten für Harnröhre, Scheide und Enddarm frei. Folgende Schichten sind daran beteiligt:

- **Diaphragma pelvis** (M. levator ani, M. coccygeus)
- **Diaphragma urogenitale** (M. transversus perinei profundus)
- **äußere Schließmuskelschicht** (M. sphincter ani ext., M. bulbospongiosus, M. transversus perinei superficialis)

Der Beckenboden erfüllt mehrere Aufgaben:

- **Stützfunktion:** Halteapparat für Abdominal- und Beckenorgane
- **Kontinenz:** Schließmuskeln für Rektum und Urogenitaltrakt
- **Geburtskanal:** durch Erweiterung während des Geburtsvorgangs

☐ ☐ ☐
☺ 😐 ☹

? **Frage:** Sie sprachen den Geburtskanal bereits an. Sie kennen sicher die für die Geburtshilfe wichtigen **Maße und Ebenen des Beckens** – welche Bedeutung haben sie?

Antwort: Der Geburtskanal besteht aus dem Weichteilkanal (unteres Uterinsegment, Zervix, Vagina, Vulva und Beckenbodenmuskulatur) und dem knöchernen Becken. Das knöcherne Becken ist in drei Ebenen unterteilt:

- **Beckeneingang** (Apertura pelvis superior): Er ist **queroval;** das wichtigste Maß ist die **Conjugata vera,** der kleinste gerade Durchmesser (Promontorium – Symphysenhinterfläche) mit 11 cm. Der **Diameter obliqua** – der schräge Durchmesser – beträgt 12,5 cm.

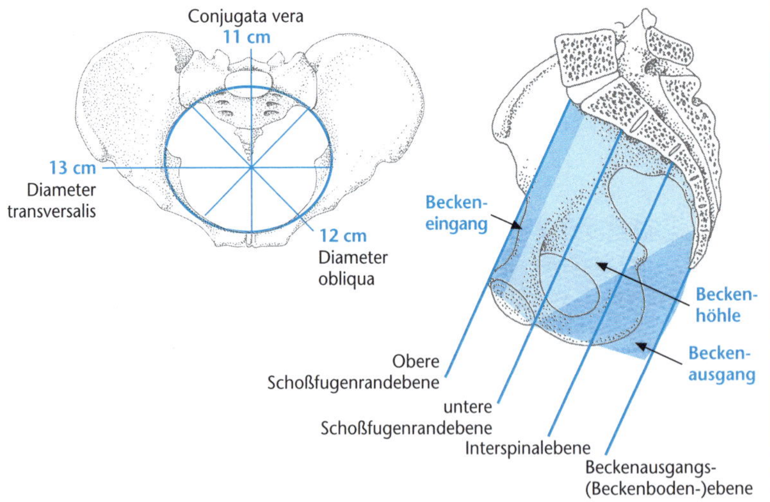

Abb. 1.2: Beckendurchmesser und -ebenen [1]

- **Beckenmitte:** Hier misst man den **Diameter transversalis,** den größten queren Beckendurchmesser mit 13,5 cm. Die Beckenmitte beschreibt nahezu einen Kreis.
- **Beckenausgang** (Apertura pelvis inferior): Er ist **längsoval.**

Der kindliche Kopf muss bei der Geburt rotieren, um den quer- und längsovalen Durchmesser passieren zu können. Ein Missverhältnis zwischen Größe des kindlichen Kopfes und knöchernen Beckenmaßen der Mutter kann eine Sectio erforderlich machen.

Für die Praxis wurden zur Beurteilung des Geburtfortschrittes die Beckenebenen nach Hodge eingeführt:
- **obere Schoßfugenrandebene:** Terminalebene (Beckeneingangsebene), gebildet durch die Tubercula pubica und das Promontorium
- **untere Schoßfugenrandebene:** Parallelebene zur oberen Schoßfugenrandebene, auf Höhe des Unterrandes der Symphyse
- **Interspinalebene:** Parallelebene durch die Spinae ischiadicae
- **Beckenbodenebene:** Parallelebene durch das Steißbein

1.2 Inneres und äußeres Genitale

Frage: Was versteht man unter „**innerem**" und „**äußerem**" **Genitale?** ?

☐ ☐ ☐
☺ 😐 ☹

Antwort: Zum **inneren Genitale** zählen **Uterus** (Gebärmutter), **Adnexe** bestehend aus Eileitern (Tuben, Salpinges) und Eierstöcken (Ovarien) sowie die **Vagina** (Scheide). Die Grenze zum äußeren Genitale wird vom **Hymen** (Jungfernhäutchen) bzw. dessen Resten (Hymenalsaum) gebildet. Zum **äußeren Genitale (Vulva)** gehören der **Mons pubis,** der Scheidenvorhof **(Vestibulum vaginae),** die kleinen und großen Schamlippen **(Labia minora et majora)** und die **Klitoris.**

Frage: Bitte gehen Sie zunächst auf den **Aufbau** der **Vagina** ein. Welche Bedeutung haben die Döderlein-Keime für die **Vaginalflora?** ?

☐ ☐ ☐
☺ 😐 ☹

Antwort: Die **Vagina** hat eine Länge von 8–10 cm und ist mit einem vierschichtigen, unverhornten Plattenepithel ausgekleidet (Basalschicht, Parabasalschicht, Intermediärschicht und Superfizialschicht). Der Aufbau des Epithels ist hormonabhängig. **Döderlein-Bakterien** zersetzen Glykogen aus den abgeschilferten Zellen der Superfizialschicht und bilden daraus Milchsäure. Das so entstehende saure Vaginalmilieu (pH ca. 4) bietet Schutz gegen pathogene Keimbesiedelung. Die Scheide enthält selbst keine Drüsen. Der Vaginalschleim besteht aus abgeschilferten Zellen, Zervikalsekret und dem Transsudat der Scheidenwand.

□ □ □
☺ 😐 ☹

Frage: Nun zum inneren Genitale: Bitte beschreiben Sie den **Uterus** noch etwas genauer.

✚ Ganz genau teilt man den Uterus in 3 Abschnitte auf: das Korpus, die Zwischenzone und die Zervix. Die Zwischenzone wird in der Schwangerschaft zum unteren Uterinsegment.

Antwort: Man unterteilt den Uterus in das **Corpus uteri** mit dem Fundus und die **Cervix uteri,** die aus der Portio supravaginalis und vaginalis besteht. Die Uteruswand ist im Bereich des Korpus von innen nach außen aus folgenden Schichten aufgebaut: **Endometrium** (Lamina basalis und Lamina functionalis mit einschichtigem Zylinderepithel überzogen), **Myometrium** (Muskelschicht mit spiralig angeordneten glatten Muskelfasersträngen) und **Perimetrium** (Peritonalüberzug). Am Muttermund geht das Zylinderepithel des Zervikalkanals in das unverhornte Plattenepithel der Vagina über (Transformationszone). Diese Grenze verschiebt sich unter Östrogeneinfluss und ist daher altersabhängig. Die Drüsenzellen im Zervixepithel produzieren je nach Zyklusphase zähen oder dünnflüssigen Schleim, der das Aufsteigen von Spermien nur zum Zeitpunkt des Eisprungs erlaubt. Darüber hinaus hat dieser Schleimpfropf auch eine Schutzfunktion gegen aszendierende pathogene Keime.

Der gesamte Uterus ist gegenüber der Körperachse nach ventral geneigt **(Anteversio).** Das Korpus ist gegenüber der Zervix nach ventral abgeknickt **(Anteflexio).** Die Gebärmutter ist über Bandstrukturen im kleinen Becken aufgehängt.

□ □ □
☺ 😐 ☹

Frage: Können Sie diese **Bandstrukturen im kleinen Becken** genauer benennen?

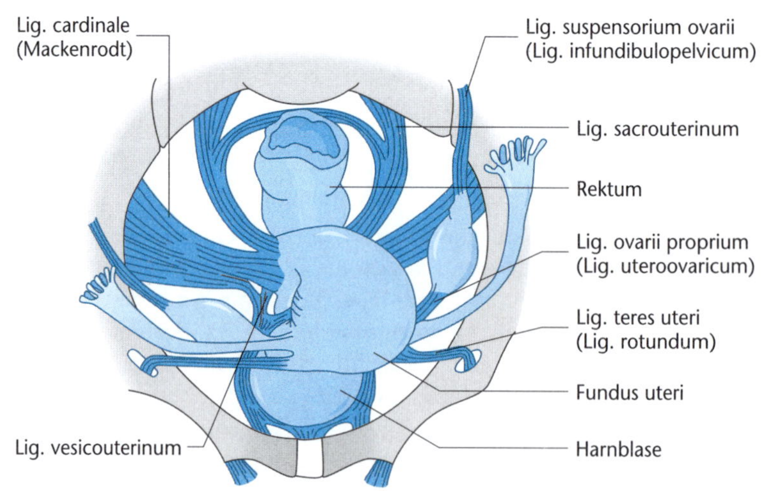

Abb. 1.3: Halteapparat des Uterus [2]. Blick von kranial auf das Becken.

Antwort: Das **Ligamentum latum uteri** zieht beidseits als „Falte" des Peritoneums vom Uterus zur seitlichen Beckenwand. An der Oberkante liegen die Tuben. Der basale Anteil des Lig. latum wird als **Lig. cardinale uteri** oder **Parametrium** bezeichnet. In den Parametrien verlaufen Gefäße (Vasa uterina), Lymphbahnen der Zervix, Nerven und die Harnleiter.

tipp Die Bandstrukturen des kleinen Beckens sind sehr unübersichtlich. Es lohnt sich, mehrere Atlanten zu vergleichen!

Das **Lig. teres uteri (Lig. rotundum)** zieht vom Tubenwinkel ventral des Lig. latum und durch den Leistenkanal zu den großen Schamlippen. Nach dorsal ist der Uterus durch das **Lig. sacrouterinum** befestigt.

Frage: Was können Sie mir zum anatomischen Aufbau der **Adnexe** sagen? Gehen Sie bitte auch auf die Funktionen ein! ?

☐ ☐ ☐
☺ 😐 ☹

Antwort: Zu den Adnexen gehören **Eileiter (Tuben)** und **Eierstöcke (Ovarien),** die jeweils paarig angelegt sind. In den Ovarien reifen die weiblichen Keimzellen in Follikeln heran. Außerdem werden in den Ovarien Geschlechtshormone produziert. Normalerweise wird pro Zyklus eine Eizelle aus dem Ovar freigesetzt und durch den Eileiter zum Uterus transportiert. Die Befruchtung findet in der Tube statt.

Die Ovarien sind aus drei Schichten aufgebaut: Die **Tunica albuginea** umhüllt als äußere Bindegewebsschicht die darunter liegende **Rinde,** in der sich die **Follikel** in verschiedenen Reifestadien befinden. Im Inneren befindet sich als dritte Schicht das **Mark** mit Bindegewebe, glatten Muskelzellen und Gefäßen.

Die Eierstöcke sind befestigt durch Bandstrukturen, die zum Uterus **(Lig. ovarii proprium)** und zur seitlichen Beckenwand **(Lig. suspensorium ovarii)** ziehen. In Letzterem verlaufen die versorgenden Blutgefäße **(A. und V. ovarica).**

Am Oberrand des Ligamentum latum uteri liegen die Eileiter. Sie werden in mehrere Abschnitte eingeteilt:

- **Pars uterina** (liegt in der Uteruswand)
- **Isthmus tubae** (enger Teil)
- **Ampulla tubae** (weiter Teil) mit Infundibulum (Trichter, der bei der Ovulation die Eizelle mit seinen Fimbrien aufnimmt)

Die Wand der Tuben besteht aus dem Peritoneum, einer Muskelschicht und einer inneren Flimmerepithelschicht, die den Transport der Eizelle zum Uterus ermöglicht. Die Befruchtung der Eizelle findet im ampullären Teil der Tube statt.

Merke: Wenn im Bereich der Eileiter Störungen vorliegen (Verwachsungen, fehlende Beweglichkeit o.Ä.), ist das Risiko für Eileiterschwangerschaften und Sterilität erhöht. !

Frage: Was verstehen Sie unter dem Begriff **Douglas-Raum?** Welche klinische Bedeutung hat er?

Antwort: Der Douglas-Raum bildet den tiefsten Punkt des Bauchraumes der Frau. Er grenzt direkt an das hintere Scheidengewölbe, daher kann man ihn bei der vaginalen Untersuchung palpieren und so z.B. Hinweise auf Tumoren oder entzündliche Prozesse finden. Im Douglas sammeln sich auch kleinere Mengen freier Flüssigkeit aus dem Bauchraum. Diese kann man von der Scheide aus zu diagnostischen Zwecken abpunktieren.

Frage: Können Sie uns bitte orientierend die **Blutversorgung, Lymphabflussbahnen und Innervation** der weiblichen Geschlechtsorgane im Beckenbereich erläutern?

tipp Die Lage der regionären Lymphknoten ist klinisch wichtig, da sie bei vielen Karzinom-OP entfernt werden müssen. Es empfiehlt sich, zumindest einen groben Überblick über die Abflussbahnen zu haben!

Antwort: Die versorgenden Blutgefäße, Lymphabflussbahnen und Nerven der weiblichen Geschlechtsorgane sind für Metastasierungswege und für das Operationsausmaß bei den verschiedenen malignen Erkrankungen wichtig.

Organ	Blutversorgung	Lymphbahnen	Innervation
inneres Genitale			
Ovar	A. uterina A. ovarica (aus Aorta)	Nll. lumbales	Plexus uterovaginalis Plexus ovaricus N. pelvicus
Tube			
Uterus (Fundus)	A. uterina (aus A. iliaca int.)	Nll. iliaci comm. Nll. paraortales	
Uterus (Korpus)	A. uterina (aus A. iliaca int.)	Nll. lumbales Nll. inguinales superficiales Nll. iliaci ext.	Plexus uterovaginalis Plexus ovaricus N. pelvicus
Uterus (Zervix)		Nll. iliaci ext.	
Vagina	A. rectalis med. A. pudenda int.	Nll. inguinales superficiales Nll. iliaci ext.	
äußeres Genitale	A. pudenda int.	Nll. inguinales superficiales	N. pudendus

Tab. 1.1: Blutversorgung und Lymphabflussbahnen der weiblichen Geschlechtsorgane im kleinen Becken

1.3 Brust

Frage: Einem wichtigen Organ wollen wir uns noch genauer zuwenden: der **Brustdrüse.** Erklären Sie bitte kurz den Aufbau und die Blut- und Lymphgefäßversorgung.

? ☐ ☐ ☐ ☺ 😐 ☹

Antwort: Die weibliche Brustdrüse, welche auch als Mamma bezeichnet wird, liegt über dem M. pectoralis major. Sie besteht neben Binde- und Fettgewebe aus 15–24 Einzeldrüsen (aus Azini und Alveolen [Milchbläschen] zusammengesetzte Lobuli, Lappen), deren Ausführungsgänge in der Brustwarze **(Mamille)** enden. In der Pubertät entwickelt sich das Brustgewebe unter der Wirkung von Östrogen und Progesteron. Die **arterielle Blutversorgung** der Brust erfolgt über die A. thoracica interna, die A. axillaris und Interkostalarterien aus der thorakalen Aorta. Die **Lymphe** fließt hauptsächlich in Richtung der Achselhöhle ab (entlang der V. axillaris und der V. subclavia). Weitere Lymphabflusswege bestehen zu retrosternalen LK entlang der V. thoracica interna und zur kontralateralen Brust.

Frage: Was ist die **Funktion** der **weiblichen Brustdrüse?** Welchen Veränderungen ist sie unterworfen?

? ☐ ☐ ☐ ☺ 😐 ☹

Antwort: Die weibliche Brustdrüse ist ein sekundäres Geschlechtsorgan und für die Milchbildung zuständig. Ihre Entwicklung beginnt ab dem 10. Lebensjahr und dauert bis etwa zum 17. Lebensjahr. Während der Schwangerschaft nimmt das Volumen des Drüsenkörpers infolge der erhöhten Östrogen- und Progesteronspiegel zu. Die alveolären Drüsenendstücke bilden unter Prolaktineinfluss Muttermilch. Durch Berührungsreize an der Mamille beim Stillen wird vermehrt Oxytocin ausgeschüttet und dadurch der Milchtransport stimuliert.

Frage: Auch hier müssen bei bösartigen Tumorerkrankungen gegebenenfalls Lymphknoten entfernt werden. Können Sie den in diesem Zusammenhang oft verwendeten Begriff „**Level**" erläutern?

? ☐ ☐ ☐ ☺ 😐 ☹

Antwort: Der Begriff Level wird verwendet, um die axillären Lymphknoten anhand ihrer Position auf dem Lymphabflussweg einzuteilen. Die erste Station bezeichnet man als **Level I.** Die entsprechenden LK liegen lateral des M. pectoralis minor (interpektorale, extramammäre, subkapsuläre LK). **Level II** befindet sich zwischen lateralem und medialem Rand, also hinter dem M. pectoralis minor (apikale und zentrale LK). **Level III** umfasst LK, die zwischen medialem Rand des M. pectoralis minor und der Klavikula liegen (infraklavikuläre LK). Klinisch bedeutend ist diese Einteilung bei der operativen Therapie von Mammakarzinomen. Oft werden LK der Level I und II zur histologischen Untersuchung entnommen.

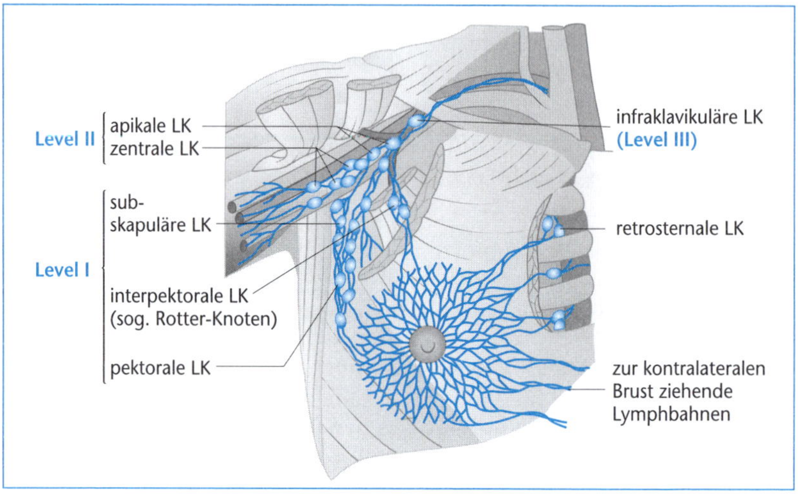

Abb. 1.4: Level I–III der axillären Lymphknoten [3]

☐ ☐ ☐
☺ 😐 ☹

? **Frage:** Welche **Fehlbildungen** bzw. **Fehlanlagen der Brustdrüse** sind Ihnen bekannt?

Antwort: Entlang der embryonalen Milchleiste kann bei unvollständiger Rückbildung zusätzliches Brustdrüsengewebe vorhanden sein. Man bezeichnet dies als **Polymastie.** Liegt das Drüsengewebe außerhalb der Milchleiste, nennt man es **Mamma aberrans.** Von **Amastie** spricht man, wenn keine Brust angelegt ist. Bei überzähligen Brustwarzen liegt eine **Polythelie** vor. Fehlen dagegen die Mamillen, wird dies als **Athelie** bezeichnet.

2 Geschlechtsdifferenzierung und ihre Störungen

2.1 Physiologische Geschlechtsdifferenzierung

Frage: Durch die Verschmelzung von mütterlicher und väterlicher Keimzelle ist das Kerngeschlecht eines Lebewesens bereits determiniert. Wie kommt es zur weiteren **sexuellen Differenzierung?**

Antwort: Die Anlagen der Geschlechtsorgane beim Embryo sind zunächst indifferent, das heißt, sie können sich sowohl zu männlichen als auch zu weiblichen Geschlechtsorganen differenzieren. Ausschlaggebend für die Differenzierung ist das Y-Chromosom: Wenn ein Y-Chromosom vorliegt, wird der testisdeterminierende Faktor (TDF) gebildet und es entwickeln sich in der 7. bis 8. Embryonalwoche Hoden. Fehlt TDF, dann entstehen Ovarien und die Differenzierung zum weiblichen Individuum ist damit festgelegt. Für die Entwicklung männlicher Gonaden sind noch weitere hormonelle Stimuli erforderlich: Androgene und Anti-Müller-Hormon werden in den Hoden produziert.

Frage: Gut! Skizzieren Sie bitte kurz, wie die **weiblichen Geschlechtsorgane** entstehen.

Antwort: Die Urkeimzellen wandern in der 4. SSW aus dem Dottersack in die Genitalleiste ein und siedeln sich in den primären Keimsträngen an. Im weiteren Verlauf entwickeln sich daraus die **Ovarien.** Die Rinde der Ovarien enthält Oogonien (Keimzellen), die von Follikelzellen (aus Zölomepithel) umgeben sind.

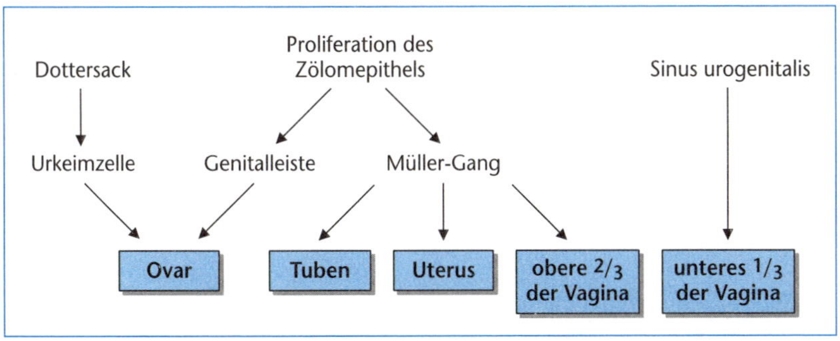

Abb. 2.1: Übersicht über die Entwicklung der weiblichen Geschlechtsorgane

tipp „Wolfgang" → Wolff-Gang → männliche Geschlechtsorgane. „Frau Müller" → Müller-Gang → weibliche Geschlechtsorgane

Beim Embryo sind beidseits je **zwei Genitalgänge** vorhanden, die sich beim weiblichen Organismus folgendermaßen entwickeln:

- **Wolff-Gang** (Urnierengang) → Rückbildung → Gartner-Gang
- **Müller-Gang** → Uterus, Tuben, obere zwei Drittel der Vagina

Die beiden Müller-Gänge vereinigen sich im kaudalen Abschnitt. Aus den verschmolzenen Teilen gehen das Korpus und die Zervix des Uterus sowie die oberen zwei Drittel der Vagina hervor. Das untere Scheidendrittel entsteht durch Verschmelzung des kaudalen Anteils des Müller-Gangs mit dem Sinus urogenitalis.

Die **äußeren Geschlechtsorgane** (Klitoris, kleine und große Labien) entwickeln sich aus den Genitalhöckern, der Genitalfalte und der Genitalwulst der indifferenten Genitalanlage.

2.2 Störungen der Geschlechtsdifferenzierung

☐ ☐ ☐
☺ 😐 ☹

? **Frage:** Die geschilderten Entwicklungsschritte sind kompliziert und genau aufeinander abgestimmt. Störungen der Entwicklung können **Fehlbildungen** verschiedener Ausprägung zur Folge haben. Kennen Sie Beispiele hierfür?

tipp Für alle, die Embryologie nicht mehr ganz parat haben: Keine Panik! Meist wird sie nicht als Schwerpunkt abgefragt – aber Grundkenntnisse helfen oft beim Verständnis der Störungen!

Antwort: Bei gestörter Differenzierung der Genitalgänge können Fehlbildungen unterschiedlicher Schweregrade entstehen. Die Patientinnen bleiben oft bis zur Pubertät beschwerdefrei. Häufig führen sie dann das Ausbleiben der Regelblutung und Unterbauchschmerzen zum Frauenarzt.

Bei der **Vaginalatresie** handelt es sich um einen Verschluss des distalen Scheidenabschnitts, der nicht angeboren ist, sondern z.B. als Folge von Verletzungen oder Infektionen in der Kindheit mit entsprechender Narbenbildung entsteht. Als Symptome treten auf: primäre Amenorrhö, periodische Unterbauchschmerzen, tastbarer Unterbauchtumor sowie Blutansammlungen in Scheide, Uterus oder Adnexen (Hämatokolpos, -metra, -salpinx). Zur Behebung der Stenose ist oftmals ein operativer Eingriff unumgänglich.

Fehlbildung	Ursache	Klinik	Therapie
Hymenalatresie	Verschluss der Vagina durch nicht-perforiertes Hymen (Hemmungsfehlbildung)	primäre Amenorrhö, periodische Unterbauchschmerzen, tastbarer Unterbauchtumor, Hämatokolpos, -metra und -salpinx	Inzision und Dehnung
Vaginalaplasie (Mayer-Rokitansky-Küster-Syndrom)	ausbleibende Lumenbildung bei der Verschmelzung der Müller-Gänge	primäre Amenorrhö, Kohabitationsbeschwerden, oft weitere urogenitale Fehlbildungen	operative Korrektur (Anlage einer Neovagina)
Vaginalsepten	unvollständige Rückbildung des Septums zwischen den Müller-Gängen	Kohabitationsschwierigkeiten	operative Korrektur
Uterusdysplasien • Aplasie • Septumbildung • Doppelfehlbildung	teilweise oder gänzlich fehlende Fusionierung der Müller-Gänge	primäre Amenorrhö (nicht zwingend), Dysmenorrhö, Dyspareunie, ggf. Abflussbehinderung nach Menarche, Sterilität, Aborte	ggf. operative Korrektur
anogenitale Fehlbildungen	Hemmungsfehlbildungen der Kloakenmembran → Analverschluss, Fisteln zum Urogenitalsystem	Ileus, Inkontinenz, keine Kohabitationsfähigkeit, rezidivierende Harnwegsinfekte	operative Korrektur

Tab. 2.1: Angeborene Fehlbildungen bei Vagina und Uterus

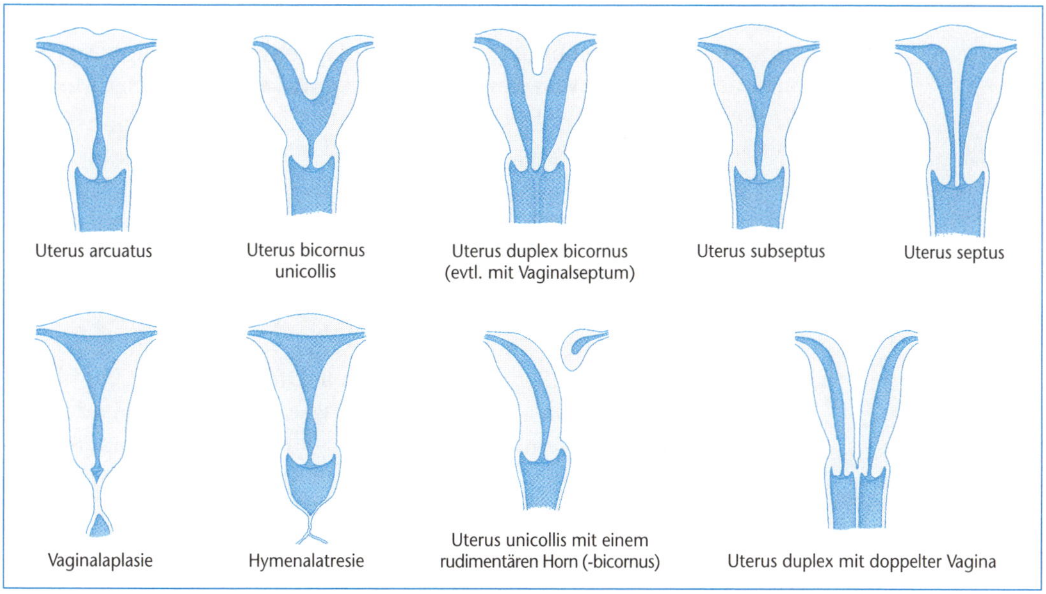

Abb. 2.2: Fehlbildungen durch gestörte Differenzierung der Müller-Gänge [1]

☐ ☐ ☐
☺ 😐 ☹

Fallbeispiel: Zu Ihnen in die Sprechstunde kommt eine 16-jährige Patientin, die noch keine Periodenblutung hatte. Auffallend sind ihre geringe Körpergröße und eine „flügelförmige" Halsfalte. Die junge Frau berichtet anamnestisch über einen bekannten Herzfehler. Bei der gynäkologischen Untersuchung stellen Sie fest, dass die Schambehaarung gering ausgeprägt ist, es sind keine Ovarien tastbar. Sonographisch finden Sie Auffälligkeiten im Bereich der Nieren. Was ist Ihre Verdachtsdiagnose und welche Untersuchung führen Sie als nächstes durch?

✚ Definition des Begriffs „**Mosaik**": unterschiedliche Zusammensetzung des Erbguts in den Zellen eines Individuums. Im Fallbeispiel: Ein Teil der Zellen trägt normal XX (46 Chromosomen), der andere X0 (45 Chromosomen).

Antwort: Aufgrund der geschilderten Symptome würde ich am ehesten an ein **Ullrich-Turner-Syndrom** denken. Es handelt sich dabei um eine chromosomale Störung, genauer eine gonosomale Monosomie. In den meisten Fällen fehlt der Patientin ein X-Chromosom, d.h., es liegt ein 45,X0-Genom vor. Der Verlust des zweiten X-Chromosoms kann bei der Keimzellreifung oder auch erst nach der Befruchtung erfolgen. Deshalb treten auch Mosaikformen wie z.B. 45,X0/46,XX auf; hierbei ist nur ein Teil der Körperzellen betroffen. Beim Ullrich-Turner-Syndrom muss nicht immer das zweite X-Chromosom fehlen, es kann auch ein Y-Chromosom abhanden kommen.

Die Diagnose stellt man mittels **genetischer Untersuchung,** indem ein Karyogramm angefertigt wird. Die Patientinnen sind steril, da sie keine funktionstüchtigen Keimzellen besitzen: Die Oozyten gehen infolge Östrogenmangels zugrunde. Die Ovarien sind oft zu bindegewebigen „**Stranggonaden**" umgebaut. Durch den Ausfall der Ovarialhormone entsteht eine Überstimulation durch die Hypophyse mit erhöhten FSH- und LH-Werten **(hypergonadotroper Hypogonadismus).** Bei Mosaikformen kann eine Rest-Fertilität vorhanden sein. Das Ullrich-Turner-Syndrom ist die häufigste Form der Gonadendysgenesie.

☐ ☐ ☐
☺ 😐 ☹

Frage: Bitte definieren Sie den Begriff **Gonadendysgenesie** etwas genauer! Sie sagen, es sei die häufigste Form, gibt es noch weitere?

Antwort: Unter einer Gonadendysgenesie versteht man allgemein das Fehlen funktionstüchtiger Keimzellen. Die Eierstöcke sind bindegewebig durchsetzt und werden als **Strang-** oder **Streifengonaden** bezeichnet. Sie bilden keine Hormone, weshalb es zu einer Amenorrhö und zu der erwähnten vermehrten Stimulation mit Hypophysenhormonen (hypergonadotroper Hypogonadismus) kommt. Die Ursache liegt meist in einer numerischen Chromosomenaberration, es kann aber auch eine Genschädigung zugrunde liegen. Der Phänotyp der betroffenen Patientinnen ist immer weiblich.

Ein weiteres Beispiel ist die **XY-Gonadendysgenesie,** die man auch als **Swyer-Syndrom** bezeichnet. Es liegt zwar ein normaler männlicher 46,XY-Karyotyp vor, aufgrund einer Genmutation unterbleibt jedoch die Hodenentwicklung in der Embryonalphase. Uterus, Tuben und Vagina sind beim Swyer-Syndrom ausgebildet. Die Patientinnen erscheinen phänotypisch weiblich, sie können jedoch Brustbehaarung oder eine tiefe Stimme haben. Auch sie besitzen funktionslose Stranggonaden, die hier aufgrund des hohen Entartungsrisikos entfernt werden müssen.

Frage: Wie behandeln Sie eine Gonadendysgenesie? **?**

☐ ☐ ☐
☺ 😐 ☹

Antwort: Patientinnen mit Gonadendysgenesien sollten Östrogen-Gestagen-Kombinationspräparate zur Langzeitsubstitution erhalten. Damit wird erstens die Ausbildung der sekundären Geschlechtsmerkmale gefördert, was für die Ausbildung der sexuellen Identität sehr wichtig ist. Zweitens wird so eine wirksame Osteoporoseprophylaxe betrieben. Durch Gabe von synthetischem Wachstumshormon bereits im Kindesalter kann eine annähernd normale Körpergröße erreicht werden.

Frage: Kennen Sie das **Klinefelter-Syndrom?** **?**

☐ ☐ ☐
☺ 😐 ☹

Antwort: Beim Klinefelter-Sydrom, das auch als XXY-Syndrom bezeichnet wird, handelt es sich um eine **numerische Chromosomenstörung.** Durch **Non-disjunction** während der **Meiose** (1. Reifeteilung, Reduktionsteilung) kommt es zu einer Fehlverteilung der Gonosomen auf die Keimzellen, d.h., eine Eizelle kann zwei X-Chromosomen erhalten. Bei der Befruchtung mit einem Spermium, das ein Y-Chromosom trägt, entsteht ein 47,XXY-Karyotyp. Das Individuum hat einen männlichen Phänotyp, weist aber ein unterentwickeltes Genitale mit funktionslosen, kleinen Hoden auf.

Frage: Was wissen Sie über „**Zwitter**"? **?**

☐ ☐ ☐
☺ 😐 ☹

Antwort: Personen, die Charakteristika beider Geschlechter aufweisen, werden als Zwitter oder **Hermaphroditen** bezeichnet. Bei echten Hermaphroditen **(Hermaphroditismus verus)** ist sowohl Hoden- als auch Ovarialgewebe entweder voneinander getrennt oder in vereinten „**Ovotestes**" vorhanden. Die Gonaden können Östrogene und Androgene produzieren. Meist ist der Karyotyp normal weiblich (46,XX), es treten aber auch männliche Typen (46,XY) oder Mosaikformen (46,XX/46,XY) auf. Die genaue Krankheitsursache ist nicht bekannt, vermutlich liegt ein Gendefekt vor. Man findet teilweise Uterus und Tuben, das äußere Genitale ist intermediär angelegt mit Überwiegen der weiblichen Merkmale. Die Pubertät bleibt infolge des Hormonmangels aus und die Patienten sind steril. Die Diagnosestellung erfolgt durch das klinische Bild, zytogenetische Untersuchungen und die histologische Analyse des Hoden-Ovar-Gewebes. Eine kausale **Therapie** ist nicht möglich. Die körperliche und psychische Entwicklung sollte zur dominierenden Geschlechtsform hin unterstützt werden. Gegebenenfalls sind hierzu auch korrigierende plastische Eingriffe erforderlich.

☐ ☐ ☐
☺ 😐 ☹

? **Frage:** Sie sagten „echte Hermaphroditen" – gibt es denn auch **unechte?**

Antwort: Männliche Scheinzwitter **(Pseudohermaphroditismus masculinus)** haben ein männliches Genom und Hoden, das äußere Erscheinungsbild ist jedoch überwiegend weiblich. Ursache ist entweder eine zu geringe Androgenproduktion in den Gonaden oder die eingeschränkte Wirkung der Hormone an den Zielorganen. Am häufigsten tritt die **testikuläre Feminisierung** auf. Die betroffenen Patienten haben trotz eines 46,XY-Chromosomensatzes und Hoden, die Testosteron produzieren, ein weibliches Erscheinungsbild. Aufgrund eines Testosteron-Rezeptor-Defekts an den Zielorganen bleibt die Hormonwirkung gänzlich aus **(Androgeninsensitivität)**. Unter Östrogeneinfluss entwickeln sich in der Pubertät Brüste und ein weibliches äußeres Genitale. Die Hoden liegen oft in der Leistenregion, Uterus und Tuben fehlen und die Vagina ist kurz und endet blind. Diese Patientinnen sind amenorrhoisch und steril. Wegen der charakteristischerweise fehlenden Scham- und Körperbehaarung bezeichnet man sie als „**Hairless women**".

Ein weiblicher Scheinzwitter **(Pseudohermaphroditismus femininus)** besitzt ein weibliches chromosomales und gonadales Geschlecht, der Phänotyp ist aber „vermännlicht" (Klitorishypertrophie bis Pseudopenis, Hirsutismus). Die Störung entsteht, wenn Androgene auf das weiblich angelegte Genitale einwirken, z. B. durch Enzymdefekte bei der Steroidbiosynthese, durch Zufuhr von Androgenen während der Schwangerschaft (Medikamente) oder durch androgenbildende Tumoren. Entscheidend für die Ausprägung ist der Zeitpunkt der Androgenzufuhr. Am häufigsten kommt das **adrenogenitale Syndrom (AGS)** vor. Hierbei handelt es sich um einen genetisch bedingten Enzymdefekt in der Nebennierenrinde, der zu einer Nebennierenrinden-Hyperplasie und überschießender Androgenproduktion führt.

Am häufigsten sind die folgenden Enzyme der Steroidhormonsynthese betroffen:
- 21-Hydroxylase (95%)
- 11β-Hydroxylase
- 3β-Hydroxysteroiddehydrogenase

Bei früher **Therapie** des AGS mit Langzeit-Kortikoidsubstitution ist eine normale weibliche Entwicklung möglich, da die inneren Genitalorgane regelrecht ausgebildet sind.

Diagnose	Phänotyp	Kerngeschlecht	Klinik	Therapie
Ullrich-Turner-Syndrom	weiblich	45,X0 (kein Barr-Körperchen)	Kleinwuchs, Schildthorax, Pterygium colli, Stranggonaden, prim. Amenorrhö, Sterilität, hypergonadotroper Hypogonadismus	Östrogen- und Gestagen-substitution
Klinefelter-Syndrom	männlich	47,XXY	Gynäkomastie, unterentwickeltes Genitale, hypergonadotroper Hypogonadismus, Sterilität	Androgen-substitution
Hermaphroditismus verus	rein männlich oder rein weiblich	46,XX oder 46,XY oder Mosaik	Sterilität, Ovar und Testes getrennt oder Ovotestes	je nach Geschlecht Hormonsubstitution und plastisch-chirurgische Korrekturen
Pseudohermaphroditismus masculinus (testikuläre Feminisierung)	weiblich	46,XY	Androgenresistenz, Hoden, kein Uterus, Brustentwicklung, Sterilität, „Hairless woman"	Aufklärung über Sterilität, evtl. Gonadenentfernung ab 30. LJ bei Entartungsgefahr
Pseudohermaphroditismus femininus (adrenogenitales Syndrom)	männlich	46,XX	Hirsutismus, Virilisierung des äußeren Genitale, durch Enzymmangel Anstieg der Androgene aus der Nebenniere	Kortisolsubstitution

Tab. 2.2: Störungen der Sexualentwicklung

3 Pubertät und Geschlechtsreife

3.1 Pubertät

? Frage: Wie könnte man den Begriff **Pubertät** definieren?

Antwort: Die Pubertät ist eine **Entwicklungsphase.** Sie beginnt mit der Ausbildung sekundärer Geschlechtsmerkmale und endet mit dem Erlangen der vollen Geschlechtsreife. Sie beginnt ca. ab dem 10. LJ und dauert etwa 4 Jahre.

? Frage: Welche **Begriffe** beschreiben den **Beginn** der jeweiligen **körperlichen Veränderungen** und wann treten sie in etwa auf?

Antwort: Die typische zeitliche Abfolge der somatischen Veränderungen während der Pubertät ist folgendermaßen:

1. Die **Thelarche** bezeichnet den Beginn des Brustwachstums (8.–14. LJ; ∅ 11. LJ).
2. Die **Pubarche** beschreibt den Beginn der Schambehaarung (9.–15. LJ; ∅ 11. LJ).
3. Die **Menarche** steht für die 1. Menstruation (9.–16. LJ; ∅ 13. LJ).

? Frage: Kennen Sie die **Einteilung der Entwicklungsstadien** nach Tanner?

Antwort: Nach Tanner lassen sich die körperlichen Reifezeichen in fünf Stadien einteilen. Bei Mädchen werden Brustentwicklung (Brust = B) und Geschlechtsbehaarung (Pubes = P) beurteilt, bei Jungen die Geschlechtsbehaarung und das Geschlechtsteil. Folgende Stadien werden unterschieden:

Brustentwicklung	
B1	keine palpable Drüse, kleiner Durchmesser der Areola im Hautniveau
B2	Entwicklung einer Brustknospe und Vorwölbung des Drüsenkörpers, Vergrößerung der Areola
B3	Brustdrüse größer als der Warzenhof, Form ähnlich einer Erwachsenenbrust

B4	weitere Vergrößerung der Drüse. Warzenhof und Brustwarze heben sich von der restlichen Drüse ab (Sekundärhügel)
B5	reife Brust, Zurückweichen des Sekundärhügels
Entwicklungsstadien der Schambehaarung	
P1	keine Schambehaarung
P2	nur wenige Haare an den Labia majores und dem unteren Teil des Mons pubis
P3	stärkere Behaarung, umschriebene Ausdehnung nach lateral, Haar wird dunkler und gröber
P4	Ausdehnung wie bei einer Erwachsenen, aber weniger dicht
P5	typische Behaarung einer Erwachsenen, nach oben horizontal begrenzt
P6	Schambehaarung steigt zum Nabel an und greift auf die Oberschenkel über. Pathologisch! (z. B. Testosteron ↑)

Tab. 3.1: Entwicklungsstadien bei der Frau nach Tanner

Frage: Welchen Einfluss haben **Östrogene** auf das **Knochenwachstum** in der Pubertät? **?**

☐ ☐ ☐
☺ 😐 ☹

Antwort: Östrogene haben eine **stimulierende Wirkung** auf das Wachstum vor allem der Rumpfknochen. Die Wachstumshormone wirken eher auf lange Röhrenknochen. Gleichzeitig sorgt Östrogen aber für den Epiphysenschluss, sodass Kinder mit Pubertas praecox, also einem frühen Östrogenschub, zwar initial einen rascheren Wachstumsschub zeigen, wegen des **frühen Epiphysenschlusses** insgesamt aber eher kleinwüchsig bleiben.

Frage: Welche Formen der **Pubertas praecox** kennen Sie und welche Ursachen kommen in Frage? **?**

☐ ☐ ☐
☺ 😐 ☹

Antwort: Man unterscheidet zwei Formen: **Pubertas praecox vera** und **Pseudopubertas praecox.**

Der **Pubertas praecox vera** liegt eine Erhöhung der Gonadotropine (FSH, LH) zugrunde. Sie tritt zumeist idiopathisch infolge einer hypothalamischen Fehlsteuerung auf. Es können aber auch hormonbildende Tumore, Anomalien oder Entzündungen des ZNS zugrunde liegen.

Bei der **Pseudopubertas praecox** sind primär die Sexualsteroide erhöht und dementsprechend über eine negative Rückkopplung die Gonadotropine erniedrigt. Dazu kann es iatrogen durch exogene Hormongaben kommen, durch hormonproduzierende Tumoren von Ovar oder Nebenniere oder im Rahmen eines AGS.

☐ ☐ ☐
☺ 😐 ☹

Frage: Wann spricht man von **verspäteter Pubertät,** und auf welchen Ebenen kann die Ursache dafür liegen?

+ Kallman-Syndrom: Defekt des Bulbus olfactorius, Anosmie, hypogonadotroper Hypogonadismus, Hyperprolaktinämie

Antwort: Von einer **Pubertas tarda** spricht man, wenn die Menarche über das 16. LJ hinaus ausbleibt oder wenn bis zum 14. LJ keine Entwicklung der sekundären Geschlechtsmerkmale zu erkennen ist. Die häufigste Ursache ist ein **hypergonadotroper Hypogonadismus** mit **primärer Ovarialinsuffizienz** (Turner-Syndrom). In diesem Fall wären FSH und LH im Serum erhöht. Wenn die Störung im Bereich der Hypophyse liegt, spricht man vom **sekundären Hypogonadismus.** Dies tritt z.B. beim Kallman-Syndrom oder bei Hypophysentumoren auf. Hier wären LH und FSH erniedrigt. Beim **tertiären Hypogonadismus** liegt eine Störung im Bereich des Hypothalamus vor. Neben erniedrigtem FSH und LH ist hier der GnRH-Test pathologisch verändert. Es können aber auch starker Stress, Untergewicht (Anorexia nervosa) oder Hochleistungssport für eine Pubertas tarda verantwortlich sein.

3.2 Menstruationszyklus

☐ ☐ ☐
☺ 😐 ☹

Frage: Mit welchen Begriffen wird die Periode der **Geschlechtsreife** einer Frau beschrieben?

Antwort: Geschlechtsreife besteht von der Menarche, der ersten Menstruation, bis zur Menopause, der letzten Regelblutung. Die Menarche tritt meist zwischen dem 12. und 16. LJ ein, die Menopause zwischen dem 45. und 55. LJ.

☐ ☐ ☐
☺ 😐 ☹

Frage: Wie definiert man einen **Zyklus** und wie lange dauert er im Regelfall?

Antwort: Ein Zyklus beginnt immer am **ersten Tag der Blutung** und endet mit dem letzten Tag vor der nächsten Blutung. Der „typische" Zyklus dauert **28 Tage,** wobei nur 15–20% aller Frauen solch einen „typischen" Zyklus zeigen. Normal sind Abweichungen von etwa 3 Tagen.

☐ ☐ ☐
☺ 😐 ☹

Frage: Man teilt den Ovulationszyklus in verschiedene Phasen ein. Welche **Phasen** meine ich, und was geschieht in diesen Phasen?

Antwort: Man teilt den Zyklus in die **Follikelphase** und die **Lutealphase** ein. Dazwischen liegt die **periovulatorische Phase** mit der Ovulation. In der Follikelphase steigt das Östrogen an, wodurch das **Endometrium** aufgebaut wird. Die Menge des Zervixschleimes nimmt zu, seine Viskosität nimmt ab. Der **Zervixkanal** weitet sich etwas. Unter Einfluss von **FSH** entwickelt sich ein Follikel zum dominanten Follikel. **LH** stimuliert die Thekazellen dazu, **Androgene** zu produzieren, die vom **dominanten Follikel** zu Östrogen umgewandelt werden können. Die konkurrierenden Follikel werden dadurch zurückgebildet.

Durch das steigende Östrogen werden die LH-Produktion und -Ausschüttung stimuliert, sodass es in der Zyklusmitte zum **LH-Peak** kommt. Somit wird die **Luteinisierung** des Follikels eingeleitet, die **Meiose** der Eizelle wird abgeschlossen und der **Eisprung** findet statt.

In der folgenden **Lutealphase** wird der Rest des Follikels vaskularisiert und zum **Gelbkörper** umgebaut. Dieser bildet **Progesteron,** wodurch die FSH- und LH-Produktion gedrosselt wird. Das Endometrium wird

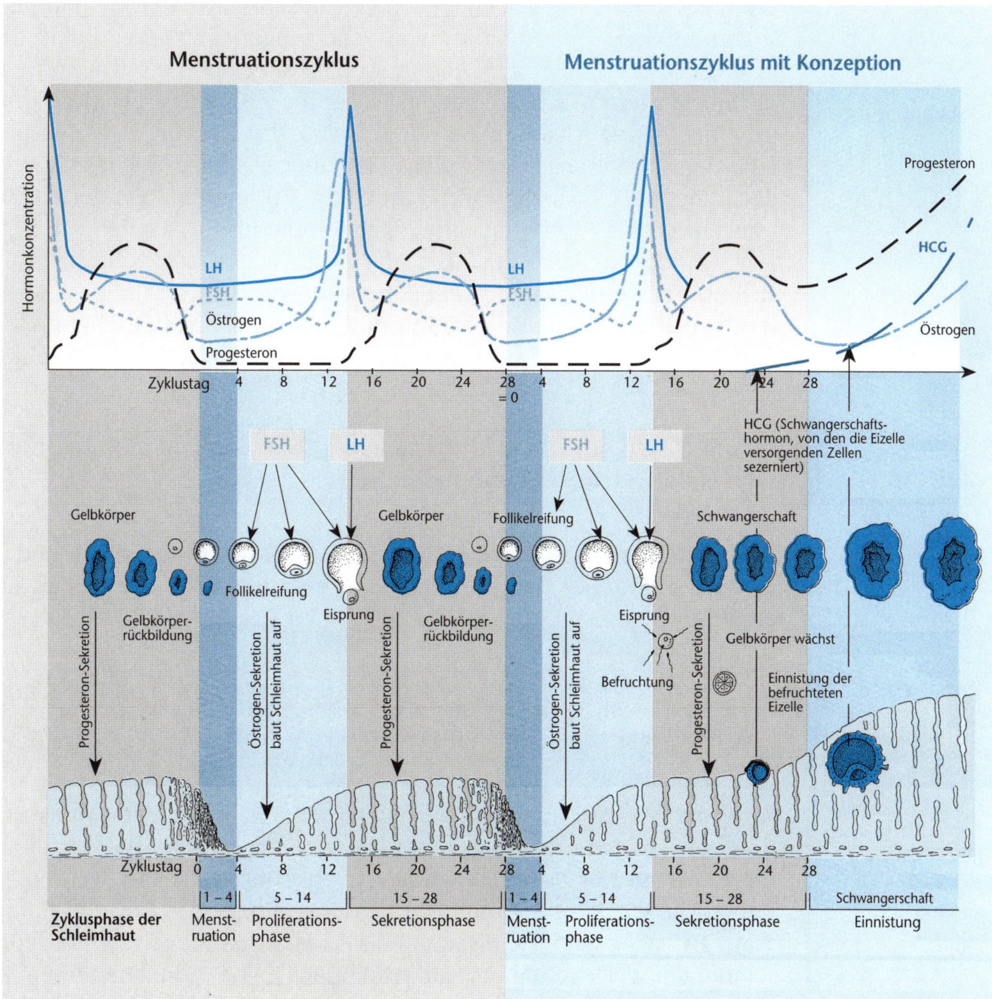

Abb. 3.1: Der Menstruationszyklus [1]

sekretorisch umgewandelt und bereitet sich so auf die **Einnistung** vor. Spiralarterien werden ausgebildet. Außerdem nimmt die Menge des Zervixschleims stark ab, seine Viskosität hingegen nimmt zu. Somit ist die Spermienaszension erschwert. Wenn keine Schwangerschaft eingetreten ist, bildet sich der Gelbkörper zurück. Durch den resultierenden Wegfall des Progesterons kommt es zur **Entzugsblutung.**

☐ ☐ ☐
☺ 😐 ☹

? **Frage:** Bitte erklären Sie ausführlich, was während der **Menstruationsblutung** geschieht.

✚ Normale Menstruation: 3–5 Tage, Blutverlust ca. 50–100 ml, entspricht etwa 2–5 Vorlagen pro Tag.

Antwort: Mit der Regelblutung wird das Stratum functionale des Endometriums abgestoßen. Dies wird ausgelöst durch den **Progesteronabfall** nach Untergang des Gelbkörpers. Dieser geht unter, da ohne Befruchtung keine Produktion von Choriongonadotropin durch den Trophoblasten erfolgt. Das endometriale Bindegewebe schrumpft und die **Spiralarterien** in der Functionalis werden dadurch mechanisch komprimiert. Zusätzlich kommt es durch Toxine und Enzyme zu **Gefäßspasmen** der Spiralarterien und folglich zu einer Ischämie, die das Gewebe der Functionalis schädigt. Wenn durch die **Proteolyse** dann der Gefäßspasmus nachlässt, kommt es zu einem erneuten Einschießen von Blut, welches die fragilen Kapillaren platzen lässt und in das Stroma ausströmt. Hierdurch wird die Functionalis von der Basalschicht abgetrennt und als Mischung aus Blut und Schleimhautresten abgestoßen. Durch die aktivierte **Fibrinolyse** gerinnt das Menstruationsblut nicht.

☐ ☐ ☐
☺ 😐 ☹

? **Frage:** Wieso passieren die gleichen Veränderungen nicht auch in der **Basalschicht des Endometriums?**

Antwort: Die Basalschicht enthält weniger Hormonrezeptoren und ist deshalb gegenüber den hormonellen Veränderungen weitgehend unempfindlich.

☐ ☐ ☐
☺ 😐 ☹

? **Frage:** Welche **Veränderungen des weiblichen Körpers** können um die Menstruation herum auftreten?

Antwort: Viele Frauen beschreiben **vor** dem Einsetzen der **Menstruation** verschiedene körperliche und psychische Veränderungen, die in ihrer Gesamtheit als **prämenstruelles Syndrom** bezeichnet werden. Es kommt häufig zu Wassereinlagerungen, verminderter Leistungsfähigkeit, Brustspannen, Kreislauflabilität, Hitzewallungen, Unterleibsschmerzen, Völlegefühl und Diarrhö oder Obstipation. Die Stimmung ist bei einigen Frauen gereizt, sehr wechselhaft oder auch depressiv. Nach der Regelblutung stellt sich rasch wieder die Normalsituation ein.

Während der **Menstruation** kommt es häufig zu krampfartigen Unterbauchschmerzen, Übelkeit und Kreislaufstörungen, die in verschiedenen Schweregraden auftreten. Einige Frauen sind dadurch sehr eingeschränkt. Meist treten diese Beschwerden kurz vor Einsetzen der Blutung ein und haben ihren Höhepunkt an den ersten beiden Tagen der Blutung. Beschwerden während der Menstruation werden Dysmenorrhö genannt.

Frage: Welche Ursachen kann eine **Dysmenorrhö** haben? ?

☐ ☐ ☐
☺ 😐 ☹

Antwort: Vor allem bei der **primären Dysmenorrhö,** also bei Beschwerden, die seit der Menarche bestehen, finden sich gelegentlich organische Ursachen. Hierzu zählen Uterusfehlbildungen, Genitalhypoplasien, die Hymenalatresie oder Lageanomalien des Uterus (Retroflexio). Häufiger beruhen die Beschwerden aber auf einer vermehrten Freisetzung von **Prostaglandinen,** wodurch die Uteruskontraktibilität gesteigert wird. Eine **Endometriose** kann eine **sekundäre Dysmenorrhö** bewirken. Neben oder zusammen mit organischen Ursachen können auch **psychosomatische Faktoren** eine wichtige Rolle spielen.

Frage: Welche grundsätzlichen **Behandlungsmöglichkeiten** von Dysmenorrhö und prämenstruellem Syndrom kennen Sie? ?

☐ ☐ ☐
☺ 😐 ☹

Antwort: Beim Vorliegen einer organischen Grundlage der Beschwerden steht nach Möglichkeit die Therapie der Grunderkrankung im Vordergrund. Ansonsten setzt man symptomatisch Analgetika oder Spasmolytika ein. Oft kann auch eine Verschreibung von Ovulationshemmern helfen, die Stärke der Menstruationsbeschwerden zu lindern. Die Therapie sollte durch ein psychosomatisches Aufklärungsgespräch ergänzt werden.

Frage: Nennen Sie mir nun bitte ein paar Begriffe, die **Anomalien der Menstruation** beschreiben. ?

☐ ☐ ☐
☺ 😐 ☹

Antwort: Zum einen treten Atypien auf, die die Dauer der Menstruation betreffen. Dazu gehören die **Menorrhagie** (Dauer > 6 Tage) und die **Brachymenorrhö** (Dauer < 3 Tage). Bei einer **Metrorrhagie** lässt die Blutung keinen Zyklus mehr erkennen. Zum anderen beschreibt man Störungen der Blutungsstärke wie **Hypomenorrhö** (< 2 Vorlagen/Tag) oder **Hypermenorrhö** (> 5 Vorlagen/Tag). Bei einer **Menometrorrhagie** sind Dauer und Stärke erhöht. **Amenorrhö** bezeichnet das Ausbleiben der Regelblutung. Außerdem gibt es Veränderungen der Intervalle. Bei der **Polymenorrhö** treten die Blutungen zu häufig auf (< 21 Tage), bei der **Oligomenorrhö** zu selten (> 35 Tage). **Zwischenblutungen** (Spotting, Schmierblutung) können regelmäßigen Bezug zur Mensis haben oder unabhängig auftreten.

☐ ☐ ☐
☺ 😐 ☹

? **Frage:** Wie kann man die **Amenorrhöen** einteilen?

Antwort: Man unterscheidet eine **primäre Amenorrhö,** bei der nie eine Regelblutung auftrat, von der **sekundären Amenorrhö.** Bei dieser bleibt die zunächst vorhandene Regelblutung über mindestens drei Monate aus.

Eine andere Einteilung orientiert sich an den Ursachen einer Amenorrhö. Dabei unterscheidet man organische Ursachen (anatomisch-strukturell), ovarielle, hypophysäre oder hypothalamische Störungen. Die WHO teilt die Amenorrhöen entsprechend ihrer Ätiologie in sieben Gruppen ein: Hypothalamo-hypophysäre Insuffizienz ohne Tumor, hypothalamo-hypophysäre Dysregulation, Ovarialinsuffizienz, Endometriumsdefekt, Hyperprolaktinämie, idiopathische Genese und hypothalamo-hypophysäre Insuffizienz infolge eines Tumors.

! **Merke:** Häufigste Ursache einer sekundären Amenorrhö ist eine Schwangerschaft!

☐ ☐ ☐
☺ 😐 ☹

Fallbeispiel: Eine 16-jährige Patientin kommt zu Ihnen und berichtet, seit drei Monaten keine Regelblutung mehr gehabt zu haben. Die Menarche war im 13. LJ. Bei der Untersuchung erheben sie keinen pathologischen Befund, es fällt ihnen aber auf, dass die Patientin extrem schlank ist. Woran denken sie?

Antwort: Es handelt sich hier um eine sekundäre Amenorrhö. Grundsätzlich muss zuerst eine **Schwangerschaft** ausgeschlossen werden. Wenn sich wirklich kein anderer Befund erheben lässt, könnte eine **Anorexia nervosa** die Amenorrhö erklären. Auch Hochleistungssport könnte als Ursachen in Frage kommen. Grundsätzlich ist die Abklärung einer Amenorrhö aber komplex und sollte sich nicht nur auf eine kurze klinische Untersuchung beschränken.

tipp Wenn Prüfungsprotokolle vorhanden sind, ist es ratsam nachzusehen, ob der Prüfer eine umfassende Herleitung der Antwort schätzt, oder ob man gleich auf den Punkt kommen soll.

☐ ☐ ☐
☺ 😐 ☹

? **Frage:** Da haben Sie völlig recht. Was würden sie denn als **Diagnostik** alles durchführen?

Antwort: Zuerst sollte eine umfassende körperliche und gynäkologische Untersuchung sowie eine **Medikamentenanamnese** erfolgen. Dabei achtet man auf Größe und Gewicht der Patientin, Entwicklung der Geschlechtsmerkmale (Mayer-Rokitansky-Küster-Syndrom, Turner-Syndrom), Sekretion der Brust, Körperbehaarung und die Schilddrüse. Gynäkologisch sollte neben der Untersuchung auch ein **Ultraschall** durchgeführt werden, um die inneren Geschlechtsorgane und die Nebennieren beurteilen zu können. Als Nächstes werden die **Hormonparameter** FSH und LH (ovarielle Funktionsstörung), Prolaktin (Prolaktinom), Östradiol (Hypothalamus-Hypophysen-Ovar-Achse), Testosteron und DHEAS (polyzystische Ovarien) bestimmt und der TRH-Test zur Beurteilung der Schilddrüse durchgeführt.

✚ Vorsicht: Wenn Patientin **Virgo,** dann nur **abdominelles Sono,** kein vaginales!

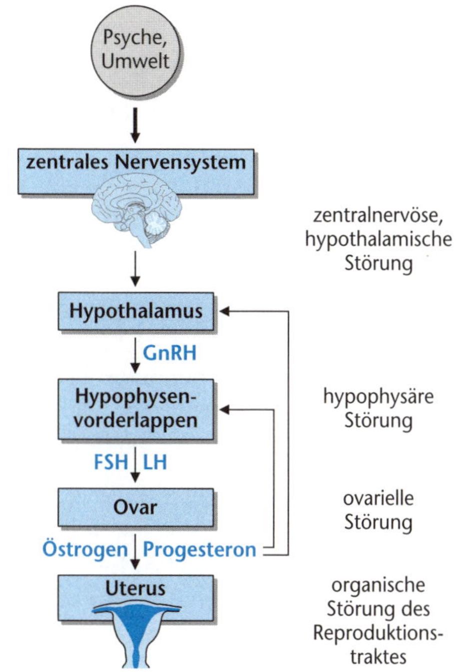

Abb. 3.2: Ursachen einer Amenorrhö [3]

Frage: Welchen **Test** gibt es, um feststellen zu können, ob das **endogene Östrogen** für den Schleimhautaufbau der Gebärmutter ausreichend ist?

☐ ☐ ☐
☺ 😐 ☹

Antwort: Bei dieser Fragestellung beginnt man mit einem **Gestagentest.** Gestagene bewirken in der 2. Zyklushälfte den sekretorischen Umbau des hoch aufgebauten Endometriums. Durch den Abfall der Gestagene wird die Menstruationsblutung ausgelöst. Im **Gestagentest**

werden nach Ausschluss einer Schwangerschaft Gestagene über 10–12 Tage verabreicht. Bei ausreichend endogen stimuliertem Endometrium muss es innerhalb einer Woche nach Absetzen zu einer Abbruchblutung kommen. Wenn dies nicht der Fall ist, lag kein funktionelles Endometrium vor oder wurde zumindest nicht ausreichend stimuliert.

Wenn dies der Fall ist, kann ein **Östrogen-Gestagen-Test** zur Unterscheidung herangezogen werden. Nach der Einnahme von Östrogenen über 20 Tage und zusätzlicher Einnahme von Gestagenen vom 11. bis zum 20. Tag sollte sich eine Blutung innerhalb einer Woche nach Absetzen der Präparate einstellen. Wenn dies der Fall ist, liegt bei der Patientin ein funktionelles Endometrium vor, jedoch ohne ausreichende östrogene Stimulation. Tritt auch nach diesem Test keine Blutung auf, ist das Endometrium geschädigt.

☐ ☐ ☐
☺ 😐 ☹

? **Frage:** Welche **diagnostischen Untersuchungen** lassen Rückschlüsse darauf zu, in welcher **Phase des Zyklus** sich eine Frau befindet?

Antwort: Wenn sie regelmäßig und unter gleichbleibenden Bedingungen durchgeführt wird, kann die Messung der **Basaltemperatur** die Zyklusphase gut anzeigen, da die Körpertemperatur in der zweiten Zyklushälfte regelmäßig um 0,2–0,6 °C ansteigt. Auch die **Spinnbarkeit,** Menge und Farbe des **Zervixschleims** können Rückschlüsse erlauben. Um den Eisprung nimmt die Menge, Spinnbarkeit und Klarheit zu. Unter dem Mikroskop kann man das **Farnkrautphänomen** beobachten. Auf dem Objektträger ordnen sich die angetrockneten Glykoproteine so an, dass das Bild eines Farnes entsteht. Auch die **Vaginalzytologie** zeigt typische Veränderungen: In der Proliferationsphase zeigen sich große Intermediär- und Superfizialzellen, die überwiegend flach ausgebreitet sind. Kurz nach der Ovulation finden sich fast nur noch Superfizialzellen. Während der Sekretionsphase sieht man, dass Intermediär- und Superfizialzellen in Haufen zusammenliegen und hochgeschlagene Zellränder aufweisen. Die Menstruationsphase erkennt man an den zusätzlichen vielen Erythrozyten. Im Ultraschall kann anhand der **Endometriumshöhe** und **Follikelgröße** der Zyklusstand beurteilt werden.

☐ ☐ ☐
☺ 😐 ☹

? **Frage:** Eine Patientin möchte von Ihnen wissen, wie sie ihre **Menstruation verschieben** kann. Wie beraten Sie sie?

Antwort: Die Regelblutung kann vorverlegt werden, indem **Ovulationshemmer** verordnet werden (wenn dies nicht bereits der Fall ist). Die Einnahme beginnt wie üblich, jedoch wird 3 Tage vor dem gewünschten Eintritt der Blutung mit der Einnahme aufgehört. Es sollte aber nicht mehr als ein Drittel der Tabletten weggelassen werden. Bei **Mehrphasenpräparaten** müssen mindestens 5 Tabletten der 2. Phase eingenommen werden.

Um die Blutung hinauszuschieben, nehmen Frauen ohne Ovulationshemmer ab dem 22. Zyklustag ein **Gestagenpräparat** und setzen es 3 Tage vor dem gewünschten Blutungsbeginn wieder ab. Frauen, die bereits orale Kontrazeptiva einnehmen, führen die Einnahme einfach um die gewünschte Zeit fort. Bei **Zweiphasenpräparaten** muss mit Tabletten der 2. Phase fortgefahren werden. Insgesamt sollte aber die Verschiebung der Menstruation nur in Ausnahmefällen durchgeführt werden.

4 Klimakterium, Postmenopause und Senium

☐ ☐ ☐
☺ 😐 ☹

? Frage: Bitte definieren Sie die Begriffe **Klimakterium** und **Menopause.**

Antwort: Als **Klimakterium** bezeichnet man die Übergangszeit von der Geschlechtsreife in die Phase nach Erlöschen der Ovarialfunktion, das Senium. Man nennt diesen Abschnitt auch **Wechseljahre.** Sie beginnen zwischen dem 45. und 55. LJ. Die Östrogen- und Progesteronproduktion im Ovar nimmt stetig ab, infolgedessen steigt die Gonadotropinausschüttung an (Hypergonadismus). Oft sind unregelmäßige Blutungen ein erstes Zeichen der nachlassenden Ovarialfunktion.

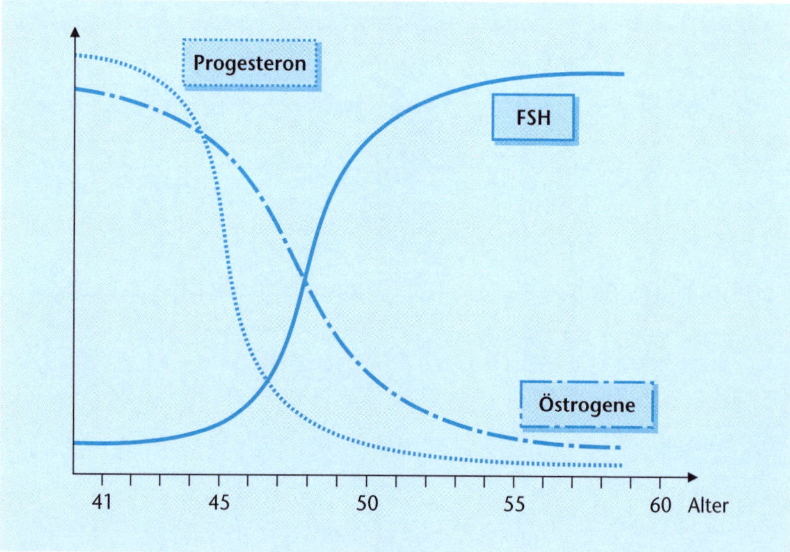

Abb. 4.1: Hormone im Klimakterium [4]

Die letzte zyklische Blutung bezeichnet man als **Menopause.** Die **Perimenopause** umfasst den Zeitraum vom Auftreten gehäufter unregelmäßiger Zyklen bis 1 Jahr nach der Menopause. Bereits während der **Prämenopause,** die einen Zeitraum von ca. 5 Jahren vor der Menopause einschließt, kann es zu Blutungsstörungen kommen. Etwa 1 Jahr nach der letzten Blutung beginnt die **Postmenopause,** die bis zum Senium andauert. Dieser Beginn ist allerdings unscharf begrenzt. Wenn die Ovarialfunktion bereits vor dem 40. LJ erlischt, spricht man von einem **Climacterium praecox.**

Frage: Über welche **Beschwerden** klagt eine Frau typischerweise im Klimakterium? **?**

☐ ☐ ☐
☺ 😐 ☹

Antwort: Im Klimakterium werden von den Ovarien meist noch genügend Östrogene produziert, während der Progesteronspiegel bereits abgesunken ist. Das Endometrium wird daher zwar aufgebaut, der progesteronabhängige Umbau findet aber nicht mehr statt. Es kommt zu einer **Endometriumhyperplasie.** Insgesamt kann man die klimakterischen Beschwerden folgendermaßen einteilen:

- **kurzfristige Auswirkungen:** Die geradezu klassischen Wechseljahrbeschwerden sind **Hitzewallungen, Schweißausbrüche** und **Schlafstörungen.**
- **mittelfristige Auswirkungen:** Infolge des Östrogenmangels werden die Genitalorgane atrophisch, wodurch es zu **Schmerzen beim Geschlechtsverkehr** (Dyspareunie) oder auch zu einer **Stressinkontinenz** kommen kann. Auftretende **Hautrötungen** sind vasomotorisch bedingt. Auch **Leistungsabfall, Nervosität** und **Depressionen** werden beklagt.
- **langfristige Auswirkungen:** vor allem **Osteoporose** und **Arteriosklerose**

Merke: Hitzewallungen, Blutungsstörungen und vaginale Atrophie sind spezifische Symptome der Perimenopause. **!**

Frage: Können Sie mir etwas zur **Hormonersatztherapie** sagen? **?**

☐ ☐ ☐
☺ 😐 ☹

Antwort: In den 90er-Jahren wurde die Indikation zur Hormonersatztherapie häufig äußerst großzügig gestellt. Man erwartete einen positiven Einfluss auf die Lebensqualität im Alter, einen protektiven Effekt auf kardiovaskuläre und andere somatische Erkrankungen, Osteoporoseprophylaxe und einen Anti-Aging-Effekt. Große Studien zeigten in neuerer Zeit jedoch eine deutliche **Risikosteigerung** unter der **Hormonersatztherapie.** Heutzutage wird die Indikation zur Hormonersatztherapie viel strenger gestellt und sollte nur bei bestehender Indikation (subjektiver Leidensdruck der Patientin unter den Wechseljahresbeschwerden) und sorgfältiger Nutzen-Risiken-Abwägung gemeinsam mit der Patientin getroffen werden. Hysterektomierte Frauen sollten eine Monotherapie mit Östrogenen erhalten. Als Kontraindikation für eine Hormonersatztherapie gelten schwere Leberschäden, Thrombembolien und Mamma- oder Korpuskarzinom.

✚ Das Umdenken geschah im Jahre 2003, als die Ergebnisse zweier großer Studien veröffentlicht wurden. Die „Women Health Initiative" und die „Million Women Study", ursprünglich angelegt, um den protektiven Wert der Hormonersatztherapie zu prüfen, zeigten einen Anstieg des Risikos für Herz- und Kreislauferkrankungen und für Brustkrebs unter Hormonersatztherapie.

☐ ☐ ☐
☺ 😐 ☹

Frage: Wie kann eine **Therapie** der Wechseljahresbeschwerden **ohne** Einsatz einer **Hormonersatztherapie** aussehen?

Antwort: Man sollte die Patientinnen über pflanzliche Wirkstoffe informieren (z.B. Traubensilberkerze, Mönchspfeffer, Johanniskraut etc.). Kalziumreiche Ernährung und Sport bei Osteoporose oder eine lokale Östrogentherapie bei Vaginalatrophie stellen oft eine für die Patientinnen subjektiv gut akzeptable Alternative dar.

☐ ☐ ☐
☺ 😐 ☹

Fallbeispiel: Eine 60-jährige Frau stellt sich bei Ihnen vor. Ihre letzte Monatsblutung hatte sie vor etwa 5 Jahren. Sie habe bisher keine Hormone erhalten. Nun treten bei ihr Schmierblutungen auf. Was könnte die Ursache sein? Welche Untersuchungen sollten Sie zur Abklärung durchführen?

Antwort: Es handelt sich hier um eine **postmenopausale Blutung.** Ohne Hormonsubstitution sollten Blutungen in der Menopause nicht mehr auftreten. Sie könnten hier ein Hinweis auf ein Malignom des Endometriums oder der Zervix sein. Daher würde ich einen zytologischen Abstrich anfertigen und eine fraktionierte Abrasio durchführen.

Eine Blutung kann auch eine **Colpitis senilis/atrophicans** als Ursache haben. Aufgrund des Östrogenmangels wird die Vaginalschleimhaut atrophisch und der pH-Wert verschiebt sich in den basischen Bereich. Das veränderte Vaginalmilieu bietet dann einen guten Nährboden für pathogene Keimbesiedelung, wodurch Entzündungen hervorgerufen werden können. Man würde die Diagnose inspektorisch sowie durch einen bakteriellen Abstrich sichern. Es kann sich aber auch um eine **Kontaktblutung** nach Geschlechtsverkehr oder um eine Blutung infolge **erhöhter östrogener Aktivität** bei entsprechender Medikation bzw. bei Adipositas handeln. Eher selten liegt ein **Myom** als Ursache einer Blutung vor, da Myome wegen des relativen Östrogenmangels in der Postmenopause eher schrumpfen.

☐ ☐ ☐
☺ 😐 ☹

Frage: Was ist eine **Craurosis vulvae?**

Antwort: Darunter versteht man eine atrophische Hautveränderung am äußeren Genitale, die auch als **Lichen sclerosus et atrophicans** bezeichnet wird. Sie entsteht durch Östrogenmangel und tritt familiär gehäuft auf. Haut und Unterhautfettgewebe der Vulva schrumpfen, die Haut wird pergamentartig dünn und schimmert grau-weißlich. Dies kann eine Einengung des Scheideneingangs zur Folge haben, was beim Geschlechtsverkehr zu Schmerzen führt. Durch Einreißen der Haut können Rhagaden entstehen. Die Patientin leidet unter Juckreiz und Schmerzen. Man sollte die Veränderung beobachten und gegebenenfalls biopsieren, da sich aus den atrophischen Arealen ein Malignom entwickeln kann. Die Therapie der Wahl ist die lokale Applikation einer 2%igen Testosteronproprionatsalbe oder einer Progesteronsalbe bei jüngeren Frauen.

5 Empfängnisverhütung und unerfüllter Kinderwunsch

5.1 Methoden der Empfängnisverhütung

☐ ☐ ☐
☺ 😐 ☹

? Frage: Was versteht man eigentlich genau unter dem **Pearl-Index?**

Antwort: Der Pearl-Index ist ein Maß, um die Verlässlichkeit einer Methode zur Empfängnisverhütung zu beurteilen. Er gibt an, wie viele Schwangerschaften unter einer bestimmten Methode in **100 „Frauenjahren"**, also 1200 Zyklen auftreten, ohne dass dabei Häufigkeit des Geschlechtsverkehrs oder Anwendungsfehler berücksichtigt werden.

☐ ☐ ☐
☺ 😐 ☹

? Frage: Welche **Verhütungsmethoden** kennen Sie und wie hoch ist in etwa der jeweilige Pearl-Index?

✚ Billings-Methode: Verzicht auf Geschlechtsverkehr an den fertilen Tagen mit vermehrtem Abgang von Zervixschleim und zunehmender Spinnbarkeit bis einschl. 4 Tage danach.

Antwort: Man unterscheidet Methoden ohne Hilfsmittel, hormonelle, mechanisch blockierende, lokal chemische und operative Methoden der Verhütung.

Methode	Pearl-Index
ohne Kontrazeption	70–80
Scheidenspülung	20–30
Coitus interruptus	10–20
Zeitwahl (Knaus-Ogino)	15–30
Billings-Methode	15–25
Diaphragma	10–20
Diaphragma + Spermizid	5–10
Portiokappe	6–7
Spermizide	4–20
Basaltemperatur-Methode, Billings-Methode	1–3
orale Kontrazeptiva	0,03–1
Minipille (Gestagene)	0,3–3
„Pille danach"	0,1
Gestagendepot	0,3
Gestagenimplantate	0,2
Kondom	3–13

Methode	Pearl-Index
IUP („Spirale“)	0,3–3
Gestagen-IUP	0,5
Tubensterilisation	0,05–0,2
Vasektomie	0,1

Tab. 5.1: Verhütungsmethoden und ihr Pearl-Index

Frage: Wie sieht ein **IUD** aus und wie funktioniert es? ?

☐ ☐ ☐
☺ 😐 ☹

Antwort: Das **IUD** (Intra-uterine device) ist ein Fremdkörper, der in den Uterus eingebracht wird. Größe und Form hängen von der Gebärmutter ab. Das **inerte** IUD bewirkt eine Fremdkörperreaktion in der Gebärmutterhöhle und stört damit die Implantation. Bei **kupferhaltigen** IUD ist ein Teil zusätzlich mit einem Kupferdraht umwickelt. Das Kupfer bewirkt über das Freisetzen von Ionen eine direkte Beeinträchtigung der Spermien, der Eizelle sowie der Tuben. Ein **IUS** (Intrauterinsystem) enthält neben dem Wirkmechanismus des IUD zusätzlich ein Depot, welches **Progesteron** (Levonorgestrel) abgibt. Dadurch wird der Zervixschleim undurchlässiger, die Proliferation des Endometriums und die Spermienmotilität gehemmt. Das IUD sollte am besten in der 1. Zyklusphase eingesetzt werden. Es wird über eine Einführhilfe eingebracht und der daran hängende Faden so gekürzt, dass er etwa 3 cm in die Vagina hineinragt. Ein Austausch wird nach 3–5 Jahren notwendig. Die Lage des IUD wird mithilfe der Vaginalsonographie kontrolliert.

✚ Synonyme für Spirale: IUD (Intra-uterine device), IUP (Intrauterinpessar)

✚ Auch noch bis zu 7 Tage nach der Ovulation kann das Einlegen eines IUD eine Schwangerschaft zu > 95% verhindern, indem es die Nidation stört. Es gelten natürlich weiterhin alle normalen Kontraindikationen.

Frage: Welche **Kontraindikationen** bestehen gegen das Einsetzen eines IUD? ?

☐ ☐ ☐
☺ 😐 ☹

Antwort: Ein IUD darf bei nicht sicher ausgeschlossener **Schwangerschaft,** bei **Malignomen** der inneren Geschlechtsorgane, bei akuten oder chronischen **Entzündungen** des Genitale, **Uterusfehlbildungen,** starker **Dys-** und **Hypermenorrhö** oder **Blutungsanomalien** nicht eingesetzt werden. Als relative Kontraindikationen, die eine individuelle Entscheidung erforderlich machen, gelten z.B. junges Alter, Nullipara oder -gravida, Extrauteringravidität in der Anamnese, häufig wechselnde Geschlechtspartner (wegen STD-Gefahr), Uterus myomatosus, Endometriose, Gerinnungsstörungen, Endokarditis, Anämie, Diabetes mellitus oder immunsuppressive Therapie. Bei Patientinnen mit Morbus Wilson oder Kupferallergie darf kein kupferhaltiges IUD verwendet werden.

☐ ☐ ☐
☺ 😐 ☹

? **Frage:** Welche **Komplikationen** oder **Nebenwirkungen** können sich bei IUD ergeben?

Antwort: Bei der Einbringung kann es in seltenen Fällen zu **Verletzungen** des Uterus, zu aufsteigenden **Infektionen** oder zu **Kreislaufbeschwerden** kommen. Nebenwirkungen sind Schmerzen, Blutungen, Ausfluss oder aszendierende Entzündungen. Das Risiko für eine extrauterine Schwangerschaft ist um den Faktor 3 erhöht.

☐ ☐ ☐
☺ 😐 ☹

? **Frage:** Was versteht man unter einem **„lost IUD"?**

Antwort: Wenn der Rückholfaden nicht mehr sichtbar ist, spricht man vom „lost IUD". Die Spirale muss dann sonographisch gesucht und eine Schwangerschaft ausgeschlossen werden. Manchmal kann es auch zu einer unbemerkten Spontanausstoßung kommen. Die Entfernung des „lost IUD" erfolgt mit einer Fasszange. Falls dies nicht gelingt, kann auch eine Entfernung in Vollnarkose nötig sein, ggf. mittels Bauchspiegelung.

☐ ☐ ☐
☺ 😐 ☹

? **Frage:** Was passiert, wenn bei einer Frau trotz IUP eine Schwangerschaft eintritt?

Antwort: Eine Schwangerschaft unter IUP gilt grundsätzlich als **Risikoschwangerschaft.** Wird das IUP belassen, kommt es in bis zu 50% zu einem **Abort.** Das **Infektionsrisiko** ist ebenso erhöht wie die Rate an **Frühgeburten.** Fehlbildungen treten nicht vermehrt auf. Wenn das IUD unterhalb der Fruchtblase liegt, ist eine Entfernung relativ gefahrlos möglich. Bei ungünstiger Lage besteht jedoch die Gefahr, einen Abort zu induzieren.

☐ ☐ ☐
☺ 😐 ☹

? **Frage:** Können Sie mir ein paar Schlagworte zum Thema der **operativen Sterilisation** nennen?

> ✚ Eine Tubensterilisation darf nur präovulatorisch durchgeführt werden, um einer Befruchtung im laufenden Zyklus und einer Extrauteringraidität vorzubeugen.

Antwort: Da chirurgische Eingriffe irreversibel sind, muss eine genaue **Beratung** vorgeschaltet werden. Beim Mann kann der Ductus deferens ligiert oder koaguliert werden, wobei es mehrere Monate dauern kann, bis eine Azoospermie erreicht wird. Bei der Frau wird meist laparoskopisch vorgegangen, indem die Tuben im Bereich des Isthmus verschlossen werden. Dies kann durch Elektrokoagulation, Ligatur oder mit

Clips geschehen. Alternativ kann die Sterilisation auch im Rahmen einer Sectio mit Ligatur, Übernähung und Durchtrennung durchgeführt werden. Auch bei dieser Methode ist der Pearl-Index nicht 0, sondern liegt bei 0,1–0,2.

✚ Grundsätzlich ist bei späterem Kinderwunsch eine Refertilisierungsoperation mit bis zu 83% Erfolgsquote möglich. Die Krankenkasse übernimmt dafür aber keine Kosten.

Frage: Wie arbeitet die „**Pille danach**", und wie wird sie angewendet?

Antwort: Die „Pille danach" beinhaltet hochdosiert Östrogene und Gestagene. Durch diese wird das Endometrium umgewandelt und die Implantation einer eventuell befruchteten Eizelle verhindert. Die Einnahme muss spätestens 72 h nach dem GV begonnen werden. Mit 12-stündigem Abstand werden je nach Präparat 2 × 1 oder 2 × 2 Tabletten eingenommen. Zuvor muss eine bereits bestehende Schwangerschaft ausgeschlossen worden sein. An Nebenwirkungen kommen Übelkeit und Erbrechen, Brustschmerzen und Zyklusveränderungen vor. Fast immer kommt es nach der Einnahme zu einer Schmierblutung (schwache Entzugsblutung). Diese Methode der Verhinderung einer Schwangerschaft ist als Notlösung gedacht, die nicht öfter als einmal pro Zyklus angewendet werden kann. Die Zuverlässigkeit liegt bei etwa 98–99%.

✚ Es handelt sich bei der „Pille danach" nicht um eine kontrazeptive, sondern um eine **interzeptive** Maßnahme, da nicht die Befruchtung der Eizelle, sondern die Nidation verhindert wird. Juristisch gilt die Anwendung nicht als Schwangerschaftsunterbrechung; sie ist dementsprechend nicht strafbar.

Frage: Lassen Sie uns noch über die natürlichen Verhütungsmethoden sprechen. Welche **Zeitwahlmethoden** zur Empfängnisverhütung gibt es?

Antwort: Die Zeitwahl-Verhütungsmethoden oder auch Kalendermethoden werden nach **Knaus** und nach **Ogino** benannt. Dabei soll der Zyklus zuerst über 12 Monate beobachtet werden. Der längste und der kürzeste Zyklus werden dann zur Berechnung verwendet. Die Ovulation wird nach **Knaus** immer am 15. Tag vor der darauf folgenden Blutung angenommen. Die Lebensdauer der Spermien wird mit 3 Tagen veranschlagt, die der Eizelle mit einem Tag, so dass von 28 Zyklustagen 5 als fruchtbar angenommen werden. An den fruchtbaren Tagen muss Enthaltsamkeit geübt oder auf andere Verhütungsmethoden zurückgegriffen werden. Diese Methode verlangt also Disziplin des Paares, zumal der erhöhte Östrogenspiegel vor der Ovulation die Libido der Frau erhöhen kann.

Die Berechnung nach **Knaus** besagt, dass die fruchtbaren Tage vom kürzesten Zyklus minus 17 Tage bis längstem Zyklus minus 13 Tage bestehen. Nach **Ogino** rechnet man den kürzesten Zyklus minus 18 bis längsten minus 11 Tage.

☐ ☐ ☐
☺ 😐 ☹

? **Frage:** Wie funktioniert die **Temperaturmethode?**

Antwort: Bei dieser Methode wird die Körpertemperatur täglich unter den gleichen Bedingungen nach dem Aufwachen gemessen. Da sich die Temperatur in der Zyklusmitte regelhaft durch die **Progesteronwirkung** um 0,2–0,6 °C erhöht, kann die Ovulation relativ sicher festgestellt werden. Mit der Menstruation sinkt die Temperatur wieder auf das Vorniveau ab. Per definitionem ist ein Temperaturanstieg signifikant, wenn die Temperatur an 3 aufeinander folgenden Tagen um mindestens 0,2 °C höher liegt als an den 6 Tagen davor. Die Ovulation liegt 0–2 Tage vor dem Temperaturanstieg. Ab dem 3. Tag nach der Erhöhung ist die Frau sicher unfruchtbar, sodass in dieser Zeit bis zur nächsten Blutung weitgehend sicherer ungeschützter Verkehr möglich ist (Pearl-Index 1). Die Tage bis 6 Tage vor dem frühest gemessenen Anstieg sind wahrscheinlich – aber nicht sicher – unfruchtbar (Pearl-Index 3). Die Messungen müssen immer zur gleichen Zeit und nach > 6 h Nachtruhe durchgeführt werden. Um auf die unfruchtbaren Tage in der 1. Zyklushälfte, also vor dem Temperaturanstieg, zu schließen, ist ein regelmäßiger Zyklus und eine konstante Temperaturmessung über ein Jahr nötig.

5.2 Hormonale Kontrazeption

☐ ☐ ☐
☺ 😐 ☹

? **Frage:** Jetzt haben wir noch gar nicht von der Verhütungsmethode gesprochen, die man meistens zuerst damit in Verbindung bringt. Wie wirken **orale Ovulationshemmer?**

Antwort: Das Prinzip der oralen Ovulationshemmer besteht einerseits in einer **zentralen Hemmung der Ovulation** durch Hemmung der GnRH-Sekretion und einer entsprechenden Ausschüttung von FSH und LH (negative Rückkopplung). Andererseits gibt es einige periphere kontrazeptive Wirkungen, die v. a. auf die gestagene Komponente zurückzuführen sind: Die Proliferation des Endometriums wird behindert; dadurch wird die Nidation erschwert. Die Motilität der Tuben wird verringert und die Spermienaszension durch die Veränderung des Zervixschleims gehemmt.

☐ ☐ ☐
☺ 😐 ☹

? **Frage:** Aus welchen **Bestandteilen** und **Kombinationen** setzen sich die verschiedenen „Pillen"-Arten zusammen?

Antwort: Die meisten Pillen (Kombinationspräparate) enthalten Östrogene und Gestagene. Man nimmt 21 Tage jeweils eine Pille und hat danach eine 7-tägige Einnahmepause, in der eine Entzugsblutung auftritt.

Bei **Ein-Phasen-Präparaten** ist die Menge an Östrogen und Gestagen über den ganzen Zyklus konstant.

Bei **Zwei-Phasen-Präparaten** oder auch **Sequenzpräparaten** ist der Östrogenanteil vom ersten Tag an konstant. Ab dem 7. Tag sind zusätzlich Gestagene enthalten.

Davon unterscheidet man das **Zwei-Stufen-Präparat,** bei dem der Östrogenanteil konstant bleibt, niedrig dosierte Gestagene aber bereits in der 1. Zyklushälfte vorhanden sind. In der 2. Phase (ab dem 11. Tag) des Zyklus wird die Gestagendosis erhöht.

Drei-Phasen-Präparate versuchen, den natürlichen weiblichen Zyklus zu imitieren. In der 1. Phase beinhalten sie wenig Östrogen und Gestagen, in der Mitte des Zyklus wird beides leicht erhöht und in der 3. Phase wird Östrogen wieder reduziert, Gestagen hingegen weiter gesteigert.

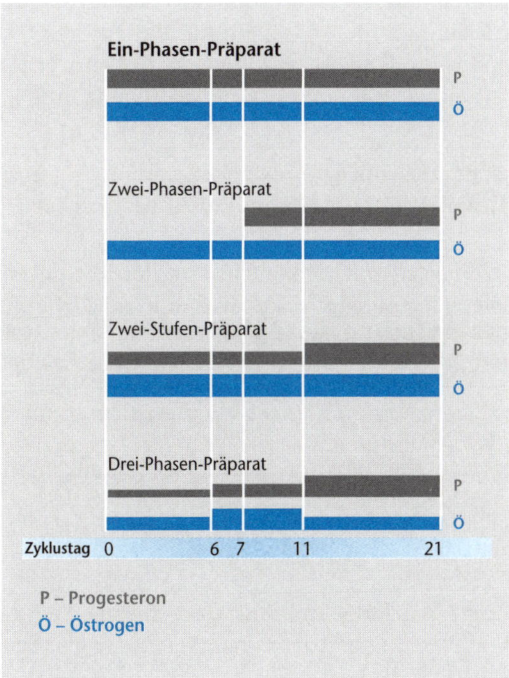

Abb. 5.1: Aufbau verschiedener oraler Kontrazeptiva [1]

☐ ☐ ☐
☺ 😐 ☹

? **Frage:** Sie haben eben gesagt, die meisten Pillen enthielten Östrogene und Gestagene. Gibt es **Ausnahmen?**

Antwort: Die **Minipille** enthält als Wirkfaktor nur **Gestagene.** Die Wirkung besteht entsprechend in der Hemmung der Spermienaszension durch Verdickung des Zervixmukus sowie – geringer – in der Veränderung von Endometrium und Tubenfunktion. Sie ist **kein Ovulationshemmer** im eigentlichen Sinne, da die Abschwächung des LH-Peaks nur gelegentlich, aber nicht regelhaft zu einer Ovulationshemmung führt. Die Einnahme muss **jeden Tag** und immer zur **gleichen Tageszeit** erfolgen, um eine Kontrazeption zu gewährleisten. Hier liegt der Hauptgrund für Falschanwendungen und Therapieversagen (bereits ab ±3 h).

☐ ☐ ☐
☺ 😐 ☹

? **Frage:** Wo besteht denn trotz dieser Schwierigkeiten eine **Indikation** für die **Minipille?**

Antwort: Die Minipille kann auch bei Frauen angewendet werden, bei denen ein Kombinationspräparat aufgrund einer Kontraindikation gegen Östrogene nicht eingesetzt werden darf. Sie hat vor allem **kein kardiovaskuläres Risiko** und kann bei älteren Patientinnen, **Diabetes, Hypertonus** oder starken **Raucherinnen** verschrieben werden. Außerdem wird die Laktation bei stillenden Frauen nicht gehemmt.

! **Merke:** Vorsicht: **Mikropille** (Gestagene und niedrig dosierte Östrogene) und **Minipille** (nur Gestagene) nicht verwechseln!

☐ ☐ ☐
☺ 😐 ☹

? **Frage:** Können Sie mir ein paar **Nebenwirkungen** der **oralen Kontrazeptiva** nennen, die eher östrogenabhängig oder gestagenabhängig sind?

Antwort: Folgende Nebenwirkungen der Pille kann man Östrogenen oder Gestagenen zuschreiben:

östrogenbedingte NW:
- Übelkeit, Erbrechen
- Ödeme (durch Natrium- und Wasserretention), dadurch Gewichtszunahme
- Mastodynie
- Kopfschmerzen
- Wadenkrämpfe
- Hypermenorrhö, zervikale Hypersekretion
- Myomwachstum

gestagenbedingte NW:
- Appetitsteigerung und Gewichtszunahme
- Akne, Haarausfall
- Müdigkeit, Verstimmung, Libidoverlust
- Hypomenorrhö
- trockene Scheide

Frage: Welche **Kontraindikationen** gegen **Kombipräparate** können Sie nennen? ?

☐ ☐ ☐
☺ 😐 ☹

Antwort: Man unterscheidet absolute und relative Kontraindikationen.

absolute Kontraindikationen:
- Schwangerschaft
- Z.n. thrombembolischen Ereignissen
- Hypertonie
- periphere Durchblutungsstörungen
- Gerinnungsstörungen
- Rauchen
- Alter > 35 LJ
- Stoffwechselerkrankungen (Leber, Galle, Pankreas)
- hormonsensitive Tumoren

relative Kontraindikationen (Auswahl):
- Varikosis
- Diabetes mellitus
- Migräne
- Hyperlipidämie
- Multiple Sklerose
- Epilepsie
- Uterus myomatosus
- Adipositas

Frage: Orale Kontrazeptiva beeinflussen die **Häufigkeit anderer Erkrankungen.** Was wissen Sie hierüber? ?

☐ ☐ ☐
☺ 😐 ☹

Antwort: Es besteht ein **erhöhtes Risiko** für thrombembolische Ereignisse, Hypertonus, Herzinfarkt, zerebralen Insult, Ulcus ventriculi, Colitis ulcerosa, Cholelithiasis, epileptische Anfälle, Chloasma, Rosazea, benigne Lebertumoren und Zystitiden. Das Risiko ist hingegen **erniedrigt** für Ovarial- und Endometriumskarzinome, Endometriose, Adnexitis, Anämie, Hyper- und Dysmenorrhö, Akne, Hirsutismus, rheumatoide Athritis, Ulcus duodeni oder Schilddrüsenerkrankungen.

? **Frage:** Jetzt haben Sie zwei wichtige Punkte vergessen, nämlich das **Risiko** für **Zervix-** und **Mammakarzinome.** Wie steht es damit?

Antwort: Über eine erhöhte Inzidenz des **Mammakarzinoms** wurde lange Zeit diskutiert. Nach derzeitiger Studienlage ist aber davon auszugehen, dass es zu keiner Zunahme des Erkrankungsrisikos kommt. Beim Vorhandensein eines Mammakarzinoms ist theoretisch denkbar, dass durch gleichzeitige Pilleneinnahme das Wachstum des Mammakarzinoms beschleunigt werden könnte.

Bezüglich des **Zervixkarzinoms** scheint tatsächlich eine geringe Erhöhung des Risikos zu bestehen. Allerdings wird hier der Einfluss von Co-Variablen wie freizügigeres Sexualleben (Promiskuität) diskutiert, die mit erhöhtem Risiko einer Übertragung von HPV einhergehen. Für einige HPV-Subtypen ist der Zusammenhang mit der Entstehung eines Zervixkarzinoms belegt. Ein weiterer Co-Faktor wäre Nikotinabusus, für den ebenso ein erhöhtes Risiko in Bezug auf das Zervixkarzinom gezeigt wurde. Nach derzeitiger Einschätzung sprechen die Befunde nicht gegen den Einsatz oraler Ovulationshemmer, es sollte aber regelmäßig eine Zervixzytologie durchgeführt werden.

? **Frage:** Was soll eine Frau bezüglich der Kontrazeption tun, wenn sie die Einnahme einer **Pille vergessen** hat?

Antwort: Bei Verwendung der **Minipille** muss die Patientin den Rest des Zyklus mit anderen Methoden zusätzlich verhüten. Unter Umständen kann die Einnahme einer Postkoitalpille („Pille danach") notwendig sein. Bei einer vergessenen **Kombi-Pille** in der 1. Zyklushälfte soll die Einnahme innerhalb von 24 h nachgeholt werden. Es sollte dann zusätzlich verhütet werden, obwohl die Antikonzeption immer noch relativ sicher gegeben ist. Beim Vergessen während der letzten 7 Tage vor der Blutung sollte die Einnahme einfach fortgesetzt werden. Es müssen keine zusätzlichen Verhütungsmethoden angewendet werden; die kontrazeptive Sicherheit besteht weiter.

? **Frage:** In welchen **Indikationen** kann man **Ovulationshemmer** außer zur Verhinderung einer Schwangerschaft noch einsetzen?

Antwort: Die oralen Ovulationshemmer können durch die Wahl eines antiandrogen wirkenden Gestagens bei Virilisierungserscheinungen (Hirsutismus, Akne, Seborrhö) und PCO-Syndrom eingesetzt werden. Eine gestagenbetonte Pille sollte bei Mastopathie, Endometriose und Uterus myomatosus gegeben werden, da Östrogene bei diesen Erkrankungen relativ kontraindiziert sind. Auch bei funktionellen Ovarialzysten bringen orale Kontrazeptiva Besserung. Außerdem eignen sie sich auch zur Regulierung oder Verlegung der Menstruation.

Frage: Was wissen Sie über **Depotpräparate?** ?

☐ ☺ ☐ 😐 ☐ ☹

Antwort: Unter Depotpräparaten versteht man **Gestagenpräparate,** die eine Kontrazeption über mehrere Monate bis Jahre sicherstellen, ohne dass es zu Anwendungsfehlern durch die Patientin kommen kann. Die klassische 3-Monats-Spritze wird als i.m.-Depot verabreicht. Häufig kommt es dabei zu Zyklusunregelmäßigkeiten, die auch über das Behandlungsende hinaus anhalten können. Andere häufige Nebenwirkungen sind Gewichtszunahme, Müdigkeit, Libidoverlust, Kopfschmerzen oder auch Depressionen. Hormonimplantate (Implan®) werden in Lokalanästhesie subkutan in den Arm eingesetzt und sind über 2–5 Jahre wirksam. Die Verlässlichkeit der Depotpräparate ist sehr gut (Pearl-Index 0,2–0,5). Die Behandlung kann aber beim Auftreten von Nebenwirkungen nur durch das Entfernen des Implantates abgebrochen werden. Dies kann sehr schwierig sein. Deshalb sollte die Indikation relativ streng gestellt werden.

5.3 Sterilität

Frage: Wie definiert man die Begriffe **Sterilität** und **Infertilität** und wie häufig findet man unerfüllten Kinderwunsch? ?

☐ ☺ ☐ 😐 ☐ ☹

Antwort: Von **Sterilität** spricht man, wenn sich trotz regelmäßigem, ungeschütztem GV innerhalb von 2 Jahren keine Schwangerschaft einstellt. Bei der primären Sterilität gibt es in der Vorgeschichte noch keine Schwangerschaft, bei der sekundären Sterilität lag bereits einmal eine Schwangerschaft in irgendeiner Form vor. **Infertilität** bezeichnet eine habituelle Abortneigung. Die Konzeptionsfähigkeit ist also vorhanden, das Kind kann aber nicht ausgetragen werden. Beim Mann bedeutet Infertilität die Unfruchtbarkeit auf Grund der Befunde im Spermiogramm. Eine ungewollte Kinderlosigkeit findet man in Industrienationen bei etwa 15% aller Paare.

Frage: Wo ist die **Ursache** für **ungewollte Kinderlosigkeit** eher zu finden – beim Mann oder bei der Frau und welche Ursachen bei Frauen gibt es dafür? ?

☐ ☺ ☐ 😐 ☐ ☹

Antwort: In 30–40% liegt die Ursache der Kinderlosigkeit beim Mann, in knapp 40–50% bei der Frau. In 20% tragen beide Partner gleichermaßen dazu bei. Ursachen können in einer **ovariellen Dysfunktion,** z.B. Anovulation oder Gelbkörperinsuffizienz liegen, in einer **Fehlbildung** oder **Funktionsstörung** (z.B. Endometriose) des Uterus, einer **Passagebehinderung** der Tube, z.B. nach Adnexitis, OP oder in einer anatomischen oder funktionellen Anomalie der Zervix mit Behinderung der Kapazitation. Auch **psychische Faktoren** wie z.B. Stress können eine Rolle spielen. In vielen Fällen lässt sich keine eindeutige Ursache ausmachen **(idiopathische Sterilität).**

☐ ☐ ☐
☺ 😐 ☹

? **Frage:** Welche **nicht-invasiven Methoden** zur Diagnostik wendet man bei Sterilität an?

Antwort: Grundsätzlich soll die Diagnostik das Paar betreffen. Bei der Frau muss eine genaue allgemeine und gynäkologische **Anamnese** (insb. auch Zyklusanamnese) und **Untersuchung** durchgeführt werden. Gleichzeitig sollten auch eine körperliche Untersuchung, ein **Spermiogramm** sowie entsprechende anamnestische Informationen über den Mann (Orchitis, Medikamente) vorliegen.

Ein **Zyklusmonitoring** wird mithilfe verschiedener Untersuchungen durchgeführt: Anhand der **Basaltemperaturkurve** kann man Lutealphase und Ovulation beurteilen (anovulatorische Zyklen). Einen sicheren Ovulationsnachweis ergibt die **Sonographie.** An peripheren **Hormonen** können FSH und LH, Progesteron, Östradiol, Prolaktin, Testosteron, DHEAS und Androstendion bestimmt werden, um hormonelle Ursachen auszuschließen. Auch eine Blutungsanalyse und die Kohabitationshäufigkeit geben Aufschlüsse.

Wie oben schon beschrieben, können auch **Funktionstests** zur Erfassung des Hormonstatus durchgeführt werden, wie z.B. Gestagentest, Östrogen-Gestagen-Test, GnRH-Test oder Dexamethasontest.

☐ ☐ ☐
☺ 😐 ☹

? **Frage:** Welche **Tests** können zur Beurteilung möglicher **Aszensionsstörungen** der **Spermien** durchgeführt werden?

> ✚ Normaler Anstieg der Basaltemperatur auch beim LUF-Syndrom („luteinization of unruptured follicle"). Der Follikel luteinisiert zwar und produziert Progesteron, rupturiert aber nicht.

Antwort: Bei Verdacht auf eine Aszensionsstörung der Spermien kann im **Postkoitaltest** untersucht werden, ob genügend Spermien den Zervixmukus durchdringen können. Dazu wird 6–12 h nach Koitus Zervixmukus entnommen und mikroskopisch auf bewegliche Spermien untersucht. Im **Kurzrok-Miller-Test** kann zwischen pathologischem Mukus und schlechter Invasionskapazität der Spermien unterschieden werden, indem man zuerst Zervixschleim der Frau mit Sperma des Mannes vermischt und mikroskopisch beurteilt. In einem zweiten Ansatz kann dann Zervixmukus mit dem Sperma eines sicher fruchtbaren Mannes vermischt werden (und umgekehrt).

Frage: Wie können Sie untersuchen, ob eine Ursache der **Sterilität** im Bereich der **Tube** vorliegt? **?**

☐ ☐ ☐
☺ 😐 ☹

Antwort: Zur Beurteilung der Tuben kann zuerst eine radiologische Kontrastmitteldarstellung in Form einer **Hysterosalpingographie** oder mit Ultraschallkontrastmittel als vaginale **Hystero-Salpingo-Kontrastmittelsonographie** erfolgen. Dabei wird das Kontrastmittel jeweils über den Gebärmutterhals eingebracht. Daraufhin kann man den Uterus mittels **Hysteroskopie** direkt optisch beurteilen. Über eine diagnostische **Laparoskopie** mit **Chromopertubation** kann das innere Genitale untersucht und die Tubendurchgängigkeit geprüft werden. Bei der Chromopertubation wird durch die Zervix ein blauer Farbstoff in den Uterus eingebracht. Wenn dieser blaue Farbstoff aus den Tuben austritt, ist die Durchgängigkeit der Tube bewiesen. Bei der Pertubation mit CO_2 wird Gas in den Zervikalkanal insuffliert und die Tubendurchgängigkeit über eine Messung der Druckverhältnisse untersucht. Diese Methode ist diagnostisch jedoch ziemlich ungenau.

Frage: Welche Formen der **künstlichen Befruchtung** kennen Sie, und wann finden sie ihre Anwendung? **?**

☐ ☐ ☐
☺ 😐 ☹

Antwort: Bei schlechter Spermienqualität, Ejakulationsstörungen oder bei zervikaler/immunologischer Sterilität kommt die **homologe Insemination** zum Einsatz. Dabei wird aufbereitetes Sperma des Mannes in die Zervix oder den Uterus eingebracht. Bei der **heterologen Insemination** wird Sperma eines Spenders verwendet. Dieses Vorgehen hat jedoch einige schwierige ethische, psychologische und auch juristische Aspekte.

> ✚ Bei **heterologer Insemination** kann der Arzt ohne schriftliche Absicherung alimentepflichtig werden. Der Spendername muss auf Verlangen offengelegt werden; das Kind hat einen Erbanspruch an den Spender, der nicht von der Mutter abgetreten werden kann.

Bei einer Tubenstörung wird die **In-vitro-Fertilisation** (IVF) eingesetzt. Zuerst wird das Ovar meistens mit HMG oder FSH stimuliert und anschließend mit β-HCG die Ovulation ausgelöst, um mehrere Eizellen zur Verfügung zu haben. Diese werden durch eine ultraschallgesteuerte Follikelpunktion gewonnen und in Nährlösung mit Spermatozoen zusammengebracht. Maximal drei befruchtete Eizellen werden dann nach ca. 48 h (4- bis 8-Zell-Stadium) ins Cavum uteri übertragen. Für die **intrazytoplasmatische Spermieninjektion** (ICSI) genügen statt vieler zehntausender Spermien wenige bis ein einziges Spermatozoon zur Befruchtung. Dieses wird aufbereitet und mit einer Mikropipette direkt in das Ooplasma injiziert. Die Spermien können auch durch eine Hodenbiopsie gewonnen werden.

☐ ☐ ☐
☺ 😐 ☹

? **Frage:** Haben diese Behandlungsmethoden denn auch **Nebenwirkungen?**

Antwort: Neben den psychischen Problemen bei Paaren, die sich zu einer künstlichen Befruchtung entschließen, hat die Insemination selbst kaum Nebenwirkungen. Schwerwiegendere Komplikationen treten jedoch bei der hormonellen Stimulation der Ovarien auf. Es kann zu einer **Hyperstimulation des Ovars** mit Zystenbildung und Aszites kommen, die auch schon zum Tode geführt hat. Außerdem kommt es gehäuft zu Mehrlingsschwangerschaften, Aborten und Frühgeburten. Auch die Infektionsgefahr bei der Punktion der Ovarien sollte nicht vernachlässigt werden.

Teil B:
Gynäkologie

6 Erkrankungen von Vagina und Vulva

6.1 Entzündliche Erkrankungen

Fallbeispiel: Eine 40-jährige Patientin kommt zu Ihnen und klagt über brennende Schmerzen und Juckreiz im Genitalbereich. Besonders schlimm sei es bei Berührung. In der klinischen Untersuchung beobachten Sie eine Rötung der Vulva, eine Verdickung der Haut sowie Erosionen. Wofür spricht dieser Befund?

Antwort: Am ehesten handelt es sich um eine Entzündung der Vulva, also eine **Vulvitis.** So bezeichnet man alle Veränderungen im Bereich des äußeren Genitale (Labia majora et minora, Klitoris, Vestibulum vaginae und Bartholin-Drüsen). Die Ursachen können sehr vielfältig sein. Eine Vulvitis kann beispielsweise äußerlich durch enge Wäsche, Waschmittel, Seifen und Kosmetika oder durch Geschlechtsverkehr bedingt sein. Auch eine Harninkontinenz kann eine Vulvitis bedingen. Die Symptomatik kann aber auch von der Vagina ausgehen, z.B. bei einer **Kolpitis.** Diese wird u.a. ausgelöst durch Bakterien, Trichomonaden oder Candida und geht häufig mit spezifischem Ausfluss einher. Wenn Vulva und Vagina betroffen sind, spricht man von einer **Vulvovaginitis.**

Frage: Die Patientin erzählt Ihnen im Nebensatz von ihrem **Diabetes mellitus.** Verändert das Ihre Arbeitshypothese?

Antwort: Ja, denn auch **systemische Ursachen** können eine Vulvitis bedingen. Dazu gehören der Diabetes mellitus durch erhöhte Infektanfälligkeit, Östrogenmangel oder Kratzartefakte mit sekundärer Infektion bei internistischen Erkrankungen mit Juckreiz wie bei Hyperbilirubinämie. Aber auch generalisierte dermatologische Krankheiten müssen in Betracht gezogen werden, z.B. Lichen ruber planus und die Psoriasis vulgaris.

Frage: Wie hängt ein Östrogenmangel mit vaginalem Juckreiz zusammen?

Antwort: Durch den perimenopausalen Abfall des Östrogenspiegels kommt es zu einer **Atrophie** des Genitale mit gehäuften **Entzündungen** der Schleimhaut, **Juckreiz** und vaginaler **Trockenheit.** Neben der Atrophie fällt häufig eine Verminderung bis Aufhebung der vaginalen Faltenstruktur auf.

☐ ☐ ☐
☺ 😐 ☹

Frage: Wie behandelt man eine **Vulvitis?**

Antwort: Das kommt auf die Ursache an. Eine atrophische Vulvitis kann durch orale oder lokale **Hormonsubstitution,** z.B. mit Östrogensalbe oder Vaginaltabletten, behandelt werden. Beim Vorliegen von mechanischen, chemischen oder thermischen Irritationen sollten diese gemieden und eventuell symptomatisch mit **Sitzbädern** oder auch einer **Kortikosteroidsalbe** therapiert werden. Infektiös bedingte Entzündungen werden erregerspezifisch **antibiotisch** behandelt. Rhagaden lassen sich mit Bepanthensalbe therapieren. Systemische Ursachen können natürlich nur durch Therapie der Grunderkrankung behandelt werden.

☐ ☐ ☐
☺ 😐 ☹

Frage: Können Sie noch etwas genauer auf die **Kolpitiden** eingehen?

Antwort: Unter **Kolpitis** oder **Vaginitis** versteht man eine Entzündung der Scheide. Ursächlich ist meist eine Veränderung der physiologischen **Vaginalflora.** Daraus resultiert eine Vermehrung von pathogenen Erregern. Dazu gehören Candida albicans, Trichomonas vaginalis, Gardnerellen (Haemophilus vaginalis), E. coli, Enterobakter, Staphylokokken, Streptokokken oder Herpes-simplex-Viren. Klinisch kommt es meist zu Juckreiz, Ausfluss und brennenden Schmerzen.

☐ ☐ ☐
☺ 😐 ☹

Frage: Erzählen Sie etwas zur **Differentialdiagnose** sowie zur **Klinik** und der **Therapie** der Kolpitiden.

Antwort: Zur **Differentialdiagnose** der verschiedenen Ursachen einer Kolpitis zieht man verschiedene **klinische Hinweise** heran: Menge, Farbe, Geruch und Aussehen des Fluors, Effloreszenzen, Beläge, Kratzspuren, Schmerzen bei der gynäkologischen Untersuchung und Pruritus. Verstärkter Fluor findet sich sehr häufig (bei ca. 30% aller Frauen) und muss ohne Klinik und Leidensdruck nicht immer behandelt werden. Er kann zervikalen oder vaginalen Ursprungs sein. Beweisend für die Diagnose einer Kolpitis sind ein Nativpräparat oder ein Erregernachweis in einer Kultur.

Therapeutisch kann eine antibiotische oder eine antimykotische Behandlung (lokal oder systemisch) erfolgen. Manchmal reichen lokale desinfizierende Maßnahmen (z.B. mit Vaginaltabletten wie Vagihex®) und ein darauf folgender Wiederaufbau der Scheidenflora mit Döderlein-Bakterien (z.B. Vagiflor® Vaginaltabletten). Eine antibiotische/antimykotische Therapie kann die physiologische Flora ebenfalls schädigen. Deswegen ist eine lokale Zugabe von Döderlein-Bakterien auch bei diesen Therapieansätzen sinnvoll.

✚ **Döderlein-Bakterien:** Familie Lactobacillaceae, grampositive, fakultativ anaerobe Stäbchen, die das unter Östrogeneinfluss vom Plattenepithel der Scheidenhaut gebildete Glykogen zu Laktat vergären → der vaginale pH sinkt auf 3,8–4,2. Wird die physiologische Flora gestört (z.B. durch Antibiotika, Hormonmangel, Scheidenspülungen), steigt der pH auf Werte > 5 → bessere Vermehrungsbedingungen für pathogene Keime.

Erreger	Symptome	Erregernachweis	Therapie
Haemophilus vag. (= Gardnerella): häufigste Kolpitis	Fluor farblos, wässrig, fischartiger Geruch vor allem im Amintest (Kalilauge auf Nativpräparat) und bei Spermakontakt	Nativpräparat (Schlüsselzellen), Gramfärbung	Metronidazol
E. coli, Enterobacter	Fluor fötide riechend, gelblich, grünlich	Nativpräparat, Kultur	lokal Antiseptikum, evtl. orale Antibiotika (z. B. Tetrazykline)
Staphylo-, Streptokokken	Fluor fötide riechend, eitrig, gelblich, grünlich	Nativpräparat, Kultur	lokal Antiseptikum oder orale Antibiotika (z. B. Amoxicillin)
Trichomonas vaginalis (Protozoon)	Fluor schaumig, grüngelblich, übel riechend	Nativpräparat (Eigenbewegung)	Metronidazol oral
Candida albicans	Fluor geruchlos, weißgelblich, krümelig, Pruritus	Nativpräparat (Pilzfäden, Sprosszellen), Kultur	lokal Antimykotikum (z. B. Clotrimazol), evtl. systemisch (Nystatin, Fluconazol, Ketoconazol)
Herpes genitalis (meist HSV Typ 2)	Fluor, Schmerzen, Vesikel mit klarem Inhalt, Ulcera	Viruszüchtung, Fluoreszenztest	Aciclovir
Malignome	Fluor braun, blutig	–	Probeexzision stadien-/histologieabhängig

Tab. 6.1: Differentialdiagnosen Fluor vaginalis

Fallbeispiel: Eine junge Frau kommt zu Ihnen mit einer schmerzhaften, geröteten, taubeneigroßen Zyste an der großen Labie. Worum handelt es sich am ehesten und wie sieht die Therapie aus?

Antwort: Es handelt sich am ehesten um eine Bartholinitis, also eine Entzündung der **Bartholini-Drüse.** Am häufigsten tritt eine sekundäre Infektion nach Verklebung des Ausführungsganges auf, was zu einem Empyem führt. Seltener findet man eine primäre Infektion mit Gonokokken. Die Erreger der sekundären Infektion sind zumeist Anaerobier und Bakterien der Coli-Gruppe oder auch Staphylokokken. Die Therapie besteht in einer **Marsupialisation.** Dabei wird die Zyste längs inzidiert und entleert. Der Zystenbalg wird dann mit der äußeren Haut vernäht. Es verbleibt eine Öffnung von ca. 1 cm zum weiteren Abfluss des Zysteninhaltes.

+ Marsupialisation
kommt von Marsupialia = Beuteltiere.

6.2 Tumorartige Veränderungen und Tumore

☐ ☐ ☐
☺ 😐 ☹

? **Frage:** Welche klinischen Befunde lassen Sie an ein **Karzinom der Vulva** denken?

Antwort: Meist wird **Juckreiz,** später lokaler Schmerz beklagt. Der Juckreiz besteht oft schon über lange Zeit. Klinisch zeigen sich erhabene rötliche Effloreszenzen oder **Ulzera.** In späteren Stadien können sich ein sichtbarer Tumor, derbe Stellen mit zentraler Ulzeration, blutige, übel riechende Sekretion und vergrößerte, meist indolente **inguinale Lymphknoten** zeigen. Durch **Abklatschmetastasen** kann es zu beidseitigem Befall kommen.

Das Vulvakarzinom ist ein Tumor der älteren Frau. Es tritt durchschnittlich um das 65. LJ auf. Histologisch handelt es sich vor allem um verhornende Plattenepithelkarzinome. Seltener finden sich maligne verruköse und adenozystische Karzinome (lokal invasiv, nicht metastasierend) oder Melanome.

☐ ☐ ☐
☺ 😐 ☹

? **Frage:** Sie sagten, dass der Juckreiz bereits über lange Zeit bestehen kann. Gibt es **Vorstufen** des **Vulvakarzinoms?**

Antwort: Zur Einteilung der Präkanzerose des Vulvakarzinoms wurde der Begriff der **vulvären intraepithelialen Neoplasie** (VIN) eingeführt. Dieser Begriff subsumiert die früher sehr verwirrend eingeteilten Begriffe wie den **Morbus Bowen** (Zellatypien im verhornenden Epithel), die **Erythroplasia Queyrat** (Zellatypien im unverhornenden Epithel), den **Morbus Paget** und die **bowenoide Papulose.** Der schon erwähnte Juckreiz ist das häufigste Symptom. Im Weiteren treten papulomakulöse, nässende Hautveränderungen mit Pigmentanomalien und Verhornungsstörungen auf. Jedoch hat etwa die Hälfte der Frauen gar keine Symptome. Die Einteilung erfolgt nach VIN: Eine VIN I beschreibt geringe Atypien im Plattenepithel, Grad III bezeichnet ein Carcinoma in situ mit schweren Dysplasien im gesamten Epithel. VIN II steht für eine Zwischenstufe. Die Basalis ist in allen Stadien nicht durchbrochen.

Zur Diagnosestellung muss eine Probeexzision erfolgen. Für eine dauerhafte Therapie müssen die auffälligen Areale mit einem ca. 5 mm breiten Rand im Gesunden entfernt werden. Bessere kosmetische Ergebnisse bietet die CO_2-Laserung der auffälligen Areale. Selbst bei der sorgfältigsten Entfernung kann es zu Rezidiven kommen, sodass regelmäßige klinische Kontrollen sehr wichtig sind!

Frage: Was können Sie uns zum **Lichen sclerosus et atrophicans** berichten? Ist es eine Präkanzerose?

Antwort: Der Lichen sclerosus et atrophicans, auch **Kraurosis vulvae** genannt, zeichnet sich durch perlmuttartig glänzende Vulvahaut mit Depigmentierung, Superinfektionen und häufig Kratzspuren aus. Aufgrund von **Hautschrumpfung** kommt es nicht selten zu Stenosen des Introitus. Der Lichen zählt an sich nicht als Präkanzerose. Trotzdem kann sich wegen assoziierter **Atrophien** in 10–15% dennoch ein Vulvakarzinom entwickeln.

Frage: Können Sie mir etwas über das Vulvakarzinom und die **Stadieneinteilung** sagen?

Antwort: In der TNM-Klassifikation beschreibt **T1** einen Tumor < 2 cm, der auf Vulva oder Damm begrenzt bleibt. Man unterscheidet Ia mit einer Stromainvasion < 1 mm von Ib mit einer Stromainvasion von > 1 mm. Im Stadium **T2** bleibt der Tumor auf die Vulva oder den Damm begrenzt, ist aber > 2 cm. Als **T3-Stadium** gilt ein Tumor jeder Größe mit einer Infiltration der distalen Urethra, Anus und Vagina. **T4** bedeutet eine Infiltration der oberen Urethramukosa bzw. der Blasen- oder Rektummukosa oder der Beckenknochen. **N1** bezeichnet einseitige bewegliche, **N2** beidseitige bewegliche Lymphknoten. Jeder fixierte oder ulzerierte Lymphknoten bedeutet Stadium **N3.**

Frage: Wie **metastasiert** das Vulvakarzinom hauptsächlich?

Antwort: Das Vulvakarzinom metastasiert frühzeitig lymphogen in die inguinalen LK, später pelvin und iliakal. Prognosefaktoren für eine lymphogene Metastasierung sind Tumorgröße (> 1–2 cm) und Invasionstiefe (> 1,5 mm). Hämatogene Fernmetastasen in Lunge und Leber sind extrem selten.

Frage: Wie **therapiert** man das Vulvakarzinom?

Antwort: Im Vordergrund steht die operative Therapie, die bei weiter fortgeschrittenen Karzinomen mit einer Strahlentherapie kombiniert wird. Eine Chemotherapie kommt nur bei Fernmetastasen, also sehr selten in Frage. Bei den meist vorliegenden Plattenepithelkarzinomen ist das Ansprechen auf eine Chemotherapie eher gering.

✚ Bei einer **interstitiellen Brachytherapie** wird der Tumor mit Hohlnadeln gespickt, die in einem „Afterloading-Verfahren" mit radioaktivem Material gefüllt werden und so mit relativ niedriger Dosis über einen langen Zeitraum (bis zu 3 Tagen) auf den Tumor einwirken.

Bei Stadium 1a kann eine lokale Entfernung des Tumors durchgeführt werden, ab Stadium 1b ist die Standardtherapie eine **radikale Vulvektomie** mit Ausräumung der inguinalen und femoralen LK. Wenn diese befallen sind, muss eine zusätzliche pelvine Lymphonodektomie in Betracht gezogen werden. Die Defekte, die durch die radikale Operationsweise entstehen, werden durch Schwenklappen-Plastiken gedeckt. Bei inoperablen Fällen kann eine primäre Radiatio oder auch Radiochemotherapie indiziert sein. Meist wird bei fortgeschrittenen Karzinomen postoperativ eine perkutane Bestrahlung durchgeführt.

☐ ☐ ☐
☺ 😐 ☹

? **Frage:** Wovon hängt die **Prognose** des **Vulvakarzinoms** vor allem ab?

Antwort: Der wichtigste Prognosefaktor ist der **Befall** der **Lymphknoten.** Im Stadium N0 besteht eine 5-Jahres-Überlebensrate von 90%. Bei Befall der inguinalen LK sinkt sie auf 45%, bei positiven pelvinen LK auf 25%. Sollten bereits Fernmetastasen vorliegen, sinkt die Heilungswahrscheinlichkeit auf 0–10% ab. In mehr als 50% tritt in den ersten 2 Jahren ein Lokalrezidiv auf.

7 Erkrankungen des Uterus

7.1 Entzündliche Erkrankungen des Uterus und der Adnexe

Frage: Was können Sie mir zu **entzündlichen Erkrankungen** des **Uterus** und der **Adnexe** sagen?

Antwort: Im Bereich Uterus und Adnexe unterscheidet man folgende entzündliche Erkrankungen: Zervizitis, Endo-/Myometritis und Adnexitis. Diese Erkrankungen sind meist durch eine Keimaszension aus der Scheide bedingt.

Frage: Gehen Sie bitte auf die **Zervizitis** näher ein. Wie entsteht sie, und welche Erregerarten kennen Sie?

Antwort: Entzündungen der Zervix entstehen meist durch Keimaszension aus der Scheide. Die Zervix bildet eine physiologische Barriere gegen aufsteigende Infektionen. Wichtig sind dabei vor allem der Zervixschleim, die anatomische Verengung, das zilienbesetzte Epithel und die lokale Immunität mittels IgA. Wenn diese Barrierefunktion geschwächt ist, z.B. während und nach der Menstruation oder durch Einlage einer Spirale, können Keime aus der Vagina die Zervix besiedeln und dort eine **Zervizitis** hervorrufen. An Erregern findet man hier am häufigsten **Chlamydien, Gonokokken** und **Mykoplasmen.** Auch **Virusinfektionen** mit Papilloma- und Herpes-simplex-Viren kommen vor.

Frage: Welche **Symptome** kann eine Zervizitis verursachen? Wie sehen **Diagnostik** und **Therapie** aus?

Antwort: Es können **unspezifische Symptome** wie **Ausfluss, Dyspareunie** oder **Kontaktblutungen** auftreten. Viele Frauen haben aber keinerlei Beschwerden. Unbehandelt kann sich die Infektion über die Zervix hinaus weiter ausbreiten auf das Korpus und die Adnexe. In der Spiegeleinstellung sieht man oft eine gerötete und geschwollene Zervix, aus der sich eitriges Sekret entleeren kann. Die Sicherung der Diagnose erfolgt durch eine Bakterienkultur. Der Nachweis einer Chlamydieninfektion erfolgt dabei mit Spezialmedien. Die Therapie der Wahl bei Chlamydieninfektion und Mykoplasmen ist eine 10-tägige Antibiose mit Doxycyclin oder Tetracyclin, wahlweise auch Erythromycin und Amoxicillin, z.B. bei schwangeren Frauen.

> **!** **Merke:** Die Erreger können bei der Geburt auch auf das Kind übertragen werden und dort Erkrankungen verursachen, z.B. **Einschlusskörperchenkonjunktivitis, Pneumonie** durch Chlamydien, **Gonoblenorrhö** durch Gonokokken.

? **Frage:** Was wissen Sie über **entzündliche Erkrankungen** der **Gebärmutter?**

Antwort: Im Uterus gibt es zwei Schichten, die von einer Entzündung betroffen sein können: **Endo-** und **Myometrium.** Die Infektion der Schleimhaut tritt am häufigsten in Form einer **Endometritis puerperalis** im Wochenbett auf, sie kann aber – seltener – auch außerhalb des Wochenbetts vorkommen.

Keime steigen z.B. aus der Vagina auf oder werden bei ärztlichen Eingriffen – wie beispielsweise Einlage einer Spirale – eingebracht. Nach einer Geburt oder während der Menstruation ist außerdem die Barrierefunktion des inneren Muttermundes abgeschwächt, wodurch die Keimaszension erleichtert ist. Als häufigste Erreger findet man **Streptokokken, Staphylokokken** und **E. coli.**

Greift die Infektion auf die Uterusmuskulatur über, spricht man von einer **Endomyometritis.** Die **Symptome** sind in erster Linie **Blutungsstörungen** wie **Menorrhagie** oder **Schmierblutungen.** Die Patientinnen klagen bei ausgedehnten Infektionen auch über **Unterbauchschmerzen** und **Fieber.** Bei der bimanuellen Untersuchung ist der Uterus druckschmerzhaft **(Kantenschmerz).**

Mögliche Komplikationen wären wiederum eine **Salpingitis** (Synonym: **Adnexitis**) oder **Peritonitis** infolge einer Keimaszension.

> **!** **Merke:** Bei Blutungsstörungen muss immer ein Karzinom ausgeschlossen werden → Zervixzytologie und evtl. Abrasio **nach** Abklingen der Entzündung.

? **Frage:** Wie behandeln Sie die **Endo-** bzw. **Myometritis?**

Antwort: Wichtig ist **körperliche Schonung** und eine Therapie mit **Breitbandantibiotika,** um ein großes Erregerspektrum abzudecken. Man muss darauf achten, dass eitriges Sekret ungehindert abfließen kann, ansonsten kann es durch Eiteransammlung im Uterus zu einer

Pyometra kommen. Im Fall einer isolierten Endometritis ohne Beteiligung des Myometriums kann durch Gabe von Östrogenen und danach Gestagenen die Proliferation und Abstoßung der Zona functionalis unterstützt werden, was einer **hormonellen Abrasio** entspricht.

Frage: Weiter zur **Adnexitis.** Dazu habe ich mehrere Fragen. Die erste Frage lautet: Welche Beschwerden lassen eine Adnexitis vermuten? **?**

□ ☺ □ 😐 □ ☹

Antwort: Eine Entzündung der Eileiter, Adnexitis oder „Pelvic inflammatory disease" genannt, ist eine relativ häufige Erkrankung, gerade bei jungen Patientinnen (Altersgipfel 15–19 Jahre). Sie kann ein- oder beidseitig auftreten. Meist handelt es sich um eine aszendierende Infektion. Folgende **Symptome** weisen auf die Erkrankung hin:

- heftige Unterbauchschmerzen, die plötzlich ein- oder beidseitig auftreten (häufig postmenstruell)
- Dyspareunie
- evtl. Ausfluss, Schmierblutungen, Fieber
- Übelkeit, Stuhlgangunregelmäßigkeiten, Dysurie

Eine Adnexitis ist schwierig zu diagnostizieren, da sie vielfältige Symptome aufweisen kann.

Frage: Welche **differentialdiagnostischen Überlegungen** stellen Sie an, und womit sichern Sie Ihre Diagnose? **?**

□ ☺ □ 😐 □ ☹

Antwort: Differentialdiagnostisch sollte man in erster Linie denken an:

- Appendizitis (bei rechtsseitigem Unterbauchschmerz)
- Extrauteringravidität (**Cave:** Ruptur!)
- Ovarialtumoren, stielgedrehte/rupturierte Zysten
- Zystitis
- seltener: Endometriose, Verwachsungen nach Eingriffen oder Entzündungen, chronisch-entzündliche Darmerkrankungen wie z.B. Morbus Crohn, Divertikulitis

Folgende **Untersuchungen** würde ich durchführen:

- **Palpation: Portioschiebe-** und **Wackelschmerz,** druckschmerzhafte Gebärmutter und Adnexe, gespanntes Abdomen, evtl. verdickte Adnexe tastbar (**Cave:** Ruptur!)
- **Inspektion** (Fluor? Rötung der Portio?), **Bakterien-Abstrichentnahme** (Nativpräparat)
- **Labor:** Entzündungszeichen (BSG und CRP erhöht, Leukozytose), Schwangerschaftstest (EUG?)
- **Sonographie:** freie Flüssigkeit im Douglasraum, Flüssigkeitsansammlung in der Tube, zystischer Tumor → Abzess?

- im Zweifelsfall kann zur Sicherung der Diagnose eine **diagnostische Laparoskopie** erforderlich sein; dies ist die einzige Untersuchung, mit der die Adnexitis sicher diagnostiziert werden kann!

☐ ☐ ☐
☺ 😐 ☹

? **Frage:** Welche **Erreger** können eine Adnexitis verursachen, und wie **therapieren** Sie?

tipp Meist ist es hilfreich, sich den Patienten bildlich vorzustellen: Bei einer stöhnenden, schmerzgeplagten Frau wird man dann daran denken, ihr etwas Schmerzlinderndes zu geben. Klinisches Denken trotz aller Faktenlernerei macht bei vielen Prüfern einen kompetenten Eindruck!

Antwort: Die häufigsten Erreger sind **Chlamydien, Mykoplasmen** und **Gonokokken,** aber auch Infektionen mit Gardnerella vaginalis, Haemophilus influenzae, **E. coli, Enterokokken** und **Anaerobiern** kommen vor.

Die **Therapie** sollte auf jeden Fall **stationär** erfolgen. Wichtig ist, dass die Patientin **Bettruhe** einhält. Eine liegende Spirale muss entfernt werden. Da die Patientin gerade in der akuten Phase der Entzündung heftige Schmerzen hat, sollte man ihr ein Antiphlogistikum wie z. B. Diclofenac® verabreichen und ihr Kühlung des Unterleibes anbieten, beispielsweise mit einer Eispackung. Eine **systemische antibiotische Behandlung** wird sofort eingeleitet. Dabei muss das Wirkspektrum die wichtigsten Erreger (Chlamydien, Gonokokken, Anaerobier, Streptokokken, gramnegative Stäbe) abdecken: Gerade bei jungen Patientinnen wird wegen der Gefahr der Tubenverklebung großzügig eine Mehrfachantibiose verabreicht, z. B. ein Cephalosporin und Doxycyclin (gegen Chlamydien, kann nach Ausschluss einer Chlamydieninfektion wieder abgesetzt werden) und eventuell Metronidazol i.v. über 10 Tage. Bei Rückgang des Fiebers kann nach 3–5 Tagen von der i.v.-Antibiose auf orale Gabe umgestellt werden. Falls keine Besserung eintritt, sollte die Diagnose überdacht und ein Tuboovarialabszess ausgeschlossen werden. Oft ist eine diagnostische Laparoskopie nicht zu vermeiden.

☐ ☐ ☐
☺ 😐 ☹

? **Frage:** Nennen Sie mir einige **Komplikationen,** die infolge einer Eileiterentzündung auftreten können!

Antwort: Durch Verklebung der Fimbrientrichter kann es zum Flüssigkeits- oder Eiteraufstau in der Tube kommen. Man spricht dann von einer **Hydro-** bzw. **Pyosalpinx.** Bei längerer Druckeinwirkung auf die Tubenschleimhaut wird diese atrophisch. Die Entzündung kann sich auf angrenzenden Strukturen (Darmserosa, Ovar, Douglas) ausweiten und dort zur Abszessbildung führen **(Tuboovarialabzess, Douglas-Abzess).** Ein Abszess bedingt häufig das Fortbestehen der Symptome trotz einer antibiotischen Therapie, wodurch eine operative Sanierung erforderlich wird. Man sollte stets bedenken, dass sich hier ein lebensbedrohliches Krankheitsbild wie eine **diffuse Peritonitis** entwickeln kann, die intensivmedizinisch behandelt werden muss.

Nach Abheilen der Entzündung können sich Verwachsungen bilden, die oft Schmerzen bei der Menstruation und beim Verkehr hervorrufen. Eine chronische Adnexitis, die aus der akuten Form entstehen kann, führt ebenfalls zu Adhäsionen und Verklebungen in den Tuben. Zu den gravierendsten **Spätkomplikationen** zählen **Sterilität** und ein **erhöhtes Risiko** für **Eileiterschwangerschaften.** Ein Spermium kann die entzündungsbedingten Engstellen der Tube zwar passieren, eine Eizelle bleibt aber wegen ihrer Größe hängen. So ist das Risiko für Extrauteringraviditäten stark erhöht.

Frage: Kennen Sie das **Fitz-Hugh-Curtis-Syndrom?** **?**

Antwort: Es handelt sich dabei um eine **Begleithepatitis** (Perihepatitis) bei **Gonokokken-** und **Chlamydieninfektionen.** Die Patientinnen haben rechtsseitige Oberbauchschmerzen und gering erhöhte Leberwerte.

Frage: Da **Chlamydien** eine wichtige Erregergruppe bei den Genitalinfektionen darstellen, würde ich noch gern ein paar Worte zu diesen Keimen hören. **?**

Antwort: Chlamydien sind **gramnegative** Bakterien. Sie vermehren sich **obligat intrazellulär,** und zwar vorwiegend in Drüsenzellen, weshalb die Schleimhäute der Geschlechtsorgane ein ideales Milieu bieten. Die Übertragung findet durch Geschlechtsverkehr statt, weshalb auch eine Behandlung des Partners erforderlich ist. Die Therapie besteht in der Gabe von zellgängigen Antibiotika wie **Doxycyclin** oder **Tetracyclin,** in der Schwangerschaft kann auch **Erythromycin** verabreicht werden. Die Dauer der Antibiose ist abhängig vom erkrankten Organ, beträgt aber mindestens 10 Tage. Nach Abschluss der Therapie sollte man einen Kontrollabstrich durchführen. Chlamydien können aus zellhaltigem Material in Spezialmedien kultiviert werden. In Urin und Sekreten ist der Nachweis von DNA durch PCR möglich.

In den meisten Fällen treten bei einer Chlamydieninfektion keine akuten Symptome auf, daher wird die Entstehung chronischer Adnexitiden mit entsprechenden Spätfolgen (Sterilität) begünstigt.

7.2 Tumorartige Veränderungen und Tumore der Cervix uteri

Frage: Welche **gutartigen Veränderungen** der Zervix kennen Sie? **?**

Antwort: Als Normalbefund bei der geschlechtsreifen Frau gilt die **Ektopie,** also das Auftreten von Zervixdrüsenepithel auf der Portiooberfläche. Bei der Spekulumuntersuchung sieht man auf der Zervix rötliche, unregelmäßig begrenzte Bezirke. Von der Ektopie muss man die **Erosio vera** differenzieren; bei Letzterer liegt immer ein Epitheldefekt vor, der meist entzündlicher Genese ist. Oft tritt sie in der Postmenopause auf. Dabei bewirkt der Östrogenmangel, dass die Portiooberfläche empfindlich ist und durch Entzündungen oder mechanische Reizungen Blutungen ausgelöst werden.

Werden Ektopien von außen her wieder mit Plattenepithel überzogen, können sich auf der Portiooberfläche – durch Verlegung des Ausführungsganges der Zervixdrüsen – Schleimretentionszysten bilden, die so genannten **Ovula Nabothi.** Bei häufigen Blutungen und Beschwerden sollten sie inzidiert oder koaguliert werden.

Als Folge einer Infektion mit Papillomaviren bilden sich auf der Portio Feigwarzen oder Kondylome **(Condylomata acuminata),** die chirurgisch abgetragen oder gelasert werden können (☞ Kap. 10).

! **Merke:** Vorsicht, nicht verwechseln: Condylomata lata bei Syphilis (Treponema pallidum)!

✚ **Merke:** Endozervixpolypen sind häufiger als Korpuspolypen!

Die häufigsten gutartigen Tumoren der Zervix sind **Polypen.** Sie entstehen durch Hyperplasie der Schleimhaut in der Endozervix und bestehen aus Drüsenepithel. Polypen findet man meist im Rahmen einer Vorsorgeuntersuchung, denn nur manchmal verursachen sie Beschwerden wie **Blutungsstörungen** oder **vermehrten Ausfluss.** Ein Polyp kann eine Größe von mehreren Zentimetern erreichen. Man kann ihn mittels einer Zange abdrehen oder mit der elektrischen Schlinge abtragen; die Entfernung ist auch bei asymptomatischen Polypen sinnvoll, denn das Gewebe sollte zum Ausschluss eines malignen Geschehens histologisch untersucht werden. Endozervikale Polypen werden mittels einer fraktionierten Kürettage unter Narkose entfernt.

! **Merke:** Zervixpolypen dürfen in der Schwangerschaft nicht abgetragen werden, da die Gefahr einer Fehlgeburt oder einer aszendierenden Infektion besteht.

Besonders bei Schwangeren und unter oraler Kontrazeption findet man weißlich-gelbe, knötchenförmige Verdickungen der Zervixschleimhaut, die als **mikroglanduläre Hyperplasie** bezeichnet werden. Die Abgrenzung vom invasiven Adenokarzinom ist auch histologisch schwierig.

☐ ☐ ☐
☺ 😐 ☹

Fallbeispiel: Eine Frau kommt zu Ihnen in die Praxis. Sie ist 40 Jahre alt und berichtet über leichte Blutungen unmittelbar nach dem Geschlechtsverkehr. Woran denken Sie differentialdiagnostisch?

Antwort: Die in der Frage erwähnte Veränderung ist ein häufiges und ungefährliches Symptom einer Kontaktblutung. Zu den Ursachen zählen **Ektopien,** die man bei ca. 70% der geschlechtsreifen Frauen findet, und **Ovula Nabothi.** Ebenso sollte man an **Polypen** und eine **Erosio vera** denken, obwohl die Patientin hierfür eher zu jung wäre. Eine vaginale Blutung kann aber auch auf ein malignes Geschehen hindeuten, das natürlich zuerst ausgeschlossen werden muss. Kontaktblutungen können bei **Karzinomen** der Zervix, des Endometriums oder der Vagina auftreten. **Zyklusunregelmäßigkeiten** würden keinen zeitlichen Bezug zum Verkehr aufweisen.

> tipp Grundsätzlich sollte man bei Differentialdiagnosen zuerst die häufigen und die bedrohlichen Erkrankungen in Betracht ziehen. Sind diese ausgeschlossen, kann man auf die Suche nach Raritäten gehen.

Frage: Nach welchen **Risikofaktoren** und **Symptomen** befragen Sie Ihre Patientin bei der Anamneseerhebung, wenn Sie an ein Zervixkarzinom denken? ?

☐ ☐ ☐
☺ 😐 ☹

Antwort: Folgende **ätiologische Faktoren** spielen eine Rolle:
- frühe Kohabitarche und häufig wechselnde Geschlechtspartner (Promiskuität), vor allem bei mangelnder Genitalhygiene bei Frau und/oder Mann
- Infektion mit HPV 16, 18 und 45, die bei ca. 90% aller Karzinome und Dysplasien vorhanden ist; der Nachweis von HPV-DNA erhöht das relative Risiko um das bis zu 24-fache.
- Herpes-simplex-Infektionen (Typ 2) des Genialtrakts
- Infektion mit HIV; das Zervixkarzinom zählt zu den AIDS-definierenden Erkrankungen
- Rauchen
- ethnische Faktoren: Das Zervixkarzinom tritt häufiger bei Farbigen sowie in Entwicklungsländern auf, nur sehr selten hingegen bei jüdischen Frauen (Zirkumzision der Männer als Ursache für bessere Hygiene?).

Die häufigsten **Symptome** bei Zervixkarzinomen sind:
- blutiger Fluor
- Kontaktblutungen
- irreguläre Blutungen
- weitere Symptome je nach Befall angrenzender Organe: Fistelbildung, Ureterkompression mit Harnaufstau, Ummauerung der iliakalen Gefäße, Kompression des N. ischiadicus mit entsprechender Schmerzsymptomatik, lymphatisches Beinödem

Frage: Wie würden Sie vorgehen, um ein **Malignom** der **Zervix** auszuschließen? ?

☐ ☐ ☐
☺ 😐 ☹

Antwort: Die sorgfältige **Inspektion** des äußeren und inneren Genitales stellt eine wichtige diagnostische Maßnahme dar. In fortgeschrittenen Stadien kann bei der **Spiegeleinstellung** bereits makroskopisch ein

> ✚ **Schiller'sche Jodprobe:** Portio mit Jodlösung betupfen; normale glykogenhaltige Plattenepithelzellen färben sich braun, Zervixdrüsenzellen bleiben jodnegativ (hell). Scharfrandige Aussparungen innerhalb des jodpositiven Bereichs deuten auf Epithelanomalien hin.

Tumor erkennbar sein. In diesem Fall sollte aus dem verdächtigen Areal eine **Knipsbiopsie** entnommen werden.

Ein sachgerecht durchgeführter **zytologischer Abstrich nach Papanicolaou** im Rahmen der Vorsorgeuntersuchung liefert oft den ersten Anhalt für ein malignes Geschehen. Im Weiteren wird eine **Kolposkopie** durchgeführt. Dabei können sich bereits im frühen Stadium einer Dysplasie oder eines Malignoms Unregelmäßigkeiten wie z.B. Mosaikzeichnung, Punktierung, Leukoplakie oder eine irreguläre Gefäßzeichnung zeigen. Durch die **Schiller'sche Jodprobe** können auffällige Bezirke abgegrenzt und daraus Knipsbiopsien entnommen werden.

Zur definitiven histologischen Klärung auffälliger PAP-Abstrichergebnisse sollte man ab einem rezidivierenden PAP IIID eine **Konisation** durchführen.

Durch die **bimanuelle Palpation** bzw. **rektale Untersuchung** kann man eine möglicherweise vorhandene Infiltration der Parametrien und des Douglas-Raums feststellen.

☐ ☐ ☐
☺ 😐 ☹

? **Frage:** Wir bleiben zunächst bei der Zytologie, die ja wenig invasiv ist und es gleichzeitig ermöglicht, Unregelmäßigkeiten im Zellbild zu erkennen. Welche ist die bei uns gebräuchliche **Einteilung** der **Zervixabstriche?**

Antwort: Bei uns findet hauptsächlich die **Münchner Nomenklatur** Anwendung, bei der ein Zellabstrich nach **Papanicolaou** angefärbt und nach dem Zellbild in so genannte PAP-Gruppen eingeteilt wird.

☐ ☐ ☐
☺ 😐 ☹

? **Frage:** Erklären Sie bitte kurz, wie der **Zellabstrich nach Papanicolaou** angefertigt wird und in welche **Stadien** man die **Zellveränderungen** einteilt!

> tipp **Grundregel:** Nur Begriffe benutzen, die man auch erklären kann!

Antwort: Man gewinnt mit einem Watteträger oder einer Spezialbürste Zellen von der Portiooberfläche und aus dem Zervikalkanal. Die Zellen werden dann auf einen beschrifteten Objektträger ausgestrichen, in Alkohol fixiert und gefärbt. Eine sorgfältige Durchführung des Abstrichs ist Voraussetzung für die Beurteilbarkeit durch den Pathologen. Mit den PAP-Gruppen wird das Zellbild folgendermaßen beschrieben:

- **PAP 0:** Der Zellabstrich ist technisch unbrauchbar. Man sollte den Abstrich sofort wiederholen.
- **PAP I:** regelrechtes Zellbild ohne Auffälligkeiten
- **PAP II:** Man findet leicht entzündliche, degenerative oder metaplastische Veränderungen.
- **PAP III:** unklarer Befund! Es kann sich hierbei entweder um auffällige, degenerativ veränderte oder entzündliche Zellen handeln. Eine Beurteilung zwischen benigne und maligne ist nicht möglich.

- **PAP III D:** Dysplasie leichten bis mäßigen Grades
- **PAP IV a:** Zellen einer schweren Dysplasie sind vorhanden, wobei ein Carcinoma in situ (CIS) nicht ausgeschlossen werden kann!
- **PAP IV b**: Es zeigt sich eine schwere Dysplasie bzw. ein Carcinoma in situ, ein invasives Karzinom kann nicht ausgeschlossen werden!
- **PAP V:** Nachweis von Zellen eines invasiven Karzinoms

Merke: Wichtige Begriffe der Zytologie:
Dysplasie: Fehlbildung oder -entwicklung eines Gewebes (z.B. Zell- und Kernatypien, gestörter Epithelaufbau); verschiedene Schweregrade; Vorstufe des Zervixkarzinoms
Metaplasie: reversible Umwandlung eines differenzierten Gewebes in ein anderes differenziertes Gewebe (z.B. Zylinder- in Plattenepithel)
Carcinoma in situ: obligate Vorstufe eines Karzinoms; intraepitheliale Neubildung mit hochgradigen Atypien, die Basalmembran ist noch nicht durchbrochen (präinvasives Karzinom) → **mikroinvasives Karzinom:** die Basalmembran ist bereits durchbrochen! !

Frage: Welcher Befund beunruhigt Sie mehr: **PAP III, III D oder IV a?** ?

☐ ☺ ☐ 😐 ☐ ☹

Antwort: Bei dieser Auswahl ist der Befund PAP III D wohl der noch „beste“ Befund, da – optimale Zellgewinnung und Beurteilung vorausgesetzt – mit großer Wahrscheinlichkeit kein malignes Geschehen vorliegt. Bei einem PAP IV a kann man davon ausgehen, dass ebenfalls noch kein invasives Karzinom vorliegt, höchstens ein CIS. Hinter einem PAP III hingegen kann sich sehr wohl ein bereits invasiver Tumor verbergen, sodass dieser Befund höchste Aufmerksamkeit und zügige weitere Abklärung verlangt!

tipp Vorsicht: Falle!

Frage: Kennen Sie noch andere **Einteilungen** der **Zervixdysplasie?** ?

☐ ☺ ☐ 😐 ☐ ☹

Antwort: Es gibt noch den Begriff der **zervikalen intraepithelialen Neoplasie (CIN).** Damit bezeichnet man dysplastische Veränderungen der Zervix, die als Vorstufe des Zervixkarzinoms **(Präkanzerose)** gelten. Sie finden sich bei etwa 3–5% aller Frauen. Zytologisch-kolposkopische Befunde werden in drei Gruppen eingeteilt (CIN I = leichte Dysplasie, CIN II = mittelschwere Dysplasie, CIN III = schwere Dysplasie/ Carcinoma in situ).

Eher im angloamerikanischen Bereich wird die **Bethesda-Klassifikation** verwendet. Diese unterscheidet nach histologischen und zytologischen Kriterien nur die Gruppen low-grade SIL und high-grade SIL (squamous intraepithelial lesion).

+ Eine leichte Dysplasie geht unbehandelt zu etwa 15–20% in eine schwere Dysplasie und zu 5–10% in ein Karzinom über. Aus einer schweren Dysplasie oder einem CIS entwickeln sich in bis zu 75% Karzinome!

Münchner Nomenklatur (PAP)		WHO-Nomenklatur	Bethesda-System	Procedere
I	normales Zellbild			jährliche Kontrolle
II	leicht entzündliche, degenerative oder metaplastische Veränderungen			Kontrolle evtl. nach Kolpitis-, Östrogentherapie
III	unklarer Befund: schwere entzündliche oder degenerative Veränderungen, auffällige Drüsenzellen; Unterscheidung benigne/maligne nicht möglich			Kolposkopie, kurzfristige zytolog. Kontrolle, bei weiter bestehendem PAP III, histologische Abklärung (frakt. Abrasio, Konisation)
III D	leichte bis mäßige Dysplasie	**CIN I** leichte Dysplasie	**low-grade SIL**	Kolposkopie, zytolog. Kontrolle nach 3 Mon., bei Persistenz über 1 Jahr Konisation/Abrasio
		CIN II mäßige Dysplasie	**high-grade SIL**	
IVa	schwere Dysplasie oder Carcinoma in situ	**CIN III** schwere Dysplasie Carcinoma in situ		Kolposkopie, Konisation
IVb	schwere Dysplasie oder Carcinoma in situ, invasives Karzinom nicht auszuschließen			
V	invasives Karzinom			wenn makroskopisch sichtbar: Probeexzision

Tab. 7.1: Klassifikation und Bewertung der Zervixzytologie.

? **Frage:** Bei Ihrer Patientin ergab sich zytologisch ein **PAP IVb.** Was ist hier weiter zu tun?

> ✚ Komplikationen einer Konisation können Nachblutungen, aszendierende Infektionen oder eine Zervixinsuffizienz bei späteren Schwangerschaften sein.

Antwort: Bei der Patientin liegt eine schwere Dysplasie vor, bzw. es besteht der Verdacht auf ein Carcinoma in situ der Zervix, wobei ein invasives Karzinom nicht ausgeschlossen werden kann. Bei diesem Befund muss zur definitiven histologischen Klärung eine **Konisation** durchgeführt werden, die sowohl ein diagnostisches Mittel zur Gewebegewinnung als auch gleichzeitig die Therapie bei bestehendem Carcinoma in situ darstellt. Dabei entnimmt man ein kegelförmiges Gewebsstück aus der Zervix, das die **Transformationszone** enthält. Sie befindet sich bei geschlechtsreifen Frauen nahe an der Portiooberfläche, der Konus ist daher breitbasig und kurz. Bei postmenopausalen Frauen weicht sie in den Zervikalkanal zurück; bei diesen Frauen wird ein spitzer und tiefer Konus entfernt. Eine **fraktionierte Kürettage** gibt Hinweis darauf, ob der Ausgangspunkt des Karzinoms das Korpus (Endometriumkarzinom) oder die Zervix ist. Hierbei wird das Material getrennt aus der Zervix und dem Korpus entnommen und untersucht.

Merke: Entstehungsort des Zervixkarzinoms ist in den meisten Fällen die **Transformationszone,** in der das Plattenepithel (Portiooberfläche) in Zylinderepithel (Zervikalkanal) übergeht! !

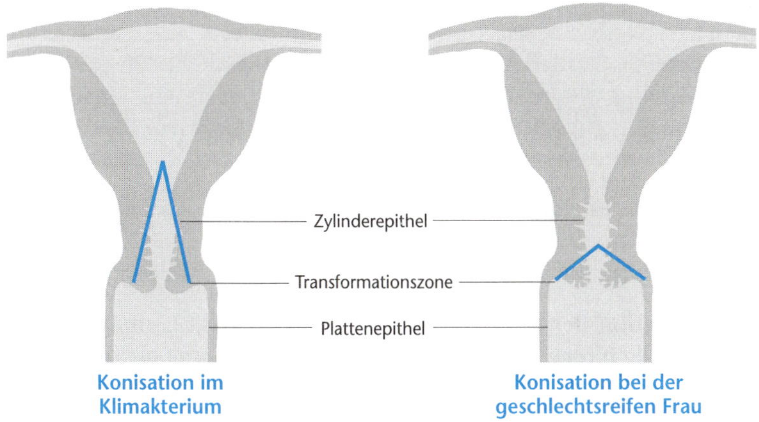

Abb. 7.1: Konisation in Abhängigkeit vom Alter der Frau [5]

Frage: Ist das **Zervixkarzinom häufig?** Nennen Sie mir bitte ein paar Zahlen hierzu. ?

☐ ☺ ☐ 😐 ☐ ☹

Antwort: Das **Zervixkarzinom** zählt zu den häufigsten weiblichen Genitalkarzinomen und wird in unseren Breiten pro Jahr bei etwa 17 von 100000 Frauen diagnostiziert. Es zeigt einen Altersgipfel bei 35–45 und einen zweiten zwischen dem 65. und 75. LJ. Während das Zervixkarzinom früher am häufigsten während der Geschlechtsreife auftrat, wird es heute immer mehr ein Karzinom der älteren Frau. Dies ist auf die Krebsvorsorgeuntersuchungen und die damit verbundene Früherkennung verdächtiger Veränderungen zurückzuführen.

✚ Erfreulicherweise kann die Diagnose Zervixkarzinom häufig relativ früh gestellt werden. Dann zeichnet sie sich durch eine günstige Prognose aus (5-JÜR FIGO: Ia 95%; Ib 77%; II 55%; III 32%; IV 5%) → **Früherkennung** im Rahmen der Krebsvorsorge!

Frage: Um welche Art Tumor handelt es sich beim Zervixkarzinom meist histologisch? Gibt die **Histologie** Ihnen hier Hinweise in Bezug auf Therapie und Prognose? ?

☐ ☺ ☐ 😐 ☐ ☹

Antwort: In 95% der Fälle handelt es sich um **Plattenepithelkarzinome** und in etwa 4% um ein **Adenokarzinom.** Letzteres ist weniger strahlensensibel und weist eine geringfügig schlechtere Prognose auf. In ca. 1% finden sich seltene epitheliale Tumoren (z.B. undifferenziertes, adenosquamöses oder „Glassy-cell"-Karzinom). Für die Prognose sind die Tumorgröße und die damit zunehmende Wahrscheinlichkeit einer lymphogenen Metastasierung wichtig. Blut- und Lymphgefäßeinbrüche verschlechtern die Prognose sehr.

□ □ □
☺ 😐 ☹

? **Frage:** Welche weiteren **Untersuchungen** veranlassen Sie bei der histologisch gesicherten Diagnose eines Zervixkarzinoms?

Antwort: Es schließen sich Untersuchungen an, die eine Aussage über die Ausdehnung des Tumors und damit eine Zuordnung zu einem Tumorstadium ermöglichen **(Staging).**

Eine Infiltration der Parametrien und des Douglas-Raumes kann bereits durch die **bimanuelle Palpation** bzw. **rektale Untersuchung** festgestellt werden. Auch die Scalenus-Region sollte man palpieren, da sich hier LK-Metastasen befinden können. **Zystoskopie** und **Rektoskopie** machen eine Beteiligung der Nachbarorgane sichtbar. Mittels i.v.-Pyelographie und Ausscheidungsurographie lässt sich der Zustand der Nieren und ableitenden Harnwege beurteilen. **CT** oder **MRT** des Abdomens zeigen eventuell vorhandene paraaortale LK-Metastasen, kommen aber eher selten zum Einsatz. Mit einem MRT kann auch ein Befall der angrenzenden Organe untersucht werden, allerdings lässt sich dies während der Operation besser darstellen.

Mit der abdominellen **Sonographie** kann man nach einem bereits bestehenden Aufstau der Nieren, vergrößerten paraaortalen Lymphknoten oder nach Lebermetastasen suchen. Vaginalsonographisch kann die lokale Ausbreitung (Parametrien, paravaginales Gewebe) beurteilt werden. Metastasen in der Lunge zeigen sich im **Röntgen-Thorax,** ossäre Filiae in der **Skelettszintigraphie.**

Die **Tumormarker SCC** (bei Plattenepithelkarzinomen) und **CA-125** (bei Adenokarzinomen) eignen sich nicht zur Diagnostik, wohl aber zur Verlaufskontrolle (sehr teuer!).

! **Merke:** Das Zervixkarzinom metastasiert in erster Linie **per continuitatem** in angrenzende Organe (Vagina, Parametrien, Beckenwand, Rektum, Blase) und **lymphogen** in iliakale und paraaortale Lymphknoten (bis zum M. scalenus abtasten!). In 5–10% erfolgt die Metastasierung **hämatogen** in Leber, Lunge und Knochen.

Fallbeispiel: Bei Ihnen stellt sich eine 70-jährige Frau mit Schmierblutungen vor. Sie sei seit vielen Jahren nicht mehr beim Gynäkologen gewesen. Bei der Spiegeleinstellung sehen Sie einen Tumor auf der Portio, Sie entnehmen daraus eine Knipsbiopsie. In den Parametrien tasten Sie knotige Indurationen, sonographisch finden Sie eine Hydronephrose der rechten Niere. Histologischer Befund: invasives Zervixkarzinom. Welches Stadium der Erkrankung liegt hier vor?

☐ ☺ ☐ 😐 ☐ ☹

Antwort: Zur Klassifizierung des Zervixkarzinoms werden die TNM- und FIGO-Klassifikation verwendet. Die Patientin hat einen makroskopisch sichtbaren Tumor mit Befall der Parametrien und Aufstau der rechten Niere, daher würde ich das Zervixkarzinom in das Stadium T3bNxMx/FIGO IIIb einordnen. Im weiteren Staging müsste noch untersucht werden, ob Lymphknotenbefall oder Fernmetastasen vorhanden sind.

✚ Die Stadieneinteilung mag etwas kompliziert erscheinen, hat jedoch ihre Berechtigung aufgrund der sehr unterschiedlichen therapeutischen Konsequenzen!

TNM	FIGO	Befund
Tis	**0**	**Carcinoma in situ**
T1	**I**	**Tumor begrenzt auf Uterus**
T1a • T1a1 • T1a2	**Ia** • Ia1 • Ia2	**mikroinvasives Ca, histologische Diagnose** • Tiefe max. 3 mm, horizontale Ausbreitung max. 7 mm • Tiefe 3–5 mm, horizontale Ausbreitung max. 7 mm
T1b • T1b1 • T1b2	**Ib** • Ib1 • Ib2	**klinisch sichtbar oder größer als T1a2** • klinisch sichtbar, max. 4 cm • klinisch sichtbar, größer 4 cm
T2	**II**	**Tumor überschreitet Uterus, erreicht nicht die Beckenwand oder das untere Vaginaldrittel**
T2a	IIa	Übergang auf die Vagina, max. obere ⅔, Parametrien frei
T2b	IIb	Parametrien befallen, ohne Erreichen der Beckenwand
T3	**III**	**Tumor erreicht Beckenwand und/oder unteres Vaginaldrittel und/oder Hydronephrose**
T3a, N0	IIIa	distales Vaginaldrittel
T3b, jedes N	IIIb	Erreichen der Beckenwand und/oder Hydronephrose, regionäre Lymphknotenmetastasen
T4, jedes N	**IVa**	**Infiltration von Blasen-/Rektumschleimhaut**
T1–4, jedes N, M1	**IVb**	**Fernmetastasen**

Tab. 7.2: Stadieneinteilung des Zervixkarzinoms

Der **Nodalstatus** wird bei der TNM-Klassifikation folgendermaßen eingeteilt: **Nx** steht für nicht beurteilbare LK, bei **N0** liegen keine LK-Metastasen vor. Regionale LK bis zum Leistenband bzw. zur Aortenbifurkation zählen als **N1,** darüber hinaus gehender LK-Befall als **N4** (N2 und N3 werden nicht angewendet).

☐ ☐ ☐
☺ 😐 ☹

? **Frage:** Was verstehen Sie unter dem Begriff **mikroinvasives Zervixkarzinom,** und welche Therapie schlagen Sie dafür vor?

Antwort: Als mikroinvasiv bezeichnet man ein Zervixkarzinom, das nur mikroskopisch diagnostiziert werden kann und eine definierte Ausdehnung in Tiefe und Fläche nicht überschreitet. Die **Basalmembran** ist hier – im Gegensatz zum Carcinoma in situ – bereits **durchbrochen.** Es entspricht dem FIGO-Stadium Ia.

Die **Therapie** richtet sich nach der Invasionstiefe des Karzinoms. Ein bestehender Kinderwunsch der Patientin sollte nach Möglichkeit in die Therapieplanung einbezogen werden. Wenn eine junge Patientin noch Kinder haben möchte, kann man sich im FIGO-Stadium Ia1 (Tiefe max. 3 mm) wegen der geringen Metastasierungswahrscheinlichkeit auf die alleinige **Konisation** in sano (5 mm Sicherheitsabstand) und engmaschige Kontrollen beschränken. In Ausnahmefällen ist dieses Vorgehen auch im FIGO-Stadium Ia2 (Tiefe 3–5 mm) möglich. Patientinnen mit abgeschlossener Familienplanung sollte man die **einfache Hysterektomie** empfehlen, denn nur sie garantiert eine vollständige Entfernung des Tumors.

☐ ☐ ☐
☺ 😐 ☹

? **Frage:** Reicht die Entfernung des Uterus auch aus, wenn der **Tumor** auf der **Portio makroskopisch sichtbar** ist?

Antwort: Nein. Da die Läsion bereits makroskopisch erkennbar ist, handelt es sich mindestens um ein FIGO-Stadium Ib.

☐ ☐ ☐
☺ 😐 ☹

? **Frage:** Wie gehen Sie in diesem Fall dann weiter vor?

> tipp Die **OP** nach **Wertheim-Meigs** ist eine der wichtigsten Malignom-OP in der Gyn. Man sollte wissen, warum welche Organe entfernt bzw. belassen werden!

Antwort: Durch ein klinisches Staging muss die genaue Ausdehnung des Tumors bestimmt werden. Ergibt dieses keinen Hinweis auf eine Infiltration der Beckenwand, des distalen Vaginaldrittels, der Nachbarorgane oder einer Fernmetastasierung, dann ist die Therapie der Wahl eine **Operation nach Wertheim-Meigs.** Bei diesem Eingriff entfernt man den **Uterus,** die **Parametrien,** eine **Scheidenmanschette** und **pelvine,** evtl. auch **paraaortale Lymphknoten.** Die Adnexe werden belassen, da sie keinen Metastasierungsweg für das Zervixkarzinom darstellen und die Patientin dann postoperativ keine Hormonsubstitution benötigt. Bei einem Tumor, der größer als 4 cm ist, bei einem Befall der

Lymphknoten oder bei einem postoperativen Resttumor muss eine **perkutane Bestrahlung** durchgeführt werden.

Frage: Wie behandeln Sie ein **Zervixkarzinom,** das aufgrund seiner Ausdehnung nicht mehr im Gesunden operiert werden kann? ?

☐ ☐ ☐
☺ 😐 ☹

Antwort: Beim fortgeschrittenen Zervixkarzinom handelt es sich hauptsächlich um Tumoren der Stadien IIb, III und IV. Auch hier ist ein prätherapeutisches Staging wichtig, um die genaue Tumorausdehnung zu erfassen. Alternativ zur operativen Therapie kann auch eine Bestrahlung durchgeführt werden, da das Zervixkarzinom sehr strahlensensibel ist. Für eine Strahlentherapie gibt es verschiedene Indikationen:

+ Bei einer Exenteration werden die Organe des kleinen Beckens ganz oder teilweise entfernt (erweiterte Radikal-OP), daher muss eine Neo-Blase, ein Anus praeter und ggf. eine Neo-Vagina angelegt werden.

Bei positiven Lymphknoten, einem Tumorrest oder bei einem Tumor, der v.a. in der Vagina nahe an den Resektionsrand heranreicht, führt man postoperativ eine **adjuvante Radiatio** durch. Zum Einsatz kommt eine Kombination aus Kontaktbestrahlung **(Brachytherapie)** im **Afterloading-Verfahren** und **perkutaner Bestrahlung.**

Eine **primäre Strahlentherapie** ist indiziert, wenn die Patientin nicht operabel ist. Das kann einerseits durch internistisch/anästhesiologische Probleme bedingt sein, andererseits auch durch die Tumorausdehnung. Meist ist ab einer Überschreitung der Zervix die Entfernung des Tumors im Gesunden nicht möglich. Auch in diesem Fall kann man perkutane Bestrahlung und Brachytherapie kombinieren. Man muss aber bei sehr weit fortgeschrittenen Karzinomen mit Infiltration der Blase oder des Darmes immer die Gefahr einer Fistelbildung nach Bestrahlung bedenken. In den letzten Jahren wurde die **Chemotherapie** beim Zervixkarzinom mit gutem Erfolg weiter ausgebaut. Einsatzgebiete sind die palliative Therapie, die kombinierte Radio-Chemotherapie, die neoadjuvante Induktionstherapie (Downstaging) und die adjuvante Therapie.

Die Hormontherapie findet wegen der fehlenden Sensitivität keine Anwendung.

TNM	FIGO	Therapie
Tis	**0**	Konisation, einfache HE
T1	**I**	
T1a1	Ia1	Konisation, einfache HE
T1a2	Ia2	einfache HE (ggf. Konisation)
T1b1	Ib1	radikale HE (= OP nach Wertheim-Meigs)
T1b2	Ib2	
T2	II	
T2a	IIa	radikale HE (= OP nach Wertheim-Meigs), evtl. neoadjuvante Chemotherapie
T2b	IIb	

TNM	FIGO	Therapie
T3	**III**	
T3a	IIIa	kombinierte Radio-Chemotherapie
T3b	IIIb	
T4	**IVa**	Radiatio, Exenteration, Chemotherapie
M1	**IVb**	palliative Therapie

Tab. 7.3: Stadienabhängige Therapie des Zervixkarzinoms (HE = Hysterektomie)

? **Frage:** Welche **Nebenwirkungen** kann die **Strahlentherapie** zeigen und wie können Sie diese vermeiden bzw. behandeln?

Antwort: Die häufigste Komplikation bei der Strahlentherapie des Zervixkarzinoms ist die **Kolpitis,** oft in Verbindung mit Dyspareunie. Einer **Strahlendermatitis** kann vorgebeugt werden durch die Anwendung von Hautpflegemitteln (Puder, Öle), Schutz vor mechanischer/physikalischer Reizung (UV-Strahlung) und Auswahl möglichst hautschonender Bestrahlungstechniken, z.B. der Brachytherapie. Die Prophylaxe einer **Strahlenzystitis** besteht in ausreichender Flüssigkeitszufuhr und evtl. Antibiotikagabe (Vermeiden einer bakteriellen Superinfektion). Durch Stuhlregulierung und leicht verdauliche Kost kann man eine **Strahlenkolitis** günstig beeinflussen.

Nach Bestrahlungen im Beckenbereich können sich **Fisteln** zwischen Blase, Vagina und Rektum ausbilden. Diese müssen durch entsprechende chirurgische Maßnahmen, wie z.B. Anlage eines Anus praeter, therapiert werden. Da jedoch nach einer Bestrahlung das Gewebe meist sehr fibrotisch, derb und schlecht durchblutet ist, sind die Heilungschancen eher ungünstig.

? **Frage:** Wie sieht die **Nachsorge** einer Patientin mit Zervixkarzinom aus?

Antwort: Die Patientin sollte in den ersten 2 Jahren vierteljährlich, danach bis zum 5. Jahr halbjährlich untersucht werden. Man erhebt zunächst eine **Zwischenanamnese** und einen **Allgemeinstatus,** wobei man insbesondere auf Lymphödeme der Beine und tastbare LK achten sollte. Die **gynäkologische Untersuchung** besteht aus Spekulumeinstellung, zytologischem Abstrich, Kolposkopie sowie einer bimanuellen und einer rektalen Untersuchung. Weiterhin wird man eine **Nieren-** und

Vaginalsonographie durchführen, um einen Harnaufstau bzw. ein Lokalrezidiv zu erkennen. Eine **Blutuntersuchung** liefert Hinweise auf Nierenfunktions- oder Elektrolytstörungen. Bei primär erhöhten Werten können die Tumormarker SCC und CA 125 als Verlaufsparameter verwendet werden.

7.3 Tumorartige Veränderungen und Tumore des Corpus uteri

Frage: Was fällt Ihnen zum Stichwort **Endometriose** ein? ?

☐ ☐ ☐
☺ 😐 ☹

Antwort: Von der Endometriose sind schätzungsweise bis zu 10% der geschlechtsreifen Frauen betroffen. Bei dieser Erkrankung findet man Gebärmutterschleimhaut an unphysiologischen Stellen, das heißt außerhalb des Cavum uteri. Man kann drei verschiedene Formen nach der Lokalisation der Herde unterscheiden:

- **Endometriosis genitalis interna:** betroffen sind der Uterus oder die Tuben. Wenn Endometriumzellen in das Myometrium einwachsen, so spricht man von einer **Adenomyosis uteri.** Dies führt zu einer Vergrößerung des Uterus. Wenn sich Endometriumzellen in den Tuben befinden (ca. 10%), spricht man von einer Tubarendometriose oder Salpingitis isthmica nodosa. Diese kann zu einer Hämatosalpinx führen.
- **Endometriosis genitalis externa:** Endometriuminseln im Genitalbereich, aber außerhalb des Endo-/Myometriums. Am häufigsten finden sich Herde an den Organen des kleinen Beckens, vor allem den Ligg. sacrouterina (ca. 60%), den Ovarien (ca. 50%) und im Douglasperitoneum (ca. 28%).
- **Endometriosis extragenitalis:** Auch außerhalb des Genitalbereiches können Endometrioseinseln liegen (Dick-, Dünndarm, Blase). In der Lunge, am Nabel und im ZNS treten Endometrioseherde sehr selten auf.

tipp Die Fragestellung ist sehr vage. Man sollte nicht den Fehler machen, mit Fakten vorzupreschen, die man als Erstes auf der Zunge hat, sondern einen Moment überlegen, wie man die Antwort logisch und sinnvoll gliedern könnte. Oder man bittet den Prüfer, die Frage etwas einzugrenzen.

Frage: Was ist für die **Entstehung** dieser Erkrankung ursächlich? ?

☐ ☐ ☐
☺ 😐 ☹

Antwort: Die Ätiologie ist letztlich nicht geklärt. Es werden verschiedene Ursachen diskutiert:

- Während der Menstruation gelangen vitale Endometriumzellen retrograd in den Bauchraum und siedeln sich an Organen oder am Peritoneum ab. Die Zellen können auch lymphogen oder hämatogen verbreitet werden, man bezeichnet dies als **benigne Metastasierung.**
- **Metaplasie-Theorie:** Durch wiederholte Reizungen von Zölomzellen wandeln sich diese in endometriales Gewebe um.

- Durch **Störungen in der Embryonalentwicklung** verbleiben Endometriumzellen im Bauchraum.
- Endometriumgewebe kann durch **ärztliche Eingriffe** verschleppt werden.
- **Genetische** und **immunologische Faktoren** werden ebenfalls diskutiert.

☐ ☐ ☐
☺ 😐 ☹

? Frage: Beschreiben Sie die **Klinik** der Endometriose.

Antwort: Wie normale Endometriumzellen werden auch die ektopen Herde von Hormonen beeinflusst: Unter **Östrogenen** proliferieren sie, **Gestagene** bewirken die Umwandlung in sekretorisches Drüsengewebe. Der prämenstruelle Gestagenabfall führt neben der Menstruationsblutung auch zu **Blutungen** der Endometrioseinseln. Wenn das Blut nicht abfließen kann, bilden sich **Zysten,** die Schmerzen verursachen können. Eine gesteigerte Prostaglandinsynthese in den Endometriosezellen trägt zusätzlich zur Entstehung der Beschwerden bei.

Im Vordergrund der Symptomatik stehen **sekundäre Dysmenorrhö** und **zyklusabhängige Unterbauchschmerzen,** die typischerweise 1–2 Tage prämenstruell auftreten. Je nach Lokalisation der Endometrioseherde können auch Geschlechtsverkehr, Wasserlassen oder Defäkation Beschwerden verursachen. Wenn blutgefüllte Zysten Anschluss an ein Hohlorgan gewinnen, kann es zu **prämenstruellen Schmierblutungen, Hypermenorrhö, Hämaturie, blutigen Stühlen** oder **Hämoptoe** kommen. Die **Tubarendometriose** hat oft einen beidseitigen Tubenverschluss mit Sterilität zur Folge. Bei symptomfreien Patientinnen ist oft die Sterilität das klinische Leitsymptom.

! Merke: Endometriosezysten in den Ovarien, die eingedicktes Blut enthalten, bezeichnet man als Schokoladen- oder Teerzysten.

☐ ☐ ☐
☺ 😐 ☹

Fallbeispiel: Eine 30-jährige Patientin klagt über Unterbauchschmerzen, die etwa 2 Tage vor der Menstruation beginnen und nach einer Woche wieder verschwinden. Sie sei seit 5 Jahren verheiratet; trotz regelmäßigen Verkehrs und Kinderwunsch ist bisher keine Schwangerschaft eingetreten. Wie lautet Ihre Verdachtsdiagnose?

Antwort: Sterilität kann natürlich verschiedenste Ursachen haben, aber bei den von der Patientin geschilderten **zyklischen Unterbauchschmerzen** im Zusammenhang mit **ungewollter Kinderlosigkeit** würde ich zunächst an eine Endometriose denken.

Frage: Welche **diagnostischen Wege** leiten Sie bei der Verdachtsdiagnose „Endometriose“ ein? **?**

☐ ☐ ☐
☺ 😐 ☹

Antwort: Herde an Vulva, Vagina und Zervix, die eher selten auftreten, sind makroskopisch bei der **Inspektion** erkennbar. **Palpatorisch** kann man eventuell einen Hinweis auf große Endometrioseherde bekommen, kleinere sind nicht tastbar. Eine **Douglas-Endometriose** kann oft als schmerzhafter Tumor vom hinteren Scheidengewölbe bzw. vom Rektum aus ertastet werden. Die Beweglichkeit des Uterus ist bei Befall der Haltebänder eingeschränkt und schmerzhaft (Portioschiebeschmerz). **Sonographisch** imponieren Schokoladenzysten als glatt begrenzte, homogene, echoarme Strukturen, freie Flüssigkeit kann im Douglas nachweisbar sein. Ebenso kann man im Sono eine Hämatosalpinx erkennen. Die entscheidende Diagnostik liefert allerdings nur eine **Laparoskopie,** die daher bei allen Patientinnen mit der Verdachtsdiagnose Endometriose durchgeführt werden sollte. Man sieht bläulich schimmernde Knötchen. Wegen der Einblutungen können große Zysten auch bräunlich verfärbt sein (**Schokoladen-** oder **Teerzysten**). Am besten sind die Befunde prämenstruell beurteilbar.

Merke: Differentialdiagnostisch muss bei ovariellen Zysten immer ein Ovarialkarzinom ausgeschlossen werden! **!**

Fallbeispiel: Bei der Laparoskopie der erwähnten Patientin finden Sie wie schon vermutet mehrere kleine Endometrioseherde im Ovar. Welche Therapieoptionen haben Sie bei der Behandlung der Erkrankung und welche davon würden Sie in diesem Fall anwenden?

☐ ☐ ☐
☺ 😐 ☹

Antwort: Grundsätzlich orientiert sich die Therapie am Beschwerdebild und dem Alter der Patientin. Neben der Linderung der Beschwerden wird bei geschlechtsreifen Frauen die Erhaltung bzw. Wiederherstellung der Fertilität angestrebt. Zum Einsatz kommen **medikamentöse** und **chirurgische Behandlungsmethoden,** häufig auch in Kombination, mit dem Ziel, vorhandene Herde zu beseitigen (chirurgisch) und die Entstehung neuer zu verhindern (medikamentös). Zur Rezidivprophylaxe und zur Behandlung nicht operabler Befunde werden folgende medikamentöse Therapien angewendet:

- rein symptomatisch v.a. bei Dysmenorrhö: Prostaglandinsynthese-Hemmer (z.B. Ibuprofen®)
- gestagenbetonte hormonelle Kontrazeptiva: Unterdrückung der Gonadotropinfreisetzung aus der Hypophyse durch negatives Feed-

back → Suppression der ovariellen Hormonsynthese → Atrophie der Endometrioseherde infolge des Hormonmangels

- Gestagen-Dauertherapie: wie Kontrazeptiva
- Testosteronderivate (Danazol): Hemmung der ovariellen Steroidhormonsynthese und -rezeptoren, dadurch keine Östrogenwirkung an hormonsensitiven Zellen; direkte Wirkung auf Endometriosezellen; Behandlungsdauer ca. 6 Monate; NW durch Androgenüberschuss (Gewichtszunahme, Hirsutismus u.a.)
- GnRH-Agonisten (z.B. Buserelin®): Bindung an Rezeptoren von gonadotropinbildenden Zellen der Hypophyse, dadurch Hemmung der FSH und LH-Freisetzung (reversibel); Behandlungsdauer ca. 6 Monate; klimakterische NW (Hitzewallungen, Osteoporose u.a.) bedingt durch den Östrogenmangel

> **!** **Merke:** Durch die hormonelle Umstellung in Schwangerschaft und Stillzeit wie auch in der Postmenopause kommt es zu einer Regression der Endometrioseherde und damit zur Besserung der Symptomatik. Patientinnen mit kleinen Befunden sind nach einer Schwangerschaft oft beschwerdefrei.

Bei ausgedehnten Befunden und Folgeschäden, die durch Medikamentengabe nicht zu beeinflussen sind, wie z.B. Adhäsionen, sollte eine **chirurgische Behandlung** durchgeführt werden. Sie sollte nach Möglichkeit **laparoskopisch** erfolgen. Schwer zugängliche Herde können auch eine **Laparotomie** erforderlich machen.

Unsere Patientin mit Kinderwunsch kann im Rahmen der diagnostischen Laparoskopie auch therapiert werden, die Herde oder Zysten werden ausgeschält oder koaguliert, wobei das Ovar bestmöglich erhalten werden soll. Wichtig ist es darauf zu achten, dass intraoperativ keine Zellen im Bauchraum verteilt werden (z.B. durch Zystenruptur), da diese neue Herde bilden können. In gleicher Sitzung kann eine Chromopertubation erfolgen, um die Durchlässigkeit der Tuben zu zeigen.

☐ ☐ ☐
☺ 😐 ☹

? **Frage:** Ist die Patientin nach dieser Behandlung **geheilt?**

Antwort: Nein, denn bei erhaltener Ovarialfunktion besteht ein **hohes Rezidivrisiko,** das von der Ausprägung des Befundes abhängt. Wenn die Herde im Rahmen der Operation entfernt wurden, die Tuben durchgängig sind und die Ovarien saniert werden konnten, würde ich der Patientin, die Kinder haben möchte, zunächst raten, eine Schwangerschaft anzustreben. Hat sie nach der Gravidität noch Beschwerden, kann man sie z.B. mit einem gestagenbetonten Ovulationshemmer behandeln und damit die Wahrscheinlichkeit für ein Rezidiv reduzieren.

☐ ☐ ☐
☺ 😐 ☹

Fallbeispiel: Eine 48-jährige Frau wird wegen einer seit 3 Tagen bestehenden starken vaginalen Blutung als Notfall eingewiesen. Sie berichtet über wiederholte Blutungen in den vergangenen 3 Monaten, die aber nie so stark gewesen seien. Schmerzen hatte sie zu keinem Zeitpunkt gehabt. An die Menopause kann sie sich nicht genau erinnern, meint jedoch, ungefähr 45 Jahre alt gewesen zu sein. Bitte nennen Sie die differentialdiagnostisch am ehesten in Frage kommenden Ursachen der Blutung! Was wäre Ihr erster diagnostischer Schritt?

Antwort: Die **postmenopausale Blutung** ist ein Symptom, das umgehend abgeklärt werden muss, denn sie kann auf ein **Endometriumkarzinom** hinweisen. Differentialdiagnostisch würde ich noch einen **Endometrium/Zervixpolypen**, den **Uterus myomatosus,** die **Endometrium-Hyperplasie** und das **Zervix-/Vulvakarzinom** in Betracht ziehen. Selbstverständlich können auch noch andere Ursachen für die Blutung verantwortlich sein, wie z.B. Verletzungen oder Infektionen. Außerdem sind als Blutungsquelle die Blase und der Darm auszuschließen. Wichtig ist die Frage nach einer Hormonsubstitution, da es hier öfter zu Blutungen kommen kann.

Merke: Postmenopausenblutungen sind alle Blutungen, die ab einem Jahr nach der letzten regulären Blutung auftreten.

Im Rahmen der gynäkologischen Untersuchung mit Inspektion und Palpation kann man bereits auffällige Befunde, wie z.B. sichtbare Polypen, exulzerierende oder aufsitzende Tumoren sowie veränderte Uterusgröße, -kontur und -mobilität, erheben und den Ursprung der Blutung lokalisieren. Wenn die Blutung nicht zu stark ist, sollten ein zytologischer und ein bakterieller Abstrich entnommen werden.

Die entscheidenden diagnostischen Maßnahmen bei der Postmenopausenblutung sind aber **Hysteroskopie** und **fraktionierte Kürettage.** Aus Zervix und Korpus wird das Material getrennt entnommen und histologisch untersucht, um maligne Zellen genau lokalisieren zu können.

☐ ☐ ☐
☺ 😐 ☹

Frage: Können Sie mir etwas zu **Endometriumpolypen** sagen?

Antwort: Unter dem Begriff **Endometriumpolyp** (Korpuspolyp) versteht man eine **lokalisierte Schleimhauthyperplasie.** Das hyperplastische Gewebe sitzt meist auf einem Stil, ragt in das Kavum vor und kann in den Zervikalkanal eintreten. In diesem Fall kann ein Polyp bei der Spiegeleinstellung in der Portio sichtbar sein (Status nascendi). Korpuspolypen können in jedem Lebensalter auftreten. Gehäuft findet man sie zwischen dem 30. und 60. LJ. Leitsymptom sind Blutungsunregelmäßigkeiten wie Schmierblutungen oder postmenopausale Blutungen. Manche Polypen sind nicht symptomatisch und werden als Zufallsbefund im Vaginalsono entdeckt. Diagnostik wie auch Therapie erfolgen durch **Hysteroskopie** und **fraktionierte Kürettage,** bzw. durch die Abtragung mittels einer Fasszange.

> ! **Merke:** Da Korpuspolypen im Klimakterium manchmal im Zusammenhang mit einem Endometriumkarzinom auftreten, muss auch das bei der fraktionierten Abrasio gewonnene Endometriummaterial sorgfältig histologisch aufgearbeitet werden.

☐ ☐ ☐
☺ 😐 ☹

? Frage: Was versteht man unter einer **Endometrium-Hyperplasie?**

✚ **Tamoxifen** hat am Brustdrüsengewebe eine starke antiöstrogene Wirkung (Blockierung der Östrogenrezeptoren) und verfügt über eine östrogene Partialwirkung, die zur Dauerstimulation des Endometriums führt. Endometrium-Hyperplasie, -Polypen und -Karziome treten unter Tamoxifen-Therapie gehäuft auf → regelmäßige Kontrollen!

Antwort: Die **Endometrium-Hyperplasie** entsteht durch Östrogen-Dauerstimulation, die folgende Ursachen haben kann:

- anovulatorische Zyklen mit Follikelpersistenz
- hormonproduzierende Ovarialtumore (Granulosa- oder Thekazelltumore)
- Hormonsubstitution in der Postmenopause mit reiner Östrogengabe ohne Gestagenzusatz
- Adipositas (Östrogenproduktion im Fettgewebe)
- Leberfunktionsstörungen, -zirrhose (verzögerter Östrogenabbau)
- Tamoxifen-Therapie bei **Mammakarzinom**

Zur Abklärung muss immer eine **Hysteroskopie** und **fraktionierte Kürettage** durchgeführt werden. Histologisch können folgende Formen der Endometrium-Hyperplasie unterschieden werden:

- **glandulärzystische Hyperplasie ohne Atypien:** Aufweitung der Drüsen, sog. „Schweizer-Käse-Muster" (Histo)
- **adenomatöse Hyperplasie:** Mit Proliferation der Endometriumdrüsen, unterteilt in drei Grade (ohne Atypien, mit geringen und mit ausgeprägten Atypien der Epithelzellen). Sie gilt als Präkanzerose und geht zu 10% in ein Endometriumkarzinom über.

Die Therapie der Hyperplasien richtet sich in erster Linie nach der histologischen Diagnose: Die **glandulärzystische Hyperplasie** ist durch die Abrasio ausreichend behandelt. Bei erneutem Auftreten sollte man Gestagene verabreichen. Patientinnen mit **komplexer Hyperplasie,** v.a. bei Formen mit **Atypien** sollte man die Hysterektomie empfehlen, wenn die Familienplanung abgeschlossen ist. Besteht noch Kinderwunsch, sollte man hochdosiert Gestagene geben. In diesem Fall muss nach spätestens 3 Monaten eine Kontrollabrasio durchgeführt und der Befund kontrolliert werden.

Frage: Was sind die häufigsten Unterbauchtumoren vor der Menopause? **?**

☐ ☐ ☐
☺ 😐 ☹

Antwort: Etwa bei 30% aller Frauen vor der Menopause findet man **Myome.** Es handelt sich um benigne Tumoren der Uterusmuskulatur (Myometrium), die einzeln oder an mehreren Stellen auftreten können. Man unterscheidet **Leiomyome,** die überwiegend aus Muskelzellen bestehen, **Fibromyome,** die bindegewebige Anteile enthalten, und **Adenomyome** mit endometrialem Drüsengewebe. Der Altersgipfel liegt bei 30–50 Jahren. Die **Symptomatik** hängt von Zahl und Lokalisation der Myome ab: Sie können asymptomatisch sein, **unspezifische Beschwerden** hervorrufen, aber auch zu diversen **Blutungsstörungen** (v.a. Hypermenorrhö, Zwischenblutungen, Dysmenorrhö) und Verdrängungsbeschwerden (Pollakisurie) je nach Lokalisation führen.

tipp **Cave:** Adenomyom nicht mit Adenomyosis uteri bei der Endometriose verwechseln!

Frage: Wo können Myome **lokalisiert** sein? **?**

☐ ☐ ☐
☺ 😐 ☹

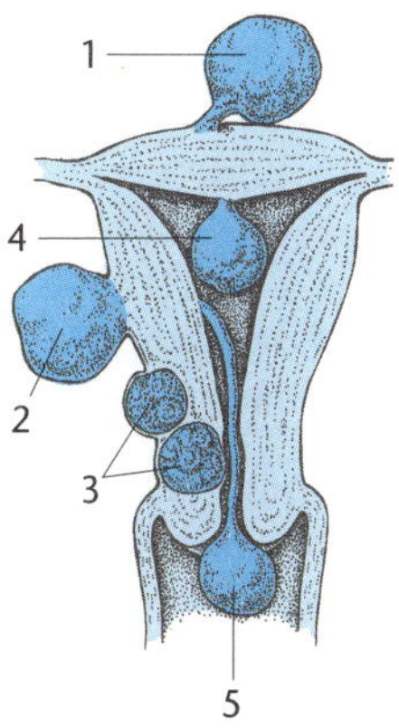

Abb. 7.2: Lokalisation von Myomen im Uterus: 1. subseröses Myom; 2. intraligamentäres Myom; 3. intramurales Myom; 4. submuköses Myom; 5. Myoma in statu nascendi [1]

Formen	Lokalisation	Symptome
subserös	Wachstum in die Bauchhöhle mit Vorwölbung der Serosa, evtl. gestielt	• keine Blutungsstörungen • Druck auf angrenzende Organe, ggf. Ureterstau • akutes Abdomen durch Stieldrehung
intraligamentär	Wachstum zwischen den beiden Blättern des Lig. latum	• Verdrängung oder Kompression des Ureters • Druck auf Beckengefäße/-nerven (Durchblutungsstörungen der Beine, Ischilagie)

Formen	Lokalisation	Symptome
intramural (am häufigsten)	in der Uteruswand	• oft symptomlos • Blutungsstörungen, Dysmenorrhö • Druck auf angrenzende Organe mit Defäkations-/ Miktionsbeschwerden • ischilagiforme Rückenschmerzen
submukös	Wachstum in das Uteruskavum mit Vorwölbung des Endometriums	• Blutungsstörungen • Infertilität
Myoma in statu nascendi	gestieltes Myom mit Austritt aus dem Zervikalkanal	• Blutungsstörungen • Stieldrehung mit Infarzierung

Tab. 7.4: Lokalisation und Symptome von Myomen

☐ ☐ ☐
☺ 😐 ☹

? **Frage:** Wie kann man Myome **diagnostizieren** und **behandeln?**

+ Die neueste Therapieform der Myome ist die **Myomembolisation.** Hierbei wird das versorgende Gefäß des Myoms mittels Angiographie embolisiert, also ohne OP.

Antwort: Inspektion und Palpation sind wie bei jeder Untersuchung unerlässlich. Ein Myom in statu nascendi könnte man an der Portio bereits bei der Spiegeleinstellung erkennen (DD: Zervix- oder Endometriumpolyp). Oft tastet man einen knolligen, vergrößerten, schlecht mobilen Uterus und gegebenenfalls Verdickungen im Lig. latum uteri. Eine Ultraschalluntersuchung zeigt die Lage und Größe der Myome, auch Verkalkungen sind zu erkennen.

Im Rahmen einer **Hysteroskopie** oder **Laparoskopie** können Myomknoten ausgeschält werden **(Myomenukleation).** Frauen mit Kinderwunsch und größeren Myomen sollten vor einer Schwangerschaft behandelt werden, weil Myome zu Komplikationen in der Gravidität und bei der Geburt führen können. Patientinnen mit abgeschlossener Familienplanung und gravierenden Beschwerden empfiehlt man die Hysterektomie.

Da Myome hormonabhängig sind, verkleinern sie sich in vielen Fällen postmenopausal. Die Tatsache der Hormonsensibilität kann man bei einer medikamentösen Therapie ausnützen. Man gibt am Ende des Zyklus Gestagene, um Blutungsstörungen zu vermindern. Unter einer Gestagen-Dauertherapie kommt es zu einer Wachstumshemmung der Myome. Besonders große Myome können vor einer OP durch GnRH-Analoga-Gabe deutlich verkleinert werden.

! **Merke:** Nur Myome, die Beschwerden machen, bedürfen einer Therapie! Ohne Beschwerden: Kontrolle alle 6 Monate.

Frage: Nun kommen wir zurück auf eine wichtige Differentialdiagnose bei der postmenopausalen Blutung, das **Endometriumkarzinom.** Ist das eine Erkrankung, die eher häufig oder eher selten vorkommt?

☐ ☺ ☐ 😐 ☐ ☹

Antwort: In den letzten Jahrzehnten nimmt die Häufigkeit des Endometriumkarzinoms zu. In den westlichen Industrieländern rangiert es an dritter Stelle bei den Karzinomen der Frau (nach dem Mammakarzinom, vor dem Zervixkarzinom). Der Altersgipfel liegt zwischen 60 und 70 Jahren, allerdings sind 5% der Patientinnen jünger als 40 Jahre.

Frage: Welche **ätiologischen Faktoren** spielen bei der Entstehung eine Rolle?

☐ ☺ ☐ 😐 ☐ ☹

Antwort: Das Endometrium ist sehr hormonsensibel. **Östrogene** bewirken eine Proliferation und den Aufbau der Schleimhaut. Als Risikofaktor für die Entstehung eines Endometriumkarzinom gilt das Überwiegen von Östrogenen, somit kann man folgende Risikofaktoren ableiten:

- anovulatorische Zyklen mit Follikelpersistenz
- Hormonsubstitution mit reiner Östrogengabe ohne Gestagenzusatz
- frühe Menarche, späte Menopause
- Nullipara
- Adipositas (Östrogenproduktion im Fettgewebe)
- Leberfunktionsstörungen, -zirrhose
- Tamoxifen-Therapie bei Mammakarzinom

+ Folgende typische Konstellation von Risikofaktoren bei Endometriumkarzinom bezeichnet man als **Korpuskarzinomsyndrom:** Trias aus Hypertonus, Diabetes mellitus und Adipositas.

Merke: Vorstufen des Endometriumkarzinoms: komplexe Hyperplasien mit Atypien

Frage: Bei einer Patientin mit einer postmenopausalen Blutung haben Sie eine fraktionierte Abrasio durchgeführt, die Diagnose lautet Endometriumkarzinom. Welchen **histopathologischen Befund** erwarten Sie?

☐ ☺ ☐ 😐 ☐ ☹

Antwort: Den größten Anteil der Endometriumkarzinome machen mit ca. 60% die **Adenokarzinome** aus. 25% sind **Mischformen** (Adenoakanthom, adenosquamöses Karzinom, klarzelliges und papilläres Karzinom), die z.T. Drüsen- und/oder Plattenepithelien enthalten. Je höher der Differenzierungsgrad ist, desto günstiger ist auch die Prognose und damit die 5-JÜR. Bei den Adenokarzinomen unterscheidet man im **Grading** hochdifferenzierte Karzinome (G1), Karzinome mit vermehrt soliden Anteilen (G2) und undifferenzierte Karzinome (G3).

histologischer Typ	Häufigkeit	5-JÜR
Adenokarzinom • gut differenziert • mäßig differenziert • schlecht differenziert	60%	 • 90% • 80% • 30–60%
Adenoakanthom	21%	70–80%
adenosquamöses Karzinom	7%	50%
klarzelliges Karzinom	6%	35%
papilläres Karzinom	5%	50%

Tab. 7.5: Endometriumkarzinom: Histologie und Prognose

☐ ☐ ☐
☺ 😐 ☹

? **Frage:** Kommt eine Patientin eher in einem frühen oder späten Stadium der Erkrankung zu Ihnen? Wie ist die **Stadieneinteilung** eines **Endometriumkarzinoms?**

Antwort: Da in den meisten Fällen **Frühsymptome** in Form von **Blutungsstörungen** auftreten (Zwischen-, Schmier- und postmenopausale Blutungen), kommen die meisten Patientinnen früh zur Abklärung. Erst in fortgeschrittenen Stadien treten Beschwerden auf, die durch Tumorinfiltration und die maligne Erkrankung selbst bedingt sind, z.B. Unterbauchschmerzen oder Kachexie.

TNM	FIGO	Befund
Tis	**0**	**Carcinoma in situ**
T1	**I**	**Tumor begrenzt auf Corpus uteri**
T1a	Ia	Tumor auf Endometrium begrenzt
T1b	Ib	Tumor infiltriert die innere Hälfte des Myometriums
T1c	Ic	Tumor infiltriert die äußere Hälfte des Myometriums
T2	**II**	**Tumor infiltriert die Zervix**
T2a	IIa	endozervikaler Drüsenbefall
T2b	IIb	Invasion in das Zervixstroma
T3	**III**	**lokale/regionale Ausbreitung über Uterus hinaus**
T3a	IIIa	Befall der Uterusserosa/Adnexe/Tumorzellen in Aszites oder Peritoneallavage
T3b	IIIb	Befall der Vagina
N1	**IIIc**	**Metastasen in pelvinen/paraaortalen LK**

TNM	FIGO	Befund
T4	**IV**	**Tumorausdehnung über kleines Becken/Einbruch in angrenzende Organe**
	IVa	Infiltration der Blasen/Darmschleimhaut
M1	**IVb**	**Fernmetastasen**

Tab. 7.6: Stadieneinteilung des Endometriumkarzinoms

Frage: An welcher Stelle des Uterus entsteht das Endometriumkarzinom üblicherweise und wie breitet es sich aus? **?**

Antwort: Meist geht das Karzinom vom Fundus uteri aus. Dabei gibt es die **exophytäre** Wachstumsform, bei der sich der Tumor ins Uteruskavum wölbt, und die **endophytäre,** bei der er ins Myometrium hineinwächst. Das Endometriumkarzinom metastasiert erst relativ spät. Es kann sich **per continuitatem** auf die Zervix, die Parametrien, die Adnexe und die Vagina ausbreiten. **Lymphogene Metastasierung** erfolgt in die pelvinen und paraaortalen Lymphknoten. Selten ist die **hämatogene Streuung** in Lunge, Leber oder Knochen.

Frage: Was können Sie mir zur Therapie des Endometriumkarzinoms sagen? **?**

Antwort: Es stehen mehrere Behandlungskonzepte zur Verfügung:
- **Operation,** gegebenenfalls mit Nachbestrahlung
- primäre Radiatio
- **systemische Hormon-** oder **Chemotherapie**

Die Therapie der Wahl ist die abdominale Operation. Dabei werden der Uterus, beide Tuben und beide Ovarien entfernt. Die Entfernung der pelvinen und paraaortalen Lymphknoten hängt ebenso wie die Entfernung der Parametrien und einer Scheidenmanschette vom Tumorstadium, von der Ausbreitung und vom Differenzierungsgrad des Karzinoms ab.

FIGO-Stadium	Therapie
I	• abdominale Hysterektomie mit Adnexektomie beidseits • bei gering differenzierten Karzinomen pelvine, ggf. paraaortale Lymphonodektomie
II	• abdominale Hysterektomie mit Adnexektomie beidseits • pelvine, ggf. paraaortale Lymphonodektomie • bei Zervixbefall Entfernung der Parametrien und einer Scheidenmanschette

FIGO-Stadium	Therapie
III	• abdominale, ggf. radikale Hysterektomie mit Adnexektomie beidseits • pelvine, ggf. paraaortale Lymphonodektomie • partielle, ggf. komplette Kolpektomie bei Scheidenbefall • Alternativ kann eine weniger radikale OP mit Nachbestrahlung durchgeführt werden.
IV	• vordere und/oder hintere Exenteration • palliative Chirurgie + Radiatio/Chemotherapie, bei Fernmetastasen hochdosierte Gestagentherapie

Tab. 7.7: Therapie des Endometriumkarzinoms

Eine **postoperative Bestrahlung** (Kontaktbestrahlung der Scheide, bzw. perkutane Radiatio) sollte durchgeführt werden bei aggressiven Tumoren, wenn Lymphknoten befallen sind, bei einer Infiltrationstiefe von mehr als 50% des Myometriums oder bei einem Grading G3.

! **Merke:** Im Gegensatz zum Zervixkarzinom, bei dem primäre OP und Bestrahlung vergleichbare Ergebnisse erzielen, ist beim Endometriumkarzinom die primäre OP der Strahlentherapie deutlich überlegen.

☐ ☐ ☐
☺ 😐 ☹

? **Frage:** Welche Möglichkeiten gibt es bei der Bestrahlung?

Antwort: Eine **perkutane Hochvolttherapie** des kleinen Beckens ist indiziert, wenn beispielsweise in Lymphknoten Metastasen nachgewiesen wurden oder der Tumor nicht im Gesunden entfernt werden konnte bzw. wenn sich bei eingeschränkter Operabilität im CT metastasenverdächtige LK zeigen. Das Becken wird mit **40–60 Gy** bestrahlt. Den Scheidenstumpf, der besonders rezidivgefährdet ist, kann man **lokal bestrahlen,** indem man in die Vagina einen Platzhalter einbringt und diesen ferngesteuert mit radioaktivem Material beschickt (Iridium, Cäsium). Dieses Verfahren bezeichnet man als **Afterloading.**

☐ ☐ ☐
☺ 😐 ☹

? **Frage:** Können Sie sich vorstellen, was der Hintergedanke bei diesem Verfahren ist?

Antwort: Die Methode wurde entwickelt, um die Strahlenbelastung des medizinischen Personals möglichst gering zu halten. Das radioaktive Material wird erst in den Träger eingebracht, wenn das Personal den Raum verlassen hat. Außerdem ist es durch das Afterloading möglich, eine lokal sehr gut abgrenzbare Bestrahlung an schwer zugänglichen anatomischen Bereichen durchzuführen. Somit ist die Schädigung benachbarter Organe geringer und gleichzeitig die Strahlendosis am Zielareal hoch.

Frage: Nun zurück zum Endometriumkarzinom. Was machen Sie mit einer Patientin, die vom internistischen Kollegen wegen kardialer Risikofaktoren nicht zur OP freigegeben wird? **?**

☐ ☺ ☐ 😐 ☐ ☹

Antwort: Bei inoperablen Patientinnen führt man eine **primäre Strahlentherapie** durch, eine Kombination aus zwei Bestrahlungsarten: Durch **intrakavitäre Kontaktbestrahlung** im Afterloadingverfahren (der Strahlenapplikator liegt dabei in der Uterushöhle) kann am Endometrium eine Dosis von 100 Gy erzielt werden. Um auch Beckenwand und Lymphknoten zu erreichen, setzt man zusätzlich die **perkutane Hochvolttherapie** ein.

Frage: Und wie beurteilen Sie die **Wirksamkeit** einer **Hormon-** oder **Chemotherapie** beim Endometriumkarzinom? **?**

☐ ☺ ☐ 😐 ☐ ☹

Antwort: Die Datenlage zur Hormon- und Chemotherapie beim Endometriumkarzinom ist spärlich. Der Einsatz einer Hormontherapie, in diesem Falle mit Gestagenen, scheint keinen positiven Effekt zu zeigen. In der palliativen Situation oder bei Rezidiven kann der Einsatz von MPA (Medroxyprogesteronacetat) Wirkung zeigen (Ansprechrate: 20–30%). Auf eine Chemotherapie wird vor allem dann bei Rezidiven zurückgegriffen, wenn der Tumor hormonrezeptornegativ ist. Die Remissionsdauer ist dabei oft kurz und die Toxizität ist hoch. Es werden v.a. Antrazykline und Platinderivate eingesetzt.

> tipp Bei all diesen Tumortherapien sollte man sich immer überlegen, wie die Patientinnen aussehen, die mit 70 ein Endometriumkarzinom im Spätstadium haben. Meist sind sie internistisch nicht mehr belastbar genug, sodass man von der riesigen OP über Bestrahlung bis zur Chemo nicht mehr alles durchführen kann.

Frage: Abschließend noch ein paar Worte zur **Prognose** des Endometriumkarzinoms! **?**

☐ ☺ ☐ 😐 ☐ ☹

Antwort: Die **Prognose** ist abhängig von mehreren Faktoren:
- histologischer Typ
- Grading
- Rezeptorstatus
- Infiltrationstiefe, Ausdehnung
- Lymphknotenbefall
- Primärtherapie
- Allgemeinzustand, Alter

Wegen der Frühsymptome werden Endometriumkarzinome zu 75% im Stadium I diagnostiziert. Diese Patientinnen haben eine 5-Jahres-Überlebensrate von ca. 85%. Die durchschnittliche 5-Jahres-Überlebensrate unabhängig vom Stadium ist 70–75%.

□ □ □
☺ 😐 ☹

? **Frage:** Gibt es noch andere **maligne Tumoren,** die im Uterus entstehen können?

✚ Nur 1–4% der malignen Uterustumoren sind Sarkome. Sie metastasieren schnell hämatogen und haben eine 5-JÜR von 25–30%.

Antwort: Auch Zellen des Myometriums können in seltenen Fällen maligne entarten. **Leiomyosarkome** entstehen meist aus Myomen. Die Wahrscheinlichkeit, dass ein Myom in ein Sarkom übergeht, beträgt aber nur 0,3%. Besonders schnell wachsende Myome sollte man aufmerksam beobachten. Oft werden Sarkome zufällig bei der histologischen Untersuchung eines Hysterektomiepräparats entdeckt. Die Therapie besteht in der Entfernung des Uterus, beider Adnexen und der Lymphknoten mit anschließender Chemotherapie.

8 Erkrankungen der Ovarien

8.1 Tumorartige Veränderungen und Tumore der Eileiter

Frage: Wie schätzen Sie die Häufigkeit von **Tumoren der Eileiter** ein? Nennen Sie bitte auch einige Beispiele. **?**

☐ ☐ ☐
☺ 😐 ☹

Antwort: Sowohl benigne Tumore als auch Malignome der Tuben sind sehr selten.

Erkrankung	Merkmale
benigne	
• Tubarendometriose • Salpingitis isthmica nodosa	Hämatosalpinx
• Hydatiden	wassergefüllte Zysten aus Resten des Müller-Gangs
• Hydrosalpinx • Pyosalpinx • Hämatosalpinx	Flüssigkeitsansammlung und Auftreibung der Tube infolge Verklebung oder Abflussbehinderung (bei Hämatosalpinx Ausschluss EUG!)
• Periovarialzysten	intraligamentäre Zysten embryonaler Strukturen (Müller- oder Wolff-Gang)
• Adenomatoidtumoren	aus mesothelialem Endothel
maligne	
• Tubenkarzinom	• sehr seltenes Adenokarzinom • meist einseitig ampullär lokalisiert • Altersgipfel 50.–60. LJ • frühzeitige lymphogene Metastasierung • 5-JÜR 10–30%; sehr typische Frühsymptome (Unterschied zu Ovarialkarzinom) mit Schmerzen auf betroffener Seite, abnormen Blutungen und Fluor • Therapie ähnlich wie Ovarialkarzinom

Tab. 8.1: Tumoren der Eileiter

8.2 Tumorartige Veränderungen und Tumore der Ovarien

Fallbeispiel: Eine 25-jährige Frau kommt zur jährlichen Routineuntersuchung, sie hat keinerlei Beschwerden. Sie tasten einen Tumor im linken Adnexbereich, der nicht druckschmerzhaft ist. Was könnte das sein?

✚ Bei bilateralen Ovarialtumoren ist die Wahrscheinlichkeit eines Malignoms 2- bis 3-fach erhöht!

tipp Vorsicht: Auch ein gefüllter Darm kann bei einer jungen, schlanken Patientin palpatorisch wie ein Tumor imponieren!

Antwort: Ich würde zunächst an eine Veränderung am Ovar denken. Häufig findet man **funktionelle Zysten,** die bei vielen Frauen im Verlauf eines Zyklus entstehen und meist symptomlos sind. Es könnte sich aber auch um einen **benignen** oder **malignen Ovarialtumor** handeln.

Als weitere „gynäkologische" Ursachen kommen subseröse oder intraligamentär gelegene Myome, Endometrioseherde, oder Flüssigkeitsansammlungen im Eileiter, also eine Hydrosalpinx oder eine EUG, in Betracht. Grundsätzlich muss man auch an ein entzündliches Geschehen, z.B. einen Tuboovarialabszess oder einen perityphilitischen Abzess denken, die Patientin hat allerdings keine Entzündungszeichen wie z.B. Fieber. Darmerkrankungen wie Divertikulitis und Sigmakarzinom sind ebenfalls Differentialdiagnosen, bei dieser jungen Frau aber eher unwahrscheinlich.

Merke: Jeder verdächtige Befund der Ovarien muss abgeklärt werden!

Frage: Welche **Diagnostik** würden Sie veranlassen?

tipp Natürlich immer wichtig: genaue Anamnese (Zyklus? Letzte Menstruation? Blutungsstörungen? Medikamente/hormonelle Kontrazeptiva?).

Antwort: Nach einer sorgfältigen Anamneseerhebung und einer gynäkologischen Untersuchung würde ich einen **Schwangerschaftstest** durchführen. Wenn dieser negativ ist, kann man die EUG als Ursache bereits ausschließen. Eine genauere Beurteilung des Tumors ist in der **vaginalen Sonographie** möglich.

Frage: Welcher Sonographiebefund erfordert lediglich Beobachtung? Und bei welchem müssen Sie umgehend handeln?

Antwort: Reine **Ovarialzysten** sind glatt begrenzt und einkammrig, haben keine Binnenechos, keine soliden Anteile und keine auffälligen Randstrukturen. Nach 1–2 Monaten sollten sie sonographisch kontrolliert werden. Alle anderen Tumoren (inhomogene/mehrkammrige/unscharf begrenzte/zystisch-solide) müssen als potenziell maligne angesehen werden und erfordern weitere Abklärung und eine histologische Untersuchung! Bei diesen Patientinnen muss daher umgehend je nach Befund und Klinik eine Laparoskopie bzw. Laparotomie durchgeführt werden.

Merke: Die Punktion malignitätsverdächtiger Tumoren ist obsolet (Gefahr der Tumorzellstreuung)! !

Frage: Welche Formen der **Ovarialzysten** gibt es? ?

☐ ☐ ☐
☺ 😐 ☹

Antwort: Häufig findet man **funktionelle Ovarialzysten.** Da sie nur selten Beschwerden verursachen, werden sie meist zufällig bei der Sonographie entdeckt. Sie werden von Ovarialhormonen beeinflusst und bilden sich vielfach ohne Therapie spontan zurück. Man sollte sie nach 4–8 Wochen nochmals sonographisch kontrollieren.

Folgende Formen der funktionellen Ovarialzysten kommen vor:

- Follikelzysten
- Corpus-luteum-Zysten
- polyzystische Ovarien (PCO, Stein-Leventhal-Syndrom)
- Thekaluteinzysten: Folge übermäßiger HCG-Stimulation (Zwillingsschwangerschaften, Blasenmole u.Ä.)

Zysten, die funktionell oder durch Gewebsfehlbildung entstanden sind und sich über längere Zeit nicht verändern, bezeichnet man als **Retentionszysten.** Dazu zählen beispielsweise die Dermoide.

Merke: Das in den Granulosazellen von Follikelzysten produzierte Östrogen kann zu einer glandulär-zystischen Endometriumhyperplasie mit Schmierblutungen führen. !

Frage: Was tun Sie, wenn sich die Zyste nach 4 Wochen nicht zurückgebildet hat? ?

☐ ☐ ☐
☺ 😐 ☹

Antwort: Wenn man eine asymptomatische Ovarialzyste entdeckt, würde man erst die nächste Menstruation abwarten und dann sonographisch kontrollieren. Besteht der Befund dann weiterhin, kann man Gestagene bzw. einen gestagenbetonten Ovulationshemmer verordnen. Ist die Zyste nach 8 Wochen noch nachweisbar oder überschreitet eine Größe von ca. 5 cm Durchmesser, sollte sie zur Abklärung operativ entfernt werden.

Merke: Mögliche Gefahren benigner Ovarialtumoren und Zysten:
- sekundäre Entartung
- Stieldrehung → hämorrhagische Infarzierung, akutes Abdomen
- Ruptur → intraabdominelle Blutung, Schock

Frage: Können Sie mir erläutern, was das Syndrom der **polyzystischen Ovarien** ist?

Antwort: Diese Störung wird auch als **Stein-Leventhal-Syndrom** oder **PCO (= polycystic ovaries)** bezeichnet. Die Ursache ist nicht genau geklärt. Man nimmt an, dass die Granulosazellen im Ovar nicht adäquat auf FSH und LH ansprechen und es infolge des fehlenden negativen Feedbacks zu einer vermehrten Freisetzung v.a. von LH kommt. Diese wiederum führt zu einer überschießenden ovariellen Androgenproduktion. Die Ovarien erscheinen im Ultraschall zystisch und vergrößert. Folge ist die „Vermännlichung" der betroffenen Patientin mit Hirsutismus, Adipositas, Zyklusstörungen bis hin zur sekundären Amenorrhö und Sterilität.

Differentialdiagnostisch sollten Endokrinopathien mit Virilisierungserscheinungen, z.B. Morbus Cushing oder das adrenogenitale Syndrom, und androgenbildende Tumoren ausgeschlossen werden. Bei diesen Tumoren treten die Virilisierungserscheinungen jedoch meist innerhalb kürzester Zeit auf.

Merke: Für das Stein-Leventhal-Syndrom ist die folgende **Symptom-Trias** typisch: Amenorrhö, Hirsutismus, Adipositas.

Frage: Wie sieht die **Therapie** einer PCO-Patientin aus?

Antwort:
- **bei Kinderwunsch:** medikamentös mit Clomifen, Gonadotropinen oder Glukokortikoiden
- **ohne Kinderwunsch:** Ovulationshemmer, Glukokortikoide

Frage: Das Ovar besteht aus unterschiedlichen Gewebeanteilen. Bitte geben Sie uns nun einen Überblick über die **benignen** und **malignen Tumoren,** die daraus entstehen können!

Antwort: Der Eierstock enthält **Epithel, Keim-** und **Bindegewebe.** Aus den verschiedenen Gewebearten können sich sowohl gut- als auch bösartige Tumoren entwickeln:

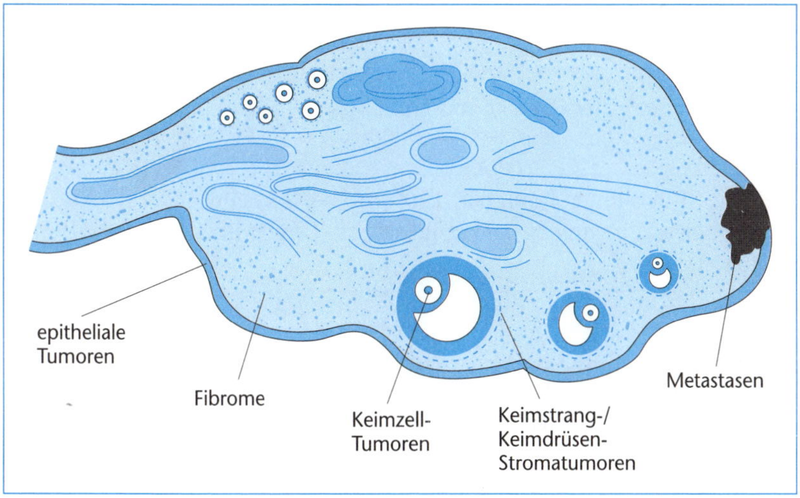

Abb. 8.1: Tumorentwicklung aus den verschiedenen Gewebearten im Ovar [6]

Klassifikation	Häufigkeit	Merkmale
epitheliale Tumoren • seröses Kystom • muzinöses Kystom • endometroide Tumoren • Klarzelltumor • Brenner-Tumor	60% aller Ovarial-TU, 70–80% der malignen	• gehen vom Oberflächenepithel aus, maligne Form: **Ovarialkarzinom** • Vorkommen in allen Altersstufen
Keimzell-Tumoren • Dysgerminom • Dottersack-Tumor • embryonales Karzinom • Teratom (reife Form = Dermoid) • Chorionkarzinom	20% aller Ovarial-TU, 2–3% der malignen	• entstehen aus der Keimzelle, meist ist Gewebe aus Endo-, Meso- und Ektoderm vorhanden • i.d.R. keine Hormonproduktion • Vorkommen v.a. bei jungen Frauen
Keimstrang-/Keimdrüsen-Stroma-Tumoren • Granulosazell-Tumor (Ö) • Thekazell-Tumor (Ö) • Sertoli-Leydig-Zell-Tumor (A) • Gynandroblastom (Ö/A)	10–12% aller Ovarial-TU, 12% der malignen	• sexuell differenziertes Ovarialstroma • produzieren meist Hormone (**Ö**strogen, **A**ndrogen) • Vorkommen v.a. postmenopausal • Ausnahme: Sertoli-Leydig-Zell-Tumor • bei jungen Frauen
Fibrome • Fibrom • Sarkom	5% aller Ovarial-TU	• ausgehend vom Mesenchym (nicht sexuell differenziertes Stroma)

Klassifikation	Häufigkeit	Merkmale
Metastasen anderer Tumoren • Krukenberg-Tumor (= Abtropfmetastase eines Magenkarzinoms) • andere	15–25% der malignen Ovarial-TU	• Metastasen bei Primärtumoren in GIT, Uterus, Mamma u.a. • Lymphome

Tab. 8.2: Übersicht benigner und maligner Ovarialtumoren

! **Merke:** Bei einigen benignen Tumoren besteht ein hohes Risiko der malignen Entartung: z.B. Granulosazell-Tumor in 25%, seröse Kystome in ca. 20%.

☐ ☐ ☐
☺ 😐 ☹

? **Frage:** Woran könnte es liegen, dass **Ovarialtumoren** eher in einem fortgeschrittenen Stadium diagnostiziert werden?

Antwort: Typisch für Ovarialtumoren ist, dass sie **erst spät Symptome** verursachen. Die Ovarien sind recht mobil und können sich bei zunehmender Größe ins große Becken verlagern. Die dort liegenden Nachbarorgane weichen lange Zeit gut aus. Vielen Patientinnen fällt oft als Erstes auf, dass der **Bauchumfang** zunimmt bzw. dass ihnen Kleidungsstücke nicht mehr passen. Dies beruht auf der Größe des Tumors oder auf Aszitesbildung bei Peritonealkarzinose. Die Diagnosestellung erfolgt daher meist erst in einem fortgeschrittenen Stadium.

☐ ☐ ☐
☺ 😐 ☹

? **Frage:** Welche weiteren **Symptome** können durch Ovarialtumore verursacht werden?

Antwort: Manche Tumore bilden Östrogene, die oft zur Endometriumhyperplasie mit entsprechenden **vaginalen Blutungen** führen. Durch Verdrängung oder Einwachsen in Nachbarorgane kann es zu **Blasen-** und **Darmstörungen, Harnleiterstauung, Übelkeit** und **Völlegefühl** sowie **Lumbalgien** kommen. Bei 50% der Patientinnen mit Ovarialkarzinom bestehen zum Zeitpunkt der Diagnosestellung bereits **Peritonealkarzinose, Aszites** und **Kachexie.**

☐ ☐ ☐
☺ 😐 ☹

? **Frage:** Worauf müssen Sie achten, wenn Sie ein **muzinöses Kystom** operativ entfernen?

Antwort: Man sollte in jedem Fall vermeiden, dass die Zyste intraoperativ eröffnet wird (wie dies auch bei jedem anderen unklaren Adnextumor vermieden werden sollte!) und Zellen in den Bauchraum gelangen, da diese sich sonst im Bauchraum absiedeln und zum sog. Gallertbauch, dem **Pseudomyxoma peritonei,** führen.

Frage: Was hat man sich unter einer **Struma ovarii** vorzustellen? **?**

☐ ☺ ☐ 😐 ☐ ☹

Antwort: Eine **Struma ovarii** kann in einem Teratom entstehen, wenn es Schilddrüsengewebe enthält. Dieses bildet Schilddrüsenhormone und kann auch zu einer Hyperthyreose führen, da es nicht dem negativen Feedback der Hypophyse unterliegt.

✚ Sogar ein Schilddrüsenkarzinom kann aus einem Teratom hervorgehen!

Frage: Bitte beschreiben Sie, was Sie als Inhalt einer **Dermoidzyste** vorfinden können. **?**

☐ ☺ ☐ 😐 ☐ ☹

Antwort: Als Dermoidzyste bezeichnet man die gutartige Form eines Keimzelltumors (reifes Teratom). Sie enthält meist **Gewebe** aller **drei Keimblätter,** darunter Haut, Talg, Haare, Zähne und Knochenanteile. Letztere können röntgenologisch nachgewiesen werden. Durch die sich ansammelnden Hautsekrete nimmt die Zyste langsam an Größe zu, man spricht auch von einer **Retentionszyste.**

Frage: Was ist das **Meigs-Syndrom?** **?**

☐ ☺ ☐ 😐 ☐ ☹

Antwort: Man bezeichnet damit das Auftreten von Aszites und beidseitigen Pleuraergüssen im Zusammenhang mit **Ovarialfibromen.** Die Ursache ist unklar. Atembeschwerden können als erstes Symptom darauf hinweisen.

Frage: Erklären Sie kurz, was man unter dem Begriff **Borderline-Tumor** versteht und wie die Therapie aussieht. **?**

☐ ☺ ☐ 😐 ☐ ☹

Antwort: Borderline-Tumoren sind Ovarialtumoren ohne Tumorinvasion, aber mit typischen malignen Zellveränderungen. Etwa 20% der nicht benignen epithelialen Ovarialtumoren zählen zu dieser Gruppe. Histologisch handelt es sich um Epithel mit deutlichen Proliferations- und Atypiezeichen, z.B. vermehrten Mitosen und Kernatypien. Im Gegensatz zu den invasiven Karzinomen ist jedoch **keine Stromainvasion** nachweisbar. Es handelt sich um eine eigenständige Tumorform und ist keine Übergangsform eines benignen in einen malignen Tumor. Makroskopisch kann man sie meist nicht von Zystadenomen, einfachen Ovarialzysten oder einem Ovarialkarzinom unterscheiden.

Die **Therapie** beinhaltet die Entfernung des erkrankten Ovars und richtet sich nach der Familienplanung der Frau:

- Patientinnen **mit Kinderwunsch:** einseitige Adnexektomie mit multipler PE-Entnahme aus dem kontralateralen Ovar und dem Beckenperitoneum (erhöhtes Risiko, engmaschige Nachkontrollen empfohlen)
- Patientinnen **mit abgeschlossener Familienplanung:** operative Therapie wie beim Ovarialkarzinom, zurückhaltende LK-Resektion

Die Erkrankung hat eine günstige Prognose (5-JÜR 90–95%). Patientinnen mit Borderline-Tumoren profitieren nicht von einer Chemo- oder Strahlentherapie.

> **!** **Merke:** Synonyme: LMP(„low malignant potential")-Tumor, atypisch proliferierender Tumor, Borderline-Tumor.

☐ ☐ ☐
☺ 😐 ☹

> **?** **Frage:** Sagen Sie mir bitte, wie **häufig** das Ovarialkarzinom zu finden ist und in welchem **Alter** die Patientinnen bevorzugt erkranken.

Antwort: Das Ovarialkarzinom ist der dritthäufigste Genitaltumor bei der Frau, die Inzidenz liegt bei 15/100000 Frauen pro Jahr. Ab dem 60. LJ nimmt das Erkrankungsrisiko kontinuierlich zu. Allerdings können auch junge Frauen betroffen sein.

☐ ☐ ☐
☺ 😐 ☹

> **?** **Frage:** Gibt es **Risikofaktoren,** die das Auftreten dieser Erkrankung begünstigen?

Antwort: Die Ätiologie des Ovarialkarzinoms ist weitgehend unbekannt. Das Risiko, an einem Ovarialkarzinom zu erkranken, steigt mit der Anzahl der Ovulationen im Leben. Folgende Risikofaktoren sind bekannt:

- Nullipara
- Alter > 40 Jahre
- weiße Hautfarbe
- hoher sozioökonomischer Status
- familiäre Disposition, z.B. Mutation im BRCA-1/2-Gen, Mamma-Ovarialkarzinomsyndrom

Protektiv wirken sich aus:

- langjährige Einnahme von Ovulationshemmern
- Multiparität

Merke: Einer der wichtigsten Risikofaktoren für das Ovarialkarzinom ist eine hohe Zahl von Ovulationen. Nullipara, die besonders viele Ovulationen hatten, sind stärker gefährdet als Multiparae oder Frauen, die Ovulationshemmer einnehmen.

!

Frage: Gehen Sie bitte auf die **Stadieneinteilung** des Ovarialkarzinoms ein.

?

☐ ☐ ☐
☺ 😐 ☹

Antwort: Auch hier kommt der Stadieneinteilung, wie bei allen Malignomen, eine große Bedeutung zu, da die Prognose entscheidend davon abhängt.

TNM	FIGO	Befund
T1	**I**	**Tumor begrenzt auf Ovarien**
T1a	Ia	auf ein Ovar begrenzt; Kapsel intakt; kein Tumor auf der Oberfläche des Ovars, keine malignen Zellen in Aszites oder in der Peritonealspülung
T1b	Ib	auf beide Ovarien begrenzt; sonst wie Stadium Ia
T1c	Ic	begrenzt auf ein oder beide Ovarien mit Kapselruptur und/oder Tumor an Ovaroberfläche und/oder maligne Zellen im Aszites oder bei Peritonealspülung
T2	**II**	**Tumor befällt ein oder beide Ovarien und breitet sich im kleinen Becken aus**
T2a	IIa	Ausbreitung auf Uterus und/oder Tube(n); **keine** malignen Zellen in Aszites oder Peritonealspülung
T2b	IIb	Ausbreitung auf andere Beckengewebe; **keine** malignen Zellen in Aszites oder Peritonealspülung
T2c	IIc	Ausbreitung im kleinen Becken (IIa oder IIb) und maligne Zellen in Aszites oder Peritonealspülung
T3 und/ oder **N1**	**III**	**Tumor befällt ein oder beide Ovarien mit histologisch nachgewiesenen Peritonealmetastasen außerhalb des Beckens und/oder regionären Lymphknotenmetastasen, Leberkapselmetastasen**
T3a	IIIa	mikroskopische Peritonealmetastasen jenseits des Beckens
T3b	IIIb	makroskopische Peritonealmetastasen jenseits des Beckens, größte Ausdehnung < 2 cm
T3c	IIIc	Peritonealmetastasen jenseits des Beckens, größte Ausdehnung > 2 cm, und/oder regionäre Lymphknotenmetastasen

TNM	FIGO	Befund
M1	IV	Fernmetastasen (nicht Peritonealmetastasen) hämatogene Metastasierung in Lunge, Leber, Knochen und Gehirn

Tab. 8.3: Stadieneinteilung des Ovarialkarzinoms

☐ ☐ ☐
☺ 😐 ☹

? **Frage:** Welche **Therapieansätze** werden beim Ovarialkarzinom angewandt?

Antwort: Es gibt folgende Therapiemöglichkeiten:

- **Operative Therapie:** Es sollte immer mit einem Längsschnitt operiert werden, damit bei Bedarf der Schnitt in den Oberbauch erweitert werden kann. Nach Eröffnung der Bauchhöhle wird Aszites zur zytologischen Untersuchung entnommen. Nach histologischer Sicherung mittels Schnellschnitt sollte eine beidseitige Adnexektomie (Ovarien und Tuben), eine Hysterektomie, die Resektion des Omentum majus und gegebenenfalls des Beckenperitoneums sowie die Entfernung pelviner/paraaortaler LK durchgeführt werden. Anzustreben ist eine makroskopische R0-Resektion, gegebenenfalls müssen auch befallene Blasen- und Darmanteile radikal entfernt werden. Auch wenn keine R0-Situation erreicht werden kann, ist das Ziel immer die Entfernung möglichst großer Tumormassen. Eine ausführliche Aufklärung und eine gute OP-Vorbereitung sind unerlässlich.

! **Merke:** Der postoperativ in situ verbliebene Tumorrest ist der wichtigste Prognoseparameter!

- **Chemotherapie:** Nach **kompletter** Entfernung des Tumors wird zur mikroskopischen Tumorentfernung ab Stadium FIGO Ia/b und G>1, FIGO Ic und höher eine **adjuvante Therapie** mit platinhaltigen Medikamenten, z.B. Carboplatin® oder Cisplatin®, durchgeführt. Bei **Tumorresten** sollte eine Remissionstherapie, also eine **palliative Therapie,** durchgeführt werden. Damit verbessern sich die Überlebenszeit und das Wohlbefinden der Patientinnen enorm. Bei sehr großen Tumormassen kann eine **neoadjuvante Chemotherapie** die Operabilität verbessern.
- **Lokale Applikation von Chemotherapeutika** bei Pleuraergüssen und Aszites: wird eher selten durchgeführt, nur nach Ausschöpfen der systemischen Chemotherapie und in klinischen Studien.

- **Hormone, Immunmediatoren** (TNF, IL): Diese **palliative** Therapieform mit Gestagenen, Anti-Östrogenen oder GnRH-Analoga ist bei sonst austherapierten Fällen oder Patientinnen in schlechtem Allgemeinzustand möglich.
- **Strahlentherapie:** bei lokalem Tumorrest oder Rezidiv, palliativ bei Metastasen, heute weitgehend von der Chemotherapie verdrängt.

Die Rezidivhäufigkeit nach Primärbehandlung liegt bei ca. 60–70%.

Frage: Welche **Prognose** hat das Ovarialkarzinom? ?

☐ ☐ ☐
☺ 😐 ☹

Antwort: Die Tumoren werden wegen der fehlenden Frühsymptome meistens spät entdeckt. Würde man sie im Stadium FIGO I finden, läge die Sterblichkeit um ca. 30% niedriger. Die **5-Jahres-Überlebensrate** ist unter anderem von der Radikalität der Operation abhängig und liegt bei **30–70%**. Folgende Prognosefaktoren sind zu nennen: Die primäre Ausdehnung des Tumors, also das FIGO-Stadium, die Größe des postoperativen Resttumors, die Malignität des Tumorgewebes bezogen auf den Differenzierungsgrad und die Proliferationsrate, das Ansprechen auf Zytostatika sowie Alter und Allgemeinzustand der Patientin.

Frage: Welche **Tumormarker** können beim Ovarialkarzinom erhöht sein? Kennen Sie andere Ursachen für eine Erhöhung? ?

☐ ☐ ☐
☺ 😐 ☹

Antwort: Der Tumormarker CA 125 wird vor allem von serösen Ovarialkarzinomen gebildet und ist im fortgeschrittenen Stadium bei mehr als 80% der Frauen erhöht. Im Stadium FIGO 1 hingegen ist er nur bei der Hälfte der Patientinnen erhöht. Falsch positive Werte ergeben sich häufig bei benignen Adnextumoren, Endometriose, genitalen und peritonealen Infektionen, Uterus myomatosus, Schwangerschaft, Lebererkrankungen und Autoimmunerkrankungen. Der Tumormarker CA 19-9 weist beim muzinösen Ovarialkarzinom eine höhere Treffsicherheit als CA 125 auf und CA 72-4.

> **Merke:** Die Kombination von normalem CA-125-Serumspiegel, unauffälligem Ultraschallbefund und unauffälliger klinischer Untersuchung schließt ein Ovarialkarzinom mit hoher Wahrscheinlichkeit aus. Bei einem komplexen Sono-Adnexbefund in Kombination mit einem erhöhten CA-125-Serumspiegel kann mit > 80% Wahrscheinlichkeit von einem malignen Befund ausgegangen werden. !

9 Erkrankungen der Mamma

9.1 Gutartige Tumore

□ □ □
☺ 😐 ☹

Fallbeispiel: Eine 24-jährige Patientin kommt ganz aufgelöst zu Ihnen und berichtet, gestern erstmals ihre Brust abgetastet und dabei einen Knoten gefunden zu haben. Welches ist die wahrscheinlichste Diagnose?

Antwort: Jeder palpable Knoten der Mamma muss ernst genommen und abgeklärt werden. Bei einer jungen Frau handelt es sich am häufigsten um ein **Fibroadenom.** Dieses ist gutartig, derb, meist 1–2 cm groß, gut verschieblich, abgerundet und tritt zumeist zwischen dem 25. und 35. LJ auf. Histologisch besitzt es epitheliale und mesenchymale Anteile, die peri- oder intrakanalikulär wachsen. Das Risiko für ein **Mammakarzinom** ist nicht erhöht. In der Mammographie zeigt das Fibroadenom eine deutliche Abgrenzung und eine homogene Verschattung, sonographisch besitzt es glatte Randkonturen und ist homogen echoarm. Bei jungen Frauen kann das Geschehen vorerst beobachtet werden, wenn Sonographie, Mammographie und Punktionszytologie klar für ein Fibroadenom sprechen und es zu keinem Größenzuwachs kommt. Diagnostische Sicherheit gibt aber nur eine **histologische Abklärung.**

□ □ □
☺ 😐 ☹

Frage: Welche Differentialdiagnosen fallen Ihnen zu **Knoten in der Brust** ein?

Antwort: Es muss immer ein **Karzinom** ausgeschlossen werden. An gutartigen Tumoren gibt es neben dem **Fibroadenom** z.B. Knoten bei der **Mastopathie.** Diese diffusen Knoten finden sich v.a. prämenstruell in beiden Brüsten. Selten kommt es zu einer Mamillensekretion. **Zysten** sind glatt begrenzt, oft eindrückbar oder fluktuierend und mäßig druckschmerzhaft. Hämatome treten nach Traumata auf. **Lipome, Chondrome, Atherome** und **Fibrome,** die weich bis mittelhart und nicht druckdolent imponieren, sind weitere Differentialdiagnosen. Auch bei einer **Mastitis** treten Knoten im Sinn eines Infiltrates oder einer Abszedierung auf. Dabei finden sich Entzündungszeichen und die Brust ist sehr druckdolent. Nach einer Brustoperation sind oft Verhärtungen im Sinne einer Narbenbildung tastbar.

Frage: Was versteht man unter einem **Phylloides-Tumor?** ?

☐ ☐ ☐
☺ 😐 ☹

Antwort: Der Phylloides-Tumor ist ein **semimaligner Tumor,** der histologisch ähnlich aussieht wie ein Fibroadenom. Er besitzt mesenchymale und epitheliale Anteile. Dieser Tumor wächst sehr schnell und destruktiv und kann unbehandelt extrem groß werden. Er muss auf alle Fälle komplett exzidiert werden, da bis zu 20% maligne entarten können und das Risiko für ein Rezidiv bei postoperativen Resten groß ist.

Merke: Bei schnell wachsenden Fibroadenomen muss immer an einen Phylloides-Tumor gedacht werden. !

Frage: Wodurch kann eine **Sekretion** aus der **Mamille** ausgelöst werden? ?

☐ ☐ ☐
☺ 😐 ☹

Antwort: Man unterscheidet physiologische und pathologische Mamillensekretion. Die häufigste physiologische Sekretion aus der Mamille ist Muttermilch. Zur physiologischen Sekretion kann es außer in der Laktationsperiode auch durch taktile Manipulation der Mamille, bei Stress, körperlicher Arbeit, beim Koitus oder im Schlaf kommen. Beidseitiger **klarer** oder **milchiger Ausfluss** entsteht oft durch eine Hyperprolaktinämie. Er kann idiopathisch oder durch eine Hypothyreose, durch ein Hypophysenadenom oder durch Pharmaka, wie z.B. Neuroleptika, Reserpin, Östrogene und Opiate, bedingt sein. **Blutiger Ausfluss** besteht bei Karzinomen oder auch bei Milchgangspapillomen. **Gelblich-eitrige Sekretion** spricht eher für eine Mastitis oder einen Abszess. Eine Mastopathie kann ein- oder beidseitigen **milchigen Ausfluss** bedingen. Selten kommt es auch beim Fibroadenom zu einer milchigen Mamillensekretion.

+ Die Hyperprolaktinämie wird durch einen antidopaminergen Effekt verursacht. Neuroleptika zeigen einen Dopamin-D2-Rezeptor-Antagonismus; durch Reserpin und α-Methyldopa wird die Dopaminkonzentration in den Vesikeln der dopaminergen Neurone reduziert.

Frage: Die **Mastopathie** spielt in der klinischen Praxis eine wichtige Rolle. Erzählen Sie mir bitte etwas darüber. ?

☐ ☐ ☐
☺ 😐 ☹

Antwort: Eine Mastopathie findet sich bei bis zu 50% aller Frauen. Es handelt sich um eine **hormonabhängige Umbaureaktion** der Brust mit Fibrosierungen, Zystenbildung, intraduktalen Epithelproliferationen, sowie Gangektasien. Ursache hierfür ist ein Missverhältnis zwischen zu viel Östrogen und zu wenig Gestagen. Hierzu kommt es z.B. bei erhöhtem Gesamtöstrogen, vermehrtem ungebundenem Östrogen, Progesteronmangel, Hyperprolaktinämie, Hyperandrogenämie oder einer Hypothyreose. In der Menopause bilden sich die Symptome zurück. Klinisch imponieren v.a. prämenstruelle Schmerzen, Spannungsgefühl, Knoten und Mamillensekretion. Diagnostisch werden die Mammographie, ein Mammasonogramm, eine Punktion oder auch bei unklarem Befund die Exzision durchgeführt. Drei Grade werden unterschieden: Bei Grad 1, der **einfachen Mastopathie,** zeigen sich weder Epithelproliferationen noch Zellatypien. Grad 2, die **einfache proliferierende Mastopathie,** ist durch Epithelproliferationen charakterisiert und bei Grad 3, der **atypisch proliferierenden Form,** findet man zusätzlich Zellatypien. Das **Entartungsrisiko** ist bei Grad 1 nicht erhöht und bei Grad 2 nur gering. Bei Grad 3 nimmt es jedoch um den Faktor 3–4 zu.

☐ ☐ ☐
☺ 😐 ☹

? **Frage:** Wie **therapieren** Sie eine Mastopathie?

Antwort: Häufig bilden sich die Beschwerden bereits durch physikalische Maßnahmen wie straffe Büstenhalter und Kühlung oder das Meiden von Kaffee, Tee und Schokolade (methylxanthinhaltige Nahrungsmittel) zurück. Alternativ kann mit **Phytotherapeutika** (Agnus castus) behandelt werden. Sollte dies nicht ausreichen, kommen im Stadium 1 und 2 topisches und systemisches **Progesteron** oder auch ein gestagenbetontes **Kontrazeptivum** zum Einsatz. Spätestens im Stadium 3 sollte die Histologie definitiv gesichert werden. Bei zusätzlichen Risikofaktoren und rezidivierendem Befund sollte eine subkutane Mastektomie erwogen werden. Andernfalls muss engmaschig kontrolliert werden.

9.2 Entzündliche Veränderungen

☐ ☐ ☐
☺ 😐 ☹

Fallbeispiel: Eine 32-jährige Patientin kommt 16 Tage postpartal zu Ihnen und klagt über eine schmerzhafte, gerötete und heiße Brust. Das Stillen hat bisher problemlos geklappt. Was ist Ihre Verdachtsdiagnose, an was sollten Sie auch denken und was würden Sie machen?

Antwort: Meine Verdachtsdiagnose lautet **Mastitis purperalis.** Beim Stillen kann es durch mangelnde Hygiene, Rhagaden der Mamille und Milchstau zu einer Übertragung von meist Staphylococcus aureus und koagulasenegativen Streptokokken kommen. Klinisch zeigen sich plötzliches hohes Fieber, axilläre Lymphknotenschwellung, Rötung, Überwärmung, Druckdolenz und Verhärtung bis zum Abszess. In der Frühphase genügen oft Hochbinden der Brust, Kühlung (z.B. mit Quark) und Abpumpen der Milch. Die Milch sollte vorübergehend verworfen werden. Tritt nach 12–24 h keine Besserung auf, sollte zusätzlich antibiotisch (z.B. penicillinasefestes Penicillin oder Erythromycin) und mit Prolaktinhemmern behandelt werden. Bei Abszessbildung setzt man zur Reifung Rotlicht und Zugsalbe ein. Anschließend wird der Abszess inzidiert und gegeninzidiert, mit einem Drain oder einer Lasche offen gehalten und regelmäßig gespült, z.B. mit H_2O_2,

Rivanol oder Leukase-Kegeln. Zusätzlich können Antiphlogistika verordnet werden. Falls unter der Therapie keine Besserung auftritt, sollte auch immer an ein inflammatorisches Mammakarzinom gedacht werden.

Frage: Kennen Sie noch **andere Arten** der Mastitis? **?**

☐ ☐ ☐
☺ 😐 ☹

Antwort: Eine Brustentzündung außerhalb des Wochenbettes wird **Mastitis non purperalis** genannt. Ursächlich bei einer bakteriellen Genese sind oft Verletzungen der Brust oder der Mamille nach Brustwarzenpiercings oder bei Ekzemen der Mamille (auch iatrogen, wie z.B. nach einer Hochgeschwindigkeitsstanze). Eine abakterielle Mastitis non purperalis ist oft durch einen Sekretstau bei Hyperprolaktinämie bedingt. Die klinischen Symptome sind oft nicht so stark ausgeprägt wie bei der Mastitis purperalis. Die Therapie ist dieselbe wie bei der Mastitis purperalis. Die Prognose ist gut, allerdings treten bei 30–40% Rezidive auf. Und ganz wichtig ist bei der Mastitis non purperalis der Ausschluss einer malignen Genese wie beim Morbus Paget oder einem inflammatorischen Karzinom.

Frage: Eine Patientin bittet Sie, ihr die **Selbstuntersuchung** der Brust zu erklären. Worauf sollte sie achten? **?**

☐ ☐ ☐
☺ 😐 ☹

Antwort: Alle Frauen sollten ihre Brust regelmäßig selbst untersuchen, da bei regelmäßiger Untersuchung eine Frau ihre Brust sehr genau zu beurteilen lernt. Sie erkennt Veränderungen und auch kleine Knoten besser als jeder Arzt. Da die Prognose eines Mammakarzinoms vom Stadium bei Behandlungsbeginn abhängt, sind die frühen Veränderungen die wichtigsten, aber auch für den Arzt am schwierigsten zu finden. Der beste Zeitpunkt ist **während** oder **kurz nach der Menstruation.** Zuerst sollte die Brust vor dem Spiegel von vorne und von beiden Seiten betrachtet werden. Dabei werden zuerst die Arme in die Hüfte gestützt und dann langsam hinter dem Nacken verschränkt, um die Brust bei Bewegung zu beurteilen. Die Frau sollte auf neue **Vorwölbungen, Einziehungen, Seitendifferenzen, Fixierungen** und **Hautveränderungen** achten. Auch die **Mamille** wird inspiziert. Anschließend sollten beide Brüste sowie die Axilla mit beiden Händen abgetastet werden, wobei im Uhrzeigersinn **jeder Quadrant von außen nach innen** sowie die **retroareoläre Region** einzeln abgetastet und anschließend mit der Gegenseite verglichen wird. Der Patientin sollten auch die axillären und supraklavikulären Bereiche gezeigt werden, die für die Palpation der Lymphknoten von Bedeutung sind.

9.3 Mammakarzinom

☐ ☐ ☐
☺ 😐 ☹

? **Frage:** Eines der besonders wichtigen Themen in der Gynäkologie ist das **Mammakarzinom.** Können Sie einige Zahlen zur **Epidemiologie** nennen?

Antwort: Das Mammakarzinom ist das häufigste Malignom der Frau: 25% aller Malignome bei Frauen sind Mammakarzinome. Fast jede 10. Frau erkrankt im Laufe ihres Lebens an einem Mammakarzinom. Die Erkrankungswahrscheinlichkeit steigt vom 20. bis zum 40. LJ an, bleibt dann bis zur Menopause konstant und steigt danach noch einmal an. Bei Frauen zwischen dem 40. und 50. LJ ist es die häufigste Todesursache. Die 5-Jahres-Überlebensrate liegt bei etwa 75%, eine definitive Heilung kann in etwa 50% der Fälle erreicht werden. Von einer definitiven Heilung kann man erst 20–40 Jahre nach Diagnosestellung sprechen, da das Mammakarzinom zu Spätrezidiven neigt.

☐ ☐ ☐
☺ 😐 ☹

? **Frage:** Können Sie mir **Risikofaktoren** für die Entwicklung eines Mammakarzinoms nennen?

✚ Es existiert eine starke Koinzidenz mit Ovarialkarzinom und kontralateralem Mammakarzinom.

Antwort: Als Risikofaktoren gelten unabhängig bestehende Karzinome, vor allem ein Mammakarzinom in der Anamnese, positive Familienanamnese, hohe Östrogenbelastung (frühe Menarche und späte Menopause), Kinderlosigkeit, eine leere Stillanamnese, und höhergradige Mastopathie.

☐ ☐ ☐
☺ 😐 ☹

? **Frage:** Können Sie mir etwas über **genetische Risikofaktoren** sagen?

Antwort: Wahrscheinlich meinen Sie die Gene **BRCA 1** und **2**. Dabei handelt es sich um **Tumorsupressorgene** auf Chromosom 17q bzw. 13q. Eine Mutation in diesem Bereich erhöht die Prävalenz für ein Mammakarzinom auf bis zu 87%. Besonders eine positive Familienanamnese in Bezug auf ein Mamma- und Ovarialkarzinom legt den Verdacht einer solchen Mutation nahe. Diese Mutation findet sich jedoch nur bei etwa 1% der Bevölkerung, sodass der Großteil der Brustmalignome eine andere Genese hat. Man kann Angehörige aus Familien mit einer hohen Belastung an Ovarial- und Mammakarzinom auf diese Mutationen testen, allerdings sollte dies nur in einem dafür vorgesehenen Zentrum mit einer engen Einbindung von Genetikern und Psychologen sowie nach ausführlichen Vorgesprächen geschehen.

Frage: In welchem **Bereich der Brust** treten Mammakarzinome wie **häufig** auf? **?**

☐ ☐ ☐
☺ 😐 ☹

Antwort: Etwa **50%** aller Mammakarzinome treten im **äußeren oberen Quadranten** auf. In jeweils etwa 15% sind der innere obere, der äußere untere Quadrant oder der Bereich der Mamille betroffen. Der innere untere Quadrant ist nur in 6% befallen. Multizentrische Karzinome machen etwa 3% aus.

Frage: Welche Befunde bei der **klinischen Untersuchung** lassen Sie an ein Malignom denken? **?**

☐ ☐ ☐
☺ 😐 ☹

Antwort: Malignitätsverdächtig sind einseitige, schmerzlose, schlecht verschiebliche **Knoten, Asymmetrie** der Mammae beim Heben und Senken der Arme, **Hauteinziehungen,** Plateauphänomen genannt, Ulzerationen oder Verhärtungen der Haut, ein positives **Jackson-Phänomen, Orangenhaut** als Zeichen eines Hautödems, **Hautrötungen** oder Ekzeme, tastbare **Lymphknoten** axillär oder im Bereich der Klavikula oder blutige und seröse **Sekretion** der Mamma. Das Jackson-Phänomen beschreibt eine verstärkte Einziehung der Haut über dem Tumor beim Heben der Arme oder beim Versuch, die Haut über dem Tumor zusammenzuschieben.

Frage: Welche **histologischen Typen** des Mammakarzinoms gibt es? **?**

☐ ☐ ☐
☺ 😐 ☹

Antwort: In über 80% der Fälle geht der Tumor vom Gangepithel aus. Wenn die Basalmembran der Milchgänge noch intakt ist, handelt es sich um ein **duktales Carcinoma in situ** (DCIS), ansonsten spricht man von einem **invasiv-duktalen Karzinom.** Die histologischen Unterformen des invasiv-duktalen Karzinoms wie das solide, komedoartige, kribiforme oder papilläre Karzinom zeigen eine unterschiedliche Klinik und Prognose. 10–15% aller Malignome entwickeln sich aus dem Epithel der Lobuli und werden **invasive lobuläre Karzinome** genannt. Ein **Carcinoma lobulare in situ** (CLIS) liegt vor, wenn nur ein Lobulus, eventuell auch mit dem entsprechenden Milchgang befallen ist. Dieses tritt oft multizentrisch (60%) und auch kontralateral (30%) auf. Selten sind der **Morbus Paget,** ein intraduktales Karzinom mit intraepidermaler Ausbreitung im Bereich der Mamille, sowie das **inflammatorische Karzinom,** welches sich durch eine Entzündung der Lymphgefäße und eine extrem schlechte Prognose auszeichnet. Ein DCIS ist als Vorstufe zu werten, welche in ein invasives Karzinom übergehen kann und deshalb therapiert werden muss.

☐ ☐ ☐
☺ 😐 ☹

? Frage: Können Sie mir sagen, wie man sich die **kleinen Tumornekrosen,** die beim DCIS häufig entstehen, diagnostisch nutzbar machen kann?

Antwort: Diese kleinsten nekrotischen Herde enthalten oft Kalziumausfällungen, die in der Mammographie als **Mikrokalk** sichtbar werden. Vor allem feine, kristalline und gruppiert stehende Verkalkungen sind karzinomverdächtig.

☐ ☐ ☐
☺ 😐 ☹

? Frage: Nennen Sie einige Besonderheiten der **Mammographie.**

✚ Im Vergleich: Thoraxröntgen: Hartstrahlung mit 100–150 kV

Antwort: Bei der Mammographie wird kraniokaudal und in 45°-Winkelstellung untersucht. Um die feinen Weichteilstrukturen bei geringer Strahlendichte des Parenchyms gut beurteilen zu können, werden sehr weiche Strahlen verwendet (≈ 30 kV), die weniger Durchdringungskraft haben. Die Strahlenbelastung ist also relativ hoch. Des Weiteren muss die Brust komprimiert werden, was für die Patientinnen oft sehr schmerzhaft ist. Um die feinen relevanten Veränderungen und Verkalkungen sehen zu können, sollte man die Aufnahmen vor einer besonders hellen Lichtquelle betrachten. Malignitätsverdächtig sind sternförmige Verdichtungen mit „Krebsfüßchen", die **Spiculae** genannt werden, und **Kernschatten,** gruppiert liegender, polymorpher **Mikrokalk,** inhomogene netzförmige **Verschattungen, asymmetrische Herdbefunde** mit unscharfem Rand und eine umschriebene Verdickung oder Einziehung der Haut. Eine Mammographie sollte kurz nach der Menstruation durchgeführt werden, da die weibliche Brust prämenstruell oft gespannt und stärker druckempfindlich ist. Des Weiteren können durch hormonell bedingte Wassereinlagerungen prämenstruell Knoten vorgetäuscht werden.

☐ ☐ ☐
☺ 😐 ☹

? Frage: Welche **diagnostischen Verfahren** kommen bei der Diagnose eines Mammakarzinoms zum Einsatz?

Antwort: Zur Routine gehört neben der gezielten Anamnese die sorgfältige **Inspektion und Palpation** beider Brüste sowie der axillären und supraklavikulären Lymphknoten. Bei auffälligen Befunden sollte immer eine **Mammographie** durchgeführt werden. Aber auch ohne Befund sollte ab dem 40. LJ alle 2 Jahre eine Kontrollmammographie im Zuge der Vorsorgeuntersuchung stattfinden. Eine **Sekretion** aus der Mamille kann **zytologisch** untersucht werden. Zur Differenzierung von Zysten und soliden Befunden sowie deren Ausdehnung kommt die **Sonographie** regelmäßig zur Anwendung. Die Sonographie sollte eine Mammographie nicht ersetzen, sondern ist ein wichtiges ergänzendes diagnostisches Hilfsmittel. Bei in Mammographie und Sonographie unklaren

Befunden kann ein MRT mit i.v Kontrastmittel durchgeführt werden. Bei fehlender Anreicherung des Kontrastmittels kann ein Malignom recht sicher ausgeschlossen werden. Verfahren, die heute kaum noch angewendet werden, sind die **Thermographie** (Darstellung atypischer Vaskularisierung) und die **Galaktographie** (Darstellung der Milchgänge mit Kontrastmittel).

Fallbeispiel: Sie haben eine 51-jährige Patientin vor sich, bei der im Rahmen des Mammographiescreenings eine auffällige Mikroverkalkung in der rechten Brust festgestellt wurde. Wie gehen Sie vor?

☐ ☐ ☐
☺ 😐 ☹

Antwort: Es muss eine histologische Beurteilung des Befundes erfolgen. Dies kann mittels **Feinnadelpunktion** oder einer **Hochgeschwindigkeitsstanzbiopsie** erfolgen. Der auffällige Herd kann auch mit Draht markiert und operativ entfernt werden. Es ist in jedem Falle ganz wichtig, dass alle unklaren Befunde **histologisch** abgeklärt werden!

Frage: Wie finden Sie einen fraglichen Knoten **intraoperativ?** ?

☐ ☐ ☐
☺ 😐 ☹

Antwort: Manche Knoten sind gut tastbar und somit intraoperativ leicht zu finden. Bei schlecht oder gar nicht tastbaren Befunden hat man die Möglichkeit, den Herd vor der Operation mit einem **Draht** zu markieren. Dabei wird ein Draht durch die Haut in die Brust eingeführt, die Lage seiner Spitze in Bezug zum auffälligen Herd in der Mammographie, Sonographie oder MRT positioniert und dem Operateur mitgeteilt. Der Operateur kann sich dann bei der Exzision am Draht orientieren. Ob der gesamte in der Mammographie auffällige Herd entfernt wurde, kann durch eine **Präparatradiographie** festgestellt werden, indem das exzidierte Präparat geröntgt wird.

Frage: Welche Diagnosemethoden verstecken sich hinter dem Begriff „**Tripeldiagnostik**“ des Mammakarzinoms? ?

☐ ☐ ☐
☺ 😐 ☹

Antwort: Zur Tripeldiagnostik gehören **die klinische Diagnostik,** die **apparative Diagnostik** wie Mammographie und Sonographie und die **histologische Probengewinnung.** Bei entsprechender Erfahrung des Untersuchers liegt die Fehlerquote bei dieser Diagnostik extrem niedrig.

tipp Vorsicht: Es gibt die **Tripeldiagnostik** beim Mammakarzinom und den **Tripel-Test** in der Frühschwangerschaft.

☐ ☐ ☐
☺ 😐 ☹

? **Frage:** Wie erfolgt die **Einteilung** der Mammakarzinome anhand der **TNM-Klassifikation?**

Antwort: Es gibt eine klinische und eine postoperative Klassifikation. In die klinische Klassifikation gehen die klinische Untersuchung, die Mammographie und die mammographische Größenbestimmung des Karzinoms mit ein. Die postoperative Einteilung beruht zusätzlich auf den histomorphologischen Informationen.

Stadium	Post-OP-Klassifikation
Tis	Carcinoma in situ, nicht infiltrierendes intraduktales oder intralobuläres Karzinom
T1	Tumor > 2 cm, T 1mic < 0,1 cm 1a: bis 0,5 cm 1b: bis 1,0 cm 1c: bis 2,0 cm
T2	Tumor 2–5 cm
T3	Tumor > 5 cm
T4	Tumor jeglicher Größe mit Infiltration der Brustwand (T4a) oder der Haut (T4b). T4c liegt vor, wenn T4a und T4b gleichzeitig vorliegen und T4d steht für inflammatorisches Karzinom
N0	keine LK-Metastasen
N1mi N1	N1mi: LK mit Mikrometastasen bis 0,2 cm Metastasen in 1–3 ipsilateralen Lymphknoten
N2	Metastasen in 4–9 ipsilateralen Lymphknoten
N3	Metastasen in mehr als 10 ipsilateralen Lymphknoten

Tab. 9.1: Klassifikation des Mammakarzioms

! **Merke:** Zervikale Lymphknoten werden als M1 klassifiziert!

☐ ☐ ☐
☺ 😐 ☹

? **Frage:** Welche **Tumormarker** können beim Mammakarzinom erhöht sein, und wann bestimmt man sie?

Antwort: Beim Mammakarzinom können **CEA** und **CA 15-3** erhöht sein. Die Sensitivität und Spezifität der Tumormarker sind jedoch nicht hoch genug, um regelmäßige Tumormarkerbestimmungen auf breiter Basis zur Früherkennung einzusetzen. Viele Tumore zeigen keine entsprechend erhöhten Tumormarker, andererseits kann man auch bei nicht malignem Geschehen eine Erhöhung verschiedener Marker feststellen. Sinn macht die Bestimmung daher hauptsächlich zur Verlaufskontrolle und in der Nachsorge.

Frage: Können Sie mir etwas zum **Protoonkogen Her2/neu** sagen? **?**

☐ ☐ ☐
☺ 😐 ☹

Antwort: Heutzutage ist die Bestimmung des Rezeptors Her2/neu Standard. Dabei wird immunhistochemisch die Expression dieses Rezeptors untersucht und das Ergebnis in die Grade 0–3+ eingeteilt. Ab dem Grad 3+ geht man von einer Überexpression aus. Bei einem Ergebnis von 2+ in der Immunhistochemie muss zusätzlich noch eine FISH-Untersuchung (Fluoreszenz-in-situ-Hybridisierung) gemacht werden. Bei positivem Ergebnis, also einer hohen Amplifikation des Her2/neu-Rezeptors geht man ebenfalls von einer Überexpression aus. Her2/neu-positive Mammmakarzinome haben eine schlechtere Prognose und metastasieren früher und öfter als Her2/neu-negative Tumore. Die Behandlung mit dem spezifischen Antikörper Trastuzumab (Herceptin®), der sich speziell gegen den Her2/neu Rezeptor richtet, ist seit dem Jahr 2000 für Patienten mit Her2/neu Überexpression in der metastasierten Form zugelassen. Neuere Studienergebnisse in der adjuvanten Behandlung belegen eine gute Wirkung von Herceptin, sodass seit Mai 2006 in der Adjuvanz eine Zulassung besteht.

Frage: Bitte erzählen Sie mir etwas zur **Metastasierung** des Mammakarzinoms. **?**

☐ ☐ ☐
☺ 😐 ☹

Antwort: Mammakarzinome metastasieren sowohl **lymphogen** als auch **hämatogen.** Die Metastasierungswahrscheinlichkeit hängt stark vom Tumorsubtyp (Histologie, Grading, Rezeptoren etc.) ab. Lymphogen metastasiert das Mammakarzinom vorwiegend in die axillären und klavikulären LK, aber auch retrosternal. Hämatogen finden sich Metastasen häufig in Skelettknochen, in Lungen und Pleura, Leber, ZNS, Nebenniere, Haut oder Ovar (in absteigender Reihenfolge).

Frage: Welche Untersuchungen ordnen sie zum **Staging** bei einem Mammakarzinom an? **?**

☐ ☐ ☐
☺ 😐 ☹

Antwort: Zum Staging sollten ein Röntgen-Thorax, ein Oberbauchsonogramm, eine Skelettszintigraphie und ein gynäkologischer Status inklusive vaginalem Ultraschall vorliegen. Ebenso sollte man die Tumormarker CEA und Ca 15-3 bestimmen. Zusätzliche Untersuchungen sollte man nur bei klinischem Verdacht durchführen. So kann zum Ausschluss von Hirnmetastasen ein Schädel-CT oder ein kraniales MRT durchgeführt werden. Eine sehr teure Untersuchung ist das PET (Positronen-Emissions-Tomogramm), welches im Einzelfall zur Lokalisationssuche bei Metastasen bzw. zum Ausschluss einer Metastasierung hilfreich sein kann.

Frage: Welche grundsätzlichen **Therapieoptionen** beim **Mammakarzinom** gibt es?

Antwort: Beim Mammakarzinom kommen chirurgische Verfahren ebenso zum Einsatz wie Chemotherapie, Hormonbehandlungen und Strahlentherapie. Seit einigen Jahren gewinnt auch die spezifische Antikörpertherapie immer mehr an Bedeutung.

Frage: Nehmen wir an, bei ihrer Patientin hat sich ein **duktales Carcinoma in situ** herausgestellt und Sie wollen eine Behandlung einleiten. Kennen Sie eine gängige Beurteilungsmethode zur Wahl der geeigneten Therapie?

+ Um Rezidive rasch zu erkennen, sind bei zurückhaltender Primärtherapie regelmäßige Nachsorgen besonders wichtig.

Antwort: Ein DCIS muss immer operativ entfernt werden, da ein hohes Risiko für den Übergang in ein invasives Karzinom besteht! Die Art der Operation richtet sich nach der Größe des DCIS, der Größe der Brust im Verhältnis zu dem auffälligen Areal und dem Wunsch der Patientin nach Brusterhalt. Oft zeigt das DCIS ein diffuses Wachstum und indiziert dann eine Ablatio mammae. Bei einem reinen DCIS muss keine axilläre Lymphonodektomie durchgeführt werden. Eine postoperative Bestrahlung der Brust kann indiziert sein bei großem DCIS, kleinem Resektionsrand und entsprechenden histologischen Eigenschaften des DCIS (= Van-Neuys-Prognoseindex).

Frage: Wie sollte **ein lobuläres Carcinoma in situ** behandelt werden?

Antwort: Ein lobuläres Carcinoma in situ (CLIS) ist immer ein Zufallsbefund bei einer Biopsie oder einem invasiven Mammaeingriff, da es nicht getastet werden kann und sich in keiner Bildgebung darstellen lässt. Bekannt ist, dass bei Vorliegen eines CLIS das Risiko, an einem invasiven Mammakarzinom zu erkranken, erhöht ist, und zwar in der ipsilateralen wie auch in der kontralateralen Mamma. Über das therapeutische Vorgehen gibt es sehr widersprüchliche Fachmeinungen, welche vom reinen Beobachten bis hin zur beidseitigen Mastektomie reichen. Die Verabreichung von Tamoxifen über 5 Jahre reduzierte die Wahrscheinlichkeit, an einem invasiven Karzinom zu erkranken, um 55%. Wichtig ist auf jeden Fall der Ausschluss eines invasiven Karzinoms und eine genaue Befundbesprechung mit der Patientin. Bei der Therapie des CLIS genügt es nicht, nur das auffällige Areal zu entfernen (multiples Wachstum), Strahlentherapie und Chemotherapie sind kontraindiziert.

Frage: Wie werden die meisten **invasiven Mammakarzinome** operiert? **?**

☐ ☐ ☐
☺ 😐 ☹

Antwort: Ungefähr 70% aller Mammakarzinome können heute brusterhaltend therapiert **(BET)** werden. Mittels Tumorexstirpation im Gesunden, Lumpektomie oder Quadrantenresektion soll eine sichere Tumorfreiheit der Brust erzielt werden. Der Pathologe begutachtet anschließend den Resektionsrand. Bei nicht im Gesunden exzidiertem Karzinom oder bei zu nahem Resektionsrand muss in einem zweiten operativen Ansatz nachreseziert werden. Die Entstehung eines Lokalrezidivs in der Brust ist erhöht. Deswegen sollte jede Patientin nach BET nachbestrahlt werden. Die Gesamtüberlebensraten sind dabei der Mastektomie gleichzusetzen. Ebenso werden die axillären Lymphknoten mittels einer Sentinel-Technik oder einer klassischen axillären Lymphonodektomie entfernt.

Merke: Jede Patientin mit einem invasiven Mammakarzinom muss nach brusterhaltender Therapie nachbestrahlt werden! **!**

Frage: Unter welche Voraussetzungen müssen Sie heute noch eine **Mastektomie** durchführen? **?**

☐ ☐ ☐
☺ 😐 ☹

Antwort: Eine klassische **radikale Mastektomie** mit Entfernung von **Drüsenkörper, M. pectoralis** und En-bloc-Resektion von **axillären Lymphknoten und Fettgewebe** hat keinen Stellenwert mehr in der operativen Therapie. Im Normalfall wird heute eine modifizierte radikale Mastektomie durchgeführt. Bei der modifizierten radikalen Mastektomie wird die **Brust,** die **Pektoralisfaszie** und **die axillären LK** der Level I und II sowie das **axilläre Fettgewebe** bis zur V. axillaris entfernt. Dies ist oft notwendig, wenn die zu operierende Brust in Relation zum Tumor zu klein ist, bei Infiltration von Muskel und Haut, bei Multizentrizität, bei inkompletter Tumorresektion im Nachresektat, bei starker intraduktaler Ausbreitung sowie bei ausgedehnten Einbrüchen des Tumors in Blut- oder Lymphgefäße. Auch der Wunsch der Patientin kann eine Indikation darstellen.

Frage: Welchen beiden Zwecken dient die **Axilladissektion?** **?**

☐ ☐ ☐
☺ 😐 ☹

Antwort: Zum einen dient die Axilladissektion als wichtiges **diagnostisches Kriterium** zur Abschätzung der Prognose. Zum anderen ist sie gleichzeitig auch ein **therapeutischer Eingriff,** wenn befallene LK entfernt wurden. Die Anzahl der befallenen Lymphknoten hat eine große

Auswirkung auf die Prognose der Erkrankung, andererseits ist die Axilladissektion mit teils sehr belastenden Langzeitkomplikationen behaftet.

☐ ☐ ☐
☺ 😐 ☹

? **Frage:** Was versteht man unter dem **Sentinel-Lymphknoten** und welche Bedeutung hat er?

Antwort: Durch präoperative Injektion von **Tc-99m Technetium** um den Tumor herum können die Lymphabflusswege und die speichernden Lymphknoten mittels einer Messsonde intraoperativ geortet werden. Als zweite Methode kann man zu Beginn der Operation Patentblau in die Mamma einspritzen. Dieses wird dann durch die Lymphabflusswege abtransportiert. Am effektivsten ist eine Kombination beider Methoden. Der erste Lymphknoten im Abflussgebiet wird als „**Wächter**"-Lymphknoten (engl. Sentinel) bezeichnet. Meistens handelt es sich um 2–4 Wächterlymphknoten, es können aber auch noch mehr sein. Die histologische Aufarbeitung dieses Lymphknotens im Schnellschnitt kann relativ genaue Auskunft darüber geben, ob ein Tumorbefall vorliegt und ob danach eine Lymphonodektomie vorgenommen werden muss. Mit dieser Methode kann, sofern korrekt durchgeführt, der Befall der Lymphknoten gezielter untersucht, die Radikalität der Operation verringert und folglich die Nebenwirkungen der Lymphonodektomie reduziert werden. Allerdings ist es heutzutage noch Standard, bei Befall der Wächterlymphknoten eine axilläre Lymphonodektomie durchzuführen.

☐ ☐ ☐
☺ 😐 ☹

? **Frage:** Eine Nebenwirkung der chirurgischen und strahlentherapeutischen Therapie des Mammakarzinoms ist das **Lymphödem** des Armes. Welche Möglichkeiten zur Prophylaxe kennen Sie?

Antwort: Ein Lymphödem des Armes zeichnet sich durch Schwellung, Schmerzen und Parästhesien sowie durch ein rezidivierendes Erysipel aus. Durch schonendere Operationsverfahren wie der Sentinelmethode oder dem Belassen der LK in Level III sowie einer möglichst geringen Bestrahlung der Axilla kann das Risiko des Auftretens eines Lymphödems verringert werden. Des Weiteren sollten Verletzungen von betroffenem Arm und Hand unbedingt vermieden werden. Für das medizinische Personal bedeutet dies, dass grundsätzlich nur am gesunden Arm Blut entnommen oder Injektionen verabreicht werden dürfen. Auch eine Stauung durch einschneidende Kleidung oder Blutdruckmessungen soll vermieden werden. Hitze, z. B. in der Sauna oder beim Sonnenbad, kann das Auftreten ebenso begünstigen wie besonders gleichförmige oder ruckartige Bewegungen, z. B. Maschineschreiben, Golf, Tennis. Wenn ein Lymphödem vorhanden ist, sollte dieses von einem Physiotherapeuten mit Lymphdrainage behandelt werden.

Frage: Welche Möglichkeiten zur **Rekonstruktion** der **Brust** kennen Sie?

?

☐ ☐ ☐
☺ 😐 ☹

Antwort: Zum einen unterscheidet man die **primäre, simultane Rekonstruktion** direkt in der gleichen Operationssitzung von der **sekundären,** die in einem zweiten operativen Ansatz im Intervall durchgeführt wird. Zum anderen unterscheidet man die Rekonstruktion mit **heterologem Material,** also mit Implantaten, von der Verwendung **autologer Gewebe.** Dabei kommen Schwenklappen-Plastiken mit dem M. rectus abdominis (TRAM), dem M. latissimus dorsi, oder auch ein thorako-epigastrischer Schwenklappen in Frage. Während das durch den TRAM gewonnene Material oft zur Rekonstruktion ausreicht, muss bei einer Latissimus-dorsi-Plastik häufig zusätzliches autologes Material verwendet werden.

Frage: Bitte erzählen Sie etwas mehr über die **Nachbestrahlung** nach brusterhaltender Therapie bzw. nach Mastektomie.

?

☐ ☐ ☐
☺ 😐 ☹

Antwort: Durch die postoperative **Bestrahlung nach BET** kann das Rezidivrisiko von 30 auf unter 10% erniedrigt werden. Dazu wird die Brust meist mit Kobalt 60 in einer Dosis von 50 Gy bestrahlt. Die tägliche Strahlendosis beträgt 2 Gy. Anschließend an die Bestrahlung kann noch eine Booster-Bestrahlung von 10 Gy direkt auf das Tumorbett appliziert werden. Somit kann die BET mit Nachbestrahlung in der Prognose einer Mastektomie gleichgesetzt werden. Nach Mastektomie sollte die Thoraxwand bestrahlt werden, wenn T2-Tumoren > 3 cm, T3- oder T4-Tumore, ein knapper Resektionsrand (< 5 mm) eine Non-in-sano-Resektion, eine Lymphangiosis carcinomatosa oder ein axillärer Lymphknotenbefall von mehr als drei Lymphknoten vorliegt. Dadurch kann das Risiko eines Thoraxwandrezidivs verringert werden.

Frage: Unter welchen Bedingungen erwägen Sie eine **Chemotherapie** des Mammakarzinoms, und welche Substanzen kommen dabei zum Einsatz?

?

☐ ☐ ☐
☺ 😐 ☹

Antwort: Die Entscheidung, ob eine adjuvante Chemotherapie durchgeführt werden soll, wird anhand mehrerer Parameter getroffen. Hierzu zählen unter anderem das Vorliegen befallener Lymphknoten in der Axilla, die Tumorgröße, das Alter der Patientin, der Hormonrezeptorstatus und natürlich auch der Wunsch der Patientin. Die **neoadjuvante (= präoperative) Therapie** dient dem präoperativen „Down-Staging", wodurch eine höhere Rate an brusterhaltenden Operationen erzielt und das Ansprechen des Tumors direkt beurteilt werden kann. Meist werden **Polychemotherapien** mit mehreren Substanzen durchgeführt. Früher verwendete man oft das **CMF-Schema** (6 × Cyclophosphamid, Methotrexat, 5-Fluorouracil). Heutzutage haben Anthrazykline und Taxane Einzug in die Therapie des Mammakarzinoms gehalten, da sie bei bestimmten Indikationen zu verbesserten Überlebensraten führen. Dazu gehört z.B. das **AC/EC-Schema** (4 × Adriamycin-Cyclophosphamid/Epirubicin-Cyclophosphamid), eventuell gefolgt von 4 × Taxol, oder das **FEC-Schema** (6 × 5-Fluorouracil, Epirubicin, Cyclophosphamid). In der metastasierten Situation kann eine Chemotherapie ebenfalls indiziert sein. Hier verwendet man oft Monotherapien mit einer individuellen Nutzenabwägung bezüglich Lebensqualität und Survivalbenefit der Patientin.

□ □ □
☺ 😐 ☹

? **Frage:** Welche unterschiedlichen Formen der **Hormontherapie** kennen Sie?

Antwort: Viele Mammakarzinome haben **Östrogen-** oder **Progesteronrezeptoren,** die das Tumorwachstum regulieren. In diesen Fällen ist eine Hormontherapie sinnvoll, wobei die Ansprechrate mit dem Rezeptorstatus korreliert. Dafür gibt es derzeit zwei Klassen von Medikamenten: **Antiöstrogene,** dazu gehört Tamoxifen, blockieren die Rezeptoren an der Tumorzelle. **Aromataseinhibitoren** wie Anastrozol (Arimidex®), Letrozol (Femara®) und Exemestan (Aromasin®) verringern die Umwandlung von Androgenen in Östrogene und inhibieren so durch den erniedrigten Östrogenspiegel im Körper das Tumorwachstum. In der Prämenopause sollte neben Tamoxifen (für Aromataseinhibitoren existieren in der Prämenopause noch keine Daten) eine Ovarablation empfohlen werden. Dies wird meist medikamentös mittels GnRH-Analoga durchgeführt, kann aber auch durch eine operative Eierstockentfernung erfolgen. GnRH-Analoga verhindern die endogene GnRH-Ausschüttung, wodurch die FSH- und LH-Ausschüttung sistiert. Dadurch wird die ovarielle Östrogen- und Gestagenproduktion reduziert.

□ □ □
☺ 😐 ☹

? **Frage:** Wissen Sie noch etwas genauer, welche Faktoren die **Prognose** des **Mammakarzinoms** beeinflussen?

Antwort: Die Prognose der Erkrankung ist abhängig von der Tumorausdehnung bei Diagnosestellung, dem Lymphknotenstatus, dem Alter der Patientin (im Alter meist langsamere Progredienz), dem Hormonrezeptorbefund, der Resektion im Gesunden und dem Her2/neu-Status. Die Histologie beeinflusst die Prognose ebenfalls, wobei gerade inflammatorische und muzinöse Karzinome eine sehr schlechte Prognose aufweisen. Auch das biologische Verhalten des Tumors hat einen starken Einfluss auf die Prognose. Ein Tumor mit guter Differenzierung (Grading I) weist eine 10-JÜR von ca. 95% auf, bei Grading III sinkt die

Überlebensrate auf 55%. Auch der Lymphknotenstatus hat einen sehr starken Einfluss auf die Langzeit-Überlebenswahrscheinlichkeit. Im Stadium N0 liegt die 10-JÜR bei ca. 85%. Bei mehr als zehn befallenen Lymphknoten bei ca. 25%. Ist bereits eine systemische Metastasierung erfolgt, handelt es sich um eine palliative Situation. Eine Therapie kann hier nur noch das Ziel einer Lebensverlängerung und Verbesserung der Lebensqualität haben; mit einer Heilung kann man nicht mehr rechnen.

Frage: Wie häufig sollte eine Patientin mit Mammakarzinom zur **Nachsorge** kommen, und welche Aufgaben haben Sie dabei? **?**

☐ ☺ ☐ 😐 ☐ ☹

Antwort: In den ersten 2 Jahren sollte die Patientin alle 3 Monate untersucht werden, in den nächsten 3 Jahren halbjährlich und ab dem 5. Jahr jährlich. Sehr wichtig ist in der Nachsorge eine gute Anamnese, um mögliche Symptome eines Rezidivs zu erfassen. Dazu gehören Gewichtsverlust, Leistungsknick, Schmerzen, neurologische Ausfälle, Husten, Atemnot oder neu aufgetretene Knoten. Des Weiteren soll ein körperlicher Status erhoben werden. Dies beinhaltet die Auskultation der Lunge, die Palpation der Leber, Überprüfung der Klopfschmerzhaftigkeit der Wirbelsäule, die Armumfangmessung sowie die Untersuchung der Brust und der LK-Stationen. Einmal jährlich sollte eine Mammographie erfolgen, bzw. bei brusterhaltender Therapie in den ersten 2 Jahren halbjährlich auf der betroffenen Seite. Eine gynäkologische Untersuchung mit Zytologie sollte einmal jährlich erfolgen. Konkrete metastasenverdächtige Beschwerden müssen entsprechend, z.B. durch Rö-Thorax, Oberbauchsonographie oder Skelettszintigraphie, abgeklärt werden. Diese Untersuchungen sollten aber laut der Nachsorgerichtlinien nicht routinemäßig durchgeführt werden. Darüber hinaus ist eine sinnvolle psychische Betreuung überaus wichtig.

10 Sexuell übertragbare Krankheiten

10.1 Überblick

☐ ☐ ☐
☺ 😐 ☹

? Frage: Können Sie mir einen kurzen **Überblick** über sexuell übertragbare Erkrankungen geben?

Antwort: Zu den sexuell übertragbaren Erkrankungen, die auch STD, also „Sexually transmitted diseases" genannt werden, gehören unterschiedlich schwer verlaufende Infektionskrankheiten:

- **bakterielle STD:** Gonorrhö („Tripper"), Lues („Syphilis", „harter Schanker"), Ulcus molle („weicher Schanker"), Lymphogranuloma venereum. Diese vier STD sind die klassischen, aber auch Chlamydien, Mykoplasmen und Gardnerella vaginalis zählen zu den bakteriellen STD.
- **virale STD:** Herpes genitalis, Condylomata acuminata, Mollusca contagiosa, Hepatitis, HIV
- **parasitäre STD:** Pediculosis pubis, Skabies
- **Pilze:** Kandidose (Candica albicans)

STD werden beim **ungeschützten Sexualverkehr** übertragen. Das Risiko besteht dabei nicht nur beim Geschlechtsverkehr, sondern bei allen Praktiken, bei denen es zum Kontakt mit infektiösen Körperflüssigkeiten oder -läsionen kommt. Wirksamer Schutz besteht im Verwenden von Kondomen, guter Genitalhygiene beider Partner sowie dem Vermeiden von besonders risikoreichem Verhalten. Besondere Vorsicht ist bei Analverkehr geboten, da es dabei meistens zu leichten Verletzungen der Analschleimhäute kommt.

☐ ☐ ☐
☺ 😐 ☹

? Frage: Woran müssen Sie denken, wenn Sie eine **STD** diagnostizieren?

Antwort: Zum einen muss an die **Mitbehandlung** des **Partners** gedacht werden. Zum anderen sind venerische Krankheiten im engeren Sinne **meldepflichtig.** Bis zum Jahr 2001 waren die klassischen STD, dazu gehören Lues, Gonorrhö, Ulcus molle und das Lymphogranuloma venereum, meldepflichtig. Seit 2001 besteht eine – nichtnamentliche – Meldepflicht durch das Labor an das lokale Gesundheitsamt nur noch bei HIV und Lues.

Frage: Welches ist die **häufigste STD** in Deutschland? Wie ist deren Verlauf?

Antwort: Die häufigste STD in Deutschland ist die Chlamydieninfektion. Alleine in Deutschland werden jährlich 300000 Neuinfektionen geschätzt und bei ca. 3–8% aller Frauen sind die Erreger im Zervikalkanal nachweisbar. Über 80% der Frauen haben einen asymptomatischen Verlauf. Falls Symptome vorhanden sind, handelt es sich meist um eine Zervizitis mit typischem mukopurolentem Ausfluss, eine Urethritis oder eine aszendierende Infektion, welche die Ursache für eine tubare Sterilität, eine Extrauteringravidität oder chronische Unterleibsschmerzen sein könnte. Männer klagen häufig über Urethritiden, Epidydimitiden oder Prostatitiden.

Frage: Wie kann man **Chlamydien** nachweisen und behandeln?

Antwort: Durch einen Zervixabstrich mit Spezialfärbungen (Giemsa, fluoreszenzmarkierte Antikörper oder mittels Enzymimmunoassay) bzw. durch kulturelle Anzüchtung können die obligat intrazellulär wachsenden gramnegativen Bakterien nachgewiesen werden. Die Behandlung muss mindestens über 14 Tage erfolgen. Mittel der Wahl sind Doxycyclin, Tetracyclin, Erythromycin und Ofloxacin. Die Prognose ist bei ausreichend langer antibiotischer Behandlung und Partnermitbehandlung gut.

Merke: Bei der normalerweise durchgeführten Methylenblaufärbung können Chlamydien nicht nachgewiesen werden!

10.2 Lues

Fallbeispiel: Eine 32-jährige Patientin kommt zu Ihnen mit einer 1–2 cm großen Erosion an der Labie mit derb verhärtetem Randwall, welche seit wenigen Wochen bestehe. Die Labie ist ödematös geschwollen. Nun haben Sie zusätzlich derbe, geschwollene aber nicht schmerzhafte inguinale Lymphknoten bemerkt. Nach Befragung gibt die Patientin an, etwa 4 Wochen vor dem Auftreten der Erosion Verkehr mit einer Urlaubsbekanntschaft gehabt zu haben. Wie lautet Ihre Verdachtsdiagnose?

Antwort: Das harte, nicht schmerzhafte Ulcus (auch Ulcus durum oder harter Schanker genannt), der indolente Lymphknoten (auch Bubo genannt) und die Inkubationszeit von 3–4 Wochen sprechen für eine Lues (Syphilis), ausgelöst durch das Spirochäten-Bakterium Treponema pallidum. Das Ulcus bezeichnet man als **Primäraffekt,** welcher gemeinsam mit der Lymphadenopathie den **Primärkomplex** bildet. Eine Herpeseffloreszenz wäre kleiner und ebenso wie das Ulcus molle eher schmerzhaft. Auch hätten beide eine kürzere Inkubationszeit von 4–21 bzw. 2–5 Tagen. Grundsätzlich käme auch ein tumoröses Geschehen, z.B. ein Basaliom in Frage.

☐ ☐ ☐
☺ 😐 ☹

? **Frage:** Wie könnten Sie eine **Syphilis** diagnostisch sichern und dann therapieren?

Antwort: Zur Bestätigung einer Lues kann man die korkenzieherartig gewundenen **Erreger** direkt **aus dem Primäraffekt** unter dem **Phasenkontrast-** oder **Dunkelfeldmikroskop** nachweisen. Beweisend ist jedoch der **serologische Nachweis.** Als Suchtest verwendet man ab 3 Wochen p.i. den **TPHA-Test** (Treponema-pallidum-Hämagglutinationstest). Sollte dieser positiv ausfallen, kann zur Bestätigung gleich der **FTA-Abs-Test** (Fluoreszenz-Treponema-pallidum-Antikörper-Absorptionstest) durchgeführt werden. Die Bestätigung mit dem **VDRL-Test** (Venereal-disease-reasearch-laboratories-Test) eignet sich zur Verlaufs- und Therapiekontrolle sowie zum Feststellen einer „Seronarbe", ist aber erst ab 5–6 Wochen p.i. verwendbar und häufig falsch-positiv. Therapie der Wahl ist die hochdosierte Penizillingabe oral über 2 Wochen oder einmalig 2,4 Mio. I.E. intramuskulär, aufgeteilt in 1,2 Mio. I.E. je Gesäßhälfte, sowohl bei der Patientin als auch beim Partner. 24 h nach Therapiebeginn besteht keine Infektiosität mehr.

! **Merke:** Bei erstmaliger Behandlung können durch Zerfall der Erreger toxische Zerfallsprodukte entstehen und zu einer **Herxheimer-Reaktion** führen.

☐ ☐ ☐
☺ 😐 ☹

? **Frage:** Können Sie mir noch etwas über den **Stadienverlauf** der unbehandelten Lues berichten?

Antwort: Im Stadium **Lues I** entwickelt sich der indolente aber infektiöse **Primäraffekt** (Ulcus durum oder harter Schanker). Kurz darauf schwellen die inguinalen Lymphknoten erheblich an (Bubones). Ulcus und Bubo gemeinsam werden als Primärkomplex bezeichnet. Der Primäraffekt heilt auch unbehandelt nach etwa 6 Wochen ab.

Etwa 7–9 Wochen p.i. kommt es zur hämatogenen und lymphogenen Aussaat der Treponemen, der **Lues II.** Die Lues gilt als „Affe der Medizin", da sie verschiedenste dermatologische und neurologische Erkrankungen imitieren kann. Neben Krankheitsgefühl und Fieber kommt es im Stadium II z. B. zu Arthralgien, generalisierter LK-Schwellung, nicht juckenden Exanthemen an Stamm, Hand und Handflächen, Syphilide genannt, grau-weißlichen Belägen und indolenten Erosionen der Mundschleimhaut, welche als **Plaques lisses** bezeichnet werden. Ebenso können eine mottenfraßähnliche reversible Alopezie, eine Tonsillitis sowie ein syphilitisches Leukoderm, das am Hals als sog. Halsband der Venus zu sehen ist, auftreten. Im Genitoanalbereich finden sich hochinfektiöse, breite, nässende Papeln, die **Condylomata lata.** Der weitere Verlauf ist abhängig vom Immunstatus der Patientin. Die Erscheinungen der Lues II heilen meist innerhalb eines Jahres ab.

Bei 30% der Patienten kommt es etwa 5 Jahre nach Infektion zum Tertiärstadium, der **Lues III.** Diese ist gekennzeichnet durch **syphilitische, epitheloidzellige Granulome** mit Riesenzellen an Haut und inneren Organen sowie durch **Gummen.** Die Erscheinungen im Stadium III sind nicht mehr infektiös. In 10% kommt es zu einem kardiovaskulären Befall mit Endarteriitis und luetischem Aortenaneurysma.

In etwa 8% entsteht eine Neurolues, die **Lues IV,** mit verschiedensten neurologischen Symptomen. Hier kommt es u. a. zur **Tabes dorsalis** oder zur progressiven Paralyse mit psychotischen Wesensveränderungen und einer Demenz als Endstrecke.

✚ Eine Beteiligung der **Nn. cubitales** ist im Rahmen der generalisierten Lymphadenopathie diagnostisch wegweisend für eine Lues II.
Gummen: derbe, indolente, livide-bräunliche Knoten, die zu einem Ulcus einschmelzen und zähflüssiges Sekret absondern, typisch für Lues III.
Tabes dorsalis: Hinterstrangdegeneration mit Ataxie, reflektorischer Pupillenstarre (Argyl-Robertson-Zeichen in 80% pos.), Augenmuskellähmung, Sensibilitäts- und Reflexausfall, Parästhesien sowie lanzierende Schmerzen

Frage: Können Sie mir einen für die **Geburtshilfe** wichtigen Aspekt der Lues nennen? **?**

☐ ☐ ☐
☺ 😐 ☹

Antwort: In der Schwangerschaft kann es zu einer **Infektion** des **Fetus** kommen. Ab dem 5. Monat können Treponemen die Plazenta passieren und zu einer **Lues connata** führen. Mögliche Symptome sind:

- **Hutchinson-Trias:** tonnenförmige, halbmondförmig gekerbte Schneidezähne, Innenohrschwerhörigkeit, Keratitis parenchymatosa
- **makulo-papulöses Exanthem:** mit gelblicher Flüssigkeit gefüllte Blasen an Händen und Füßen, plattenförmige Hautinfiltrate, Haut- und Schleimhautentzündungen
- **Hydrocephalus** und **Sattelnase**
- Säbelscheidentibia
- **Splenomegalie** und **Leberzirrhose**

10.3 Gonorrhö

Frage: Geben Sie mir bitte ein paar Schlagworte zur **Gonorrhö.** **?**

☐ ☐ ☐
☺ 😐 ☹

Antwort: Die Gonorrhö, im Volksmund „Tripper“ genannt, wird durch gramnegative Diplokokken der Familie Neisseria gonorrhoeae hervor-

tipp Bei unstrukturierten Fragen bietet es sich an, die Antwort einer **inneren Struktur** (z.B. Definition, Symptomatik, Diagnostik, Therapie, Komplikationen) folgen zu lassen. Diese sollte bereits im Vorfeld eingeübt werden, damit man sich in der Prüfung daran halten kann und keine „Bausteine" vergisst.

gerufen. Bei der Frau kann der Verlauf asymptomatisch sein. Man unterscheidet die untere und die obere Gonorrhö:

- Die **untere Gonorrhö** äußert sich mit Anzeichen einer Harnwegsinfektion wie Pollakisurie und Algurie sowie eitrigem Ausfluss und schmerzhaftem, geröteten Introitus.
- Bei der **oberen Gonorrhö (Keimaszension)** finden sich ziehende, kolikartige Unterbauchschmerzen, leichte Temperaturerhöhung und ein schmerzhafter Palpationsbefund der Adnexe.

Diagnostisch sind neben Anamnese und gynäkologischer Untersuchung eine Gram- und Methylenblaufärbung (oft nur in der akuten Form erfolgreich), Kulturnachweis auf Blutagar oder serologischer Antigennachweis möglich. Die Gonorrhö wird bei der Patientin und dem entsprechenden Partner mit **hochdosiertem Penizillin** oder Cephalosporin behandelt. Als **Komplikation** kann es zu einer Monarthritis, einer Iritis/Iridozyklitis, einer Pleuritis, einer Meningitis oder einer Karditis kommen. Bei schwerem Verlauf ist die Entwicklung einer schweren **Gonokokkensepsis** mit Peritonitis, hohem Fieber, Übelkeit und Erbrechen möglich. Als **Spätfolgen** können Tubensterilität oder Tubargravidität durch Verklebungen, Unterbauchschmerzen durch Verwachsungen, Dyspareunie oder eine Retroflexio uteri fixata auftreten.

☐ ☐ ☐
☺ 😐 ☹

? **Frage:** Können Sie mir noch kurz etwas zum Stichwort **Credé-Prophylaxe** sagen?

Antwort: Unter der Geburt kann die Gonorrhö auf das Kind übertragen werden und eine **Gonoblenorrhö** hervorrufen. Bei der Credé-Prophylaxe wurde früher Silbernitrat und wird heute Erythromycin in die Bindehautsäcke der Neugeborenen geträufelt. Heute ist es in unseren Breiten jedoch nicht mehr obligat.

10.4 Virusinfektionen

☐ ☐ ☐
☺ 😐 ☹

? **Frage:** Was sind **Condylomata acuminata,** wodurch entstehen sie und wie werden sie behandelt?

+ Bei der Geburt kann es zu einer Übertragung auf das Kind und in Folge zu Papillomen im Larynxbereich kommen. Ein ausgeprägter, unsanierter Befall der Vagina kann eine Sectio indizieren.

Antwort: Condylomata acuminata oder Feigwarzen werden durch humane **Papillomaviren** (HPV) hervorgerufen. Es sind typischerweise blumenkohl- oder hahnenkammförmige, gutartige **Epitheliome** von weicher Konsistenz und befallen vor allem Vulva, Vagina und Portio, aber auch die Harnröhre oder den Analbereich. Die Übertragung erfolgt durch Kohabitation mit einer Inkubationszeit von 4 Wochen bis 6 Monaten. Es besteht eine Assoziation zwischen HPV-Infektionen und der Entstehung von zervikalen intraepithelialen Neoplasien bis hin zum Karzinom bzw. der bowenoiden Papulose. Bis zu 20% der sexuell aktiven Frauen sind HPV-positiv. Die Therapie besteht darin, Herde **chirurgisch abzutragen.** Dabei kommen elektrische Schlingen, scharfer Löffel, Koagulation, Kryosation oder der CO_2-Laser zum Einsatz. Therapie der 2. Wahl besteht in lokaler Auftragung von **Essigsäure** oder **Podophyllin.** Diese Therapien bekämpfen nicht die Virusinfektion selbst, deshalb besteht ein Rezidivrisiko von etwa 20–70% (abhängig vom Ort des Befalles und der Ausdehnung).

✚ Die HPV-Genotypen 6,11 und 42 sind assoziiert mit CIN I (low risk); die Genotypen 16, 18, 31, 33, 35 und 45 sind assoziiert mit CIN II–III bis zum Zervixkarzinom.

Fallbeispiel: Eine Patientin kommt zu Ihnen und beklagt starke brennende Schmerzen an den Labien, welche sich bei Berührung oder beim Wasserlassen verstärken. Bei der klinischen Untersuchung sehen sie 2–3 mm große Bläschen mit klarem Inhalt, die großteils bereits aufgebrochen sind. Bei Letzteren bleiben kleine, scharf begrenzte Ulcera mit rotem Rand und weißlich-gelblichen Belägen. Woran denken Sie?

Antwort: Das beschriebene Bild spricht für eine **Herpes-genitalis**-Infektion. Diese häufige Erkrankung wird durch Herpes-simplex-Viren vom Typ 2 ausgelöst. 4–21 Tage nach dem Sexualkontakt kann es zu den beschriebenen Symptomen kommen, häufig mit Allgemeinsymptomen und einer LK-Schwellung verbunden. In vielen Fällen bleibt die Infektion jedoch klinisch stumm. Diagnostisch können die Erreger durch **Direktabstrich** aus dem Bläscheninhalt nachgewiesen werden. Auch eine **serologische Diagnostik** ist möglich. Am wichtigsten sind jedoch die typische Klinik und der typische Verlauf, da alle anderen Nachweise sehr teuer sind. Therapeutisch kommen **Virustatika** wie Aciclovir® zur Anwendung. Die Viren überleben jedoch in den sensiblen Nervenganglien und können lebenslang Rezidive hervorrufen.

Frage: Hat eine Herpesinfektion Auswirkungen auf die **Schwangerschaft?**

Antwort: Die primäre Herpesinfektion kann zu etwa 50% während der Schwangerschaft oder der Geburt auf das Kind übertragen werden. Vor allem bei einer Primärinfektion zum Zeitpunkt der Geburt kann es zu einer schweren generalisierten Infektion des NG kommen, die häufig letal endet. Durch eine **primäre Sectio** kann das Risiko der Übertragung von 50% auf ca. 7% reduziert werden. Das NG sollte prophylaktisch mit Virustatika behandelt werden. Ohne frische Läsionen ist eine Sectio nicht indiziert. Bei einem Blasensprung bei einer Patientin mit frischen Läsionen sollte innerhalb von 4 h eine Sectio durchgeführt werden. Eine Neugeboreneninfektion hat eine sehr ernste Prognose mit 20–50% Letalität.

☐ ☐ ☐
☺ 😐 ☹

? **Frage:** Welche gynäkologischen Erkrankungen treten gehäuft in Zusammenhang mit **HIV-Infektionen** bzw. AIDS auf?

Antwort: Aufgrund des T-Zell-Defektes kommt es häufiger zu Begleitinfektionen durch **Soor, HPV, Herpes-** oder **Varicella-Zoster-Viren.** Besonders in Risikogruppen treten auch gehäuft andere sexuell übertragbare Krankheiten auf. **Zervixdysplasien** findet man bei HIV-positiven Patientinnen bis zu 10-mal häufiger. Das **Zervixkarzinom** gehört zu den AIDS-definierenden Erkrankungen. Abhängig vom Stadium der Erkrankung treten auch bei operativen Eingriffen deutlich häufiger Komplikationen wie Infektionen oder Sekundärheilungen auf.

☐ ☐ ☐
☺ 😐 ☹

? **Frage:** Wie groß ist die Gefahr, dass das **Kind** einer HIV-infizierten Mutter ebenfalls **HIV-positiv** ist?

Antwort: Ohne entsprechende Maßnahmen kommt es in **20–25%** zu einer **intrauterinen Infektion.** Die Schwangerschaft an sich hat keinen negativen Einfluss auf den Verlauf der HIV-Infektion; eine Infektion birgt für das Kind neben dem Risiko einer Übertragung keine besonderen weiteren Gefahren. Die Mutter sollte während der Schwangerschaft eine antivirale Therapie erhalten, da das Übertragungsrisiko direkt mit der Viruslast der Mutter korreliert. Eine elektive Sectio am wehenfreien Uterus sollte durchgeführt werden. Dadurch kann die Übertragungsrate auf unter 1% gesenkt werden. Auf alle Fälle soll der Mutter geraten werden, nicht zu stillen, um eine Infektion post partum zu verhindern. Das Neugeborene sollte für 2–4 Wochen eine antiretrovirale Therapie erhalten. Ob das Neugeborene eine HIV-Infektion hat, kann jedoch erst nach 6 Monaten mittels PCR festgestellt werden.

11 Deszensus genitalis und Harninkontinenz

Frage: Nennen und erklären Sie mir bitte die Begriffe, mit denen man die **Lage der Gebärmutter** beschreibt. ?

☐ ☐ ☐
☺ 😐 ☹

Antwort: Der Begriff **Versio** bezeichnet die Neigung, also die Beziehung der Zervixachse zur Achse der Vagina. Mit **Flexio** wird die Abknickung beschrieben, also das Verhältnis der Längsachse der Zervix zur Längsachse des Corpus uteri. Eine **Torsio** würde eine Drehung um die Längsachse bedeuten. Mit **Positio** kann man die Lage im kleinen Becken beschreiben, also eine Versetzung zur Seite oder nach unten, wobei der Descensus uteri das Absinken der Gebärmutter beschreibt.

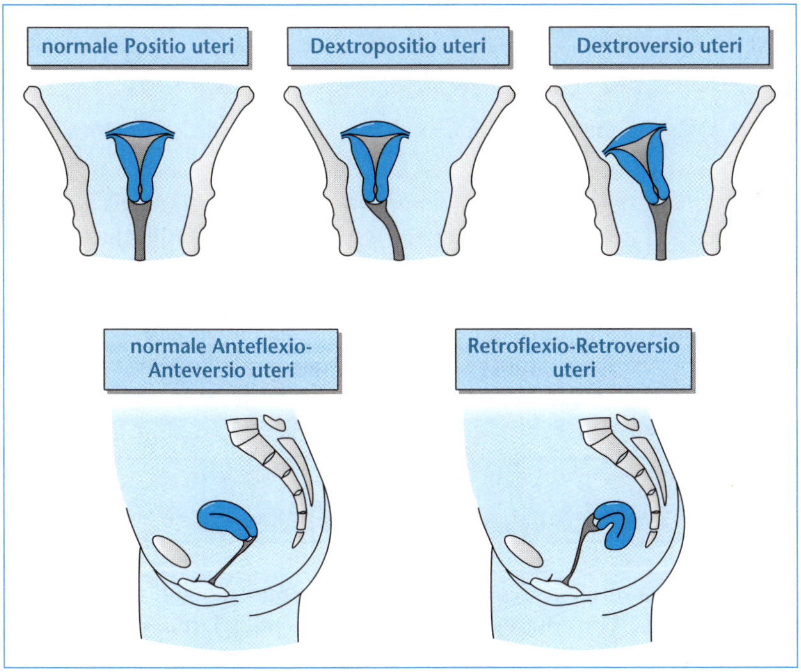

Abb. 11.1: Lagebezeichnungen des Uterus [2]

Normalerweise liegt eine **Anteversio-Anteflexio** ohne Torsion und in der Mitte des kleinen Beckens vor. Eine **Retroversio,** also eine Abneigung nach dorsal, ist pathologisch. Eine Abknickung des Corpus nach dorsal, also eine **Retroflexio,** ist eher eine Normvariante und bedarf weder einer Korrektur, noch verursacht sie Sterilität. Bei einer Retroflexio fixata führten Entzündungen zu Verwachsungen. In diesem Fall kann die Anomalie Krankheitswert haben.

☐ ☐ ☐
☺ 😐 ☹

? **Frage:** Wodurch kommt es zu einem **Descensus uteri** und wie wirkt dieser sich klinisch aus?

tipp Wenn die Pathomechanismen von klinischen Beschwerden bekannt sind, sollte man sie ruhig einfließen lassen. Allerdings nur, wenn man sich sicher ist – evtl. wird nachgehakt.

Antwort: Der Deszensus entsteht durch eine **funktionelle Insuffizienz** des Halteapparates der Gebärmutter. Dazu gehören die Parametrien, der Beckenboden und das Lig. sacrouterinum. Tritt der Uterus vor den Introitus, dann spricht man von einem **Prolaps,** der **partial** oder **total** ausgebildet sein kann. Risikofaktoren sind viele und rasch aufeinander folgende Geburten mit Geburtsverletzungen, mangelhafte Rückbildungsgymnastik, Bindegewebsschwäche sowie mechanische Überbeanspruchung des Beckenbodens durch Übergewicht oder schweres Tragen. Klinisch beklagen die Betroffenen oft Kreuz- oder Unterbauchschmerzen durch Zug an den Bandstrukturen, Druckgefühl nach unten, Kohabitationsschmerz, Obstipation, Genital- und Harnwegsinfektionen sowie Harninkontinenz aufgrund der topographischen Veränderung des Blasenverschlusses.

☐ ☐ ☐
☺ 😐 ☹

? **Frage:** Welche **Therapiemöglichkeiten** eines Deszensus kennen Sie?

Antwort: Bei leichten Fällen kann **Beckenbodengymnastik** ausreichend sein. Durch lokale **Östrogene** können die Durchblutung sowie der urethrale Sphinktertonus verbessert werden. Operativ kommt vor allem die **vaginale Hysterektomie** zum Einsatz. Eine vordere und hintere **Scheidenplastik** hilft, den Blasenboden anzuheben. Bei grundsätzlicher oder passagerer Inoperabilität können auch **Pessare** eingesetzt werden, die aber regelmäßig gewechselt werden müssen, um Druckulzera vorzubeugen.

☐ ☐ ☐
☺ 😐 ☹

? **Frage:** Welche Formen der **Harninkontinenz** kennen Sie?

✚ **Extraurethrale Inkontinenz** kann infolge von gynäkologischen Operationen (Nekrosefistel), als Spätfolge einer Strahlentherapie oder durch einen Tumor entstehen.

Antwort: Man unterscheidet die **Stressinkontinenz,** bei der Urin unter Belastung ohne Harndrang abgeht, die **Urge-** oder **Dranginkontinenz,** die durch plötzlichen starken Harndrang ohne Belastung gekennzeichnet ist und die **Überlaufinkontinenz.** Hierbei handelt es sich um eine Entleerungsstörung; Urin geht bei Überfüllung der Blase ab. Die **Reflexinkontinenz** ist eine eigenständige reflektorische Entleerung der Blase bei Querschnittslähmung. Die **extraurethrale Inkontinenz** beschreibt angeborene oder erworbene Ureterscheidenfisteln bzw. Blasenscheidenfisteln.

Frage: Wie entsteht die **Stressinkontinenz** und wie wird sie eingeteilt? **?**

☐ ☺ ☐ 😐 ☐ ☹

Antwort: Nach mehreren Geburten, bei Adipositas, Bindegewebsschwäche oder bei Deszensus kann der **Blasenverschluss insuffizient** werden. Normalerweise beträgt der dorsale **uretrovesikale Winkel** etwa 100°. Wenn sich dieser Winkel durch die Beckenbodenschwäche vergrößert, kann sich der **intraabdominale Druck** nicht mehr gleichmäßig auf Blase und Urethra verteilen und führt zu einer **Überbeanspruchung des Sphinkters.** Bei einer Stressinkontinenz Grad I geht Urin beim Husten, Lachen oder Niesen, also bei Aktivierung der Bauchpresse ab. Grad II beschreibt Harnabgang beim Laufen, Tragen oder Treppensteigen. Im III. Grad tritt die Inkontinenz im Stehen, bei Grad IV auch im Liegen auf, was als absolute Inkontinenz bezeichnet wird.

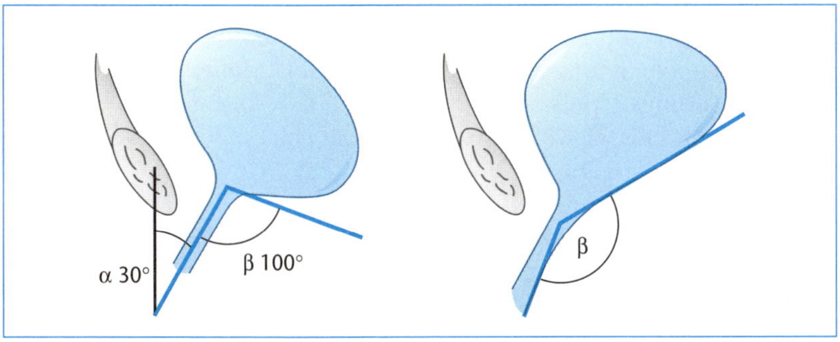

Abb. 11.2: Dorsaler urethrovesikaler Winkel [2]

Frage: Wie kann man die **Stressinkontinenz** diagnostizieren und therapieren? **?**

☐ ☺ ☐ 😐 ☐ ☹

Antwort: Neben der **Anamnese** und einem möglichen **Deszensus,** der in der gynäkologischen Untersuchung auffällt, kommen urodynamische Fluss- und Druckmessungen oder ein laterales Zystogramm nach retrograder Einbringung von Kontrastmittel zur Anwendung. In leichten Fällen ist Beckenbodengymnastik ausreichend, in schwereren Fällen kann operativ versucht werden, den urethrovesikalen Winkel wiederherzustellen. Als Mittel der Wahl kommt das **TVT-Verfahren** (Tension-free vaginal tape) zum Einsatz, bei dem ein Prolene-Band unter die Harnröhre gelegt und an der Bauchdecke fixiert wird. Alternativ kann eine **Kolposuspension nach Burch** durchgeführt werden. Hierbei wird über einen suprasymphysären Hautschnitt der Blasenhals dargestellt. Die paravaginale Faszie wird mit nicht resorbierbaren Fäden gefasst und am Lig. pubicum superius Cooper befestigt, wodurch die Urethra intraabdominal hochgezogen wird. Wichtig ist die klare Diagnose einer Stressinkontinenz, da ein operatives Vorgehen bei anderen Inkontinenzformen keine Aussicht auf Erfolg hat. Vor einer Operation muss immer ein Harnwegsinfekt ausgeschlossen werden.

☐ ☐ ☐
☺ 😐 ☹

? **Frage:** Können Sie mir abschließend noch etwas über die **Urge-Inkontinenz** berichten?

Antwort: Bei der Drang- oder Urge-Inkontinenz (10–20% aller Inkontinenzfälle) besteht eine **Funktionsstörung des Detrusors** mit plötzlichem starken Harndrang und nicht mehr zu hemmendem Urinabgang bei nur geringer Blasenfüllung. Bei der **motorischen Form** liegt eine Hyperreflexie, also ein Mangel an hemmenden Impulsen vor, die durch neurologische Erkrankungen wie Multiple Sklerose, amyotrophische Lateralsklerose und Hirntumoren aber auch psychosomatisch bedingt sein können. Die häufigere **sensorische Form** ist durch vermehrte sensible Entleerungsimpulse gekennzeichnet. Diese treten nach Irritation durch Entzündungen, Blasensteine oder bei postmenopausalem Östrogenmangel auf. Die Diagnose wird durch Zystoskopie, Zystomanometrie und einen bakteriellen Befund im Urin gestellt. Therapeutisch hilft oft eine kausale Therapie (Stein, Infekt, Tumor). Durch **Anticholinergika** kann der Blasentonus gesenkt werden und α-Adrenergika können den Sphinktertonus erhöhen. Operative Vorgehensweisen spielen hier keine Rolle.

Teil C:
Geburtshilfe

12 Entstehung einer Schwangerschaft

Frage: Sagen Sie mir kurz, wann eine **Schwangerschaft** zustande kommen kann. ?

☐ ☐ ☐
☺ 😐 ☹

Antwort: Voraussetzung für die Entstehung einer Schwangerschaft ist, dass ein Mann und eine Frau um den Zeitpunkt der Ovulation, also in der **periovulatorischen Phase** Geschlechtsverkehr haben. Der Zeitraum, in dem eine Befruchtung stattfinden kann, beträgt nur wenige Tage. Die Eizelle ist nach dem Eisprung maximal 24 h lang befruchtungsfähig, während Spermien in den Tuben bis zu 3 Tagen überleben können. Den Geschlechtsverkehr, der zur Befruchtung führt, nennt man **Konzeption.**

Frage: Welche einfachen Zeichen für den **Eisprung** gibt es? ?

☐ ☐ ☐
☺ 😐 ☹

Antwort: Der Eisprung findet einmal pro Zyklus statt. Während der Abstand zur nächsten Menstruation ziemlich konstant bei 14 ± 1 Tagen liegt, variiert die Zeitspanne zwischen Ovulation und vorhergehender Blutung von Frau zu Frau. Bei einem 28-tägigen Zyklus benötigt ein Follikel zur Reifung etwa 14 Tage, d.h. die Ovulation ist um den 14. Tag zu erwarten. Eine Frau mit regelmäßigem Zyklus kann also durch Auszählen in etwa abschätzen, in welcher Phase sie sich befindet. Eine Messung der **Basaltemperatur** zeigt durch einen Anstieg um ca. 0,5 °C die vorangegangene Ovulation an. Manche Frauen verspüren zum Zeitpunkt des Eisprungs einen leichten Schmerz im Unterbauch, den so genannten **Mittelschmerz.** Diese Veränderungen und das Auszählen der fruchtbaren Tage sind aber sehr ungenau, da bei jeder Frau geringe Zyklusschwankungen auftreten.

Frage: Beschreiben Sie, wie und warum **eine** Eizelle von genau **einem** Spermium befruchtet wird. ?

☐ ☐ ☐
☺ 😐 ☹

Antwort: Im Normalfall reift pro Zyklus nur ein Follikel vollständig heran. In der Mitte des Zyklus löst ein LH-Peak den **Eisprung** aus, bei dem die Ovozyte zusammen mit einem Kranz aus Follikelzellen **(Corona radiata)** aus dem reifen **Graaf-Follikel** freigesetzt wird. Der Fimbrientrichter der Tube nimmt sie auf.

> ✚ Äußerst selten kommt es vor, dass 2 Spermien gleichzeitig eindringen (Polyspermie). Die entstehenden Embryonen haben 69 Chromosomen und sterben ab.

In der Ampulle des Eileiters findet die eigentliche **Befruchtung,** d.h. die Vereinigung der mütterlichen und väterlichen Keimzelle, statt. Voraussetzung dafür ist die **Kapazitation.** Dabei wird die Proteinhülle um den Spermienkopf durch ein von der Eizelle produziertes Glykoprotein aufgelöst. An der Eizelle setzt das Spermium Proteasen (Fertilisin) frei und kann so die Corona radiata und die **Zona pellucida,** die die Eizelle umgeben, überwinden. Dies wird **Akrosomenreaktion** genannt. Das Eindringen eines Spermiums in die Eizelle bezeichnet man als **Imprägnation.** Danach findet sofort die **kortikale Reaktion** statt. Dabei gibt die Eizelle eine Substanz ab, welche die Zona pellucida für weitere Spermien undurchdringbar macht. Dadurch ist sichergestellt, dass die Eizelle nur durch ein Spermium befruchtet werden kann.

Aus den mütterlichen und väterlichen **haploiden Vorkernen** entsteht die **Zygote** mit einem **diploiden Chromosomensatz.**

☐ ☐ ☐
☺ 😐 ☹

? **Frage:** Was passiert mit dem Rest des Follikels, der im Eierstock zurückgeblieben ist?

Antwort: Die im Ovar verbliebenen Granulosazellen des Follikels wandeln sich zum **Corpus luteum (Gelbkörper)** um und produzieren Progesteron, welches das Endometrium in die Sekretionsphase versetzt. Dies ist eine wichtige Voraussetzung für die spätere Einnistung. Nach der Befruchtung der Eizelle wird vom Trophoblasten humanes Choriongonadotropin (HCG) gebildet. Unter dessen Einfluss bleibt das Corpus luteum weiter bis zur 20. SSW funktionsfähig und produziert weiter Gestagene, was für den Erhalt der Schwangerschaft unerlässlich ist. Ohne Befruchtung bleibt das Corpus luteum nur ca. 10–12 Tage funktionsfähig. Danach nimmt die Hormonsynthese ab und es wird atretisch. In diesem Zustand nennt man es Corpus albicans.

! **Merke:** β-HCG kann nach der Implantation im Harn der Mutter nachgewiesen werden, was man sich beim Schwangerschaftstest zunutze macht.

☐ ☐ ☐
☺ 😐 ☹

? **Frage:** Wie gelangt die **Zygote** zum **Uterus** und welche Entwicklungsschritte finden auf dem Weg dorthin statt?

Antwort: Die Zygote wird durch rhythmische Kontraktionen der Tube und durch das Flimmerepithel in Richtung Uterus befördert und durchläuft dabei verschiedene Furchungsstadien. Dem 2-Zell-Stadium, in dem sich zwei Blastomere in der Zona pellucida befinden, folgt über das 4-Zell-Stadium das 8-Zell-Stadium. Nach ca. 4 Tagen erreicht die Morula im 16-Zell-Stadium den Uterus. Die Zellen spalten sich in eine äußere und eine innere Schicht, den **Trophoblast** und den **Embryoblast** auf. Der flüssigkeitsgefüllte Hohlraum wird **Blastozystenhöhle** genannt. Dieses Entwicklungsstadium bezeichnet man als **Blastozyste.**

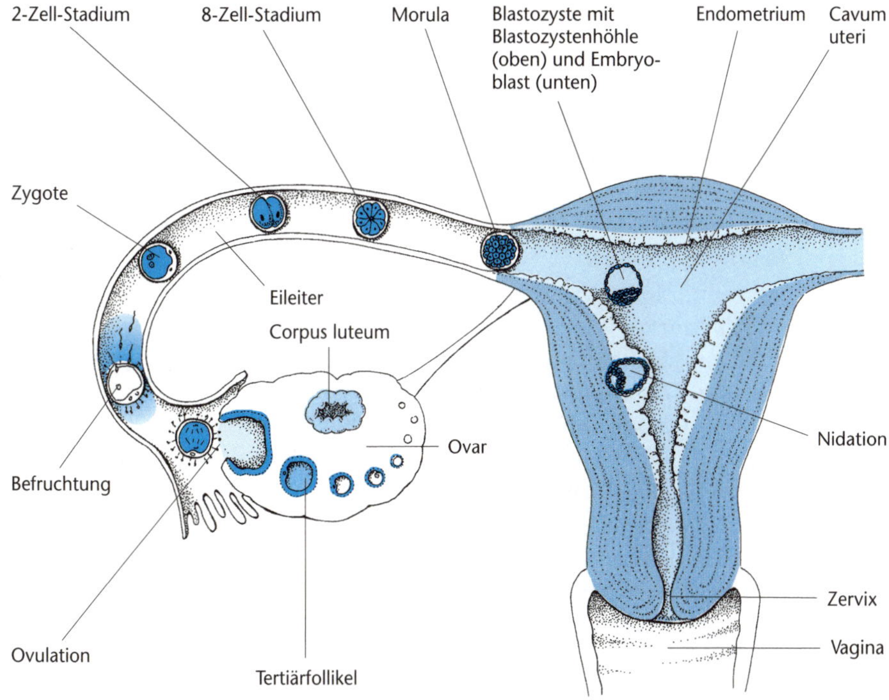

Abb. 12.1: Von der Ovulation zur Implantation [1]

Merke: Aus dem Embryoblast entsteht der eigentliche Embryo, aus dem Trophoblast die Eihäute und die Plazenta. **!**

Frage: Was geschieht, wenn die **Blastozyste** das Uteruskavum erreicht hat? **?**

☐ ☺ ☐ 😐 ☐ ☹

Antwort: Ca. 6 Tage nach der Konzeption hat die Blastozyste das Uteruscavum erreicht, dort findet dann die **Implantation** bzw. **Nidation** statt. Die Blastozyste heftet sich an das Endometrium, das sich in der Sekretionsphase befindet, und beginnt mithilfe von Enzymen zwischen die Endometriumzellen der Zona functionalis einzudringen. Normalerweise findet die Implantation im Bereich des Fundus an der Vorder- oder Hinterwand statt.

☐ ☐ ☐
☺ 😐 ☹

? **Frage:** Wie erfolgt in der Frühphase der Schwangerschaft die **Ernährung der Blastozyste?**

Antwort: Nachdem die Blastozyste in die Schleimhaut eingedrungen ist, wird sie zunächst nur durch Diffusion von Nährstoffen aus dem Endometrium ernährt, dies wird als **histiotrophe Phase** bezeichnet. Im Rahmen der **Plazentation,** die erst am Ende der Organogenese beginnt, wächst der Trophoblast an mütterliche Gefäße heran und eröffnet diese, wodurch die **hämatotrophe Phase** beginnt. Aus Teilen des Trophoblasten und des Endometriums entsteht dann die Plazenta, über die das Kind mit Nährstoffen und Sauerstoff aus dem mütterlichen Kreislauf versorgt wird.

! **Merke:** Zusammenfassung wichtiger Begriffe:
- **Kohabitation, Koitus:** Geschlechtsverkehr
- **Konzeption:** zur Befruchtung führender Geschlechtsverkehr
- **Kapazitation:** Verschmelzung von Akrosom und Spermienkopfmembran, durch die Spermien befruchtungsfähig werden
- **Imprägnation:** Eindringen des Spermiums in die Eizelle
- **Konjugation:** Verschmelzung von männlichem und weiblichem Zellkern bei der Befruchtung
- **Implantation, Nidation:** Einnistung der Blastozyste ins Endometrium

13 Betreuung in der Schwangerschaft

13.1 Feststellung der Schwangerschaft

Frage: Welche **Beschwerden** könnte eine Frau beim Arzt angeben, die nicht daran denkt, schwanger zu sein, deren Beschwerden sich jedoch auf die Schwangerschaft zurückführen lassen? ?

☐ ☐ ☐
☺ 😐 ☹

Antwort: Klinisch kommt es natürlich zu einer Amenorrhö. An Beschwerden werden oft morgendliche Übelkeit und Erbrechen, Brustspannen, Veränderung von Appetit, Pollakisurie, Fluor und Obstipation oder Kontraktionen des Uterus beschrieben.

Frage: Welche **genitalen Veränderungen** kennen Sie bei einer schwangeren Frau, welche unter Umständen auch einen klinischen Hinweis auf eine Schwangerschaft liefern können? ?

☐ ☐ ☐
☺ 😐 ☹

Antwort: Der mütterliche Organismus muss sich in der Schwangerschaft an die besonderen Bedingungen adaptieren, um Voraussetzungen zum Heranwachsen des Fetus zu schaffen und um sich auf die Geburt vorzubereiten. Klinisch wurde häufig eine **livide Verfärbung** des Introitus vaginae beobachtet. Die Areola erscheint hyperpigmentiert und die **Linea fusca,** ein rötlich-brauner Streifen zwischen Nabel und Schambereich, wird sichtbar. Bei der gynäkologischen Untersuchung erscheint der untere Teil des Uterus aufgelockert und komprimierbar, was als **Hegar-Zeichen** bezeichnet wird. Manchmal findet sich eine leichte einseitige Vorwölbung des Uterus am Ort der Implantation, das **Piskacek-Zeichen.** Wenn man lateral der Zervix eine pulsierende Arterie tastet, nennt man dies **Osiander-Zeichen.** Diese Zeichen sind natürlich sehr ungenau und nur ein subjektiver Hinweis auf eine Schwangerschaft. Heute haben diese Zeichen nur noch wenig Bedeutung.

Frage: Man unterscheidet sichere von unsicheren Schwangerschaftszeichen. Welche **sicheren Schwangerschaftszeichen** kennen Sie und ab wann kann man diese feststellen? ?

☐ ☐ ☐
☺ 😐 ☹

Antwort: Zu den sicheren Schwangerschaftszeichen gehören **Herzaktionen** im Sono, auskultierte kindliche **Herztöne** und das Fühlen von Kindsteilen oder **Kindsbewegungen.** Vaginalsonographisch können Herzaktionen mittels Transvaginalsono ab der 6. SSW festgestellt werden. Ab der 12. SSW können die Herztöne auskultiert werden und ab der 18. SSW kann man Kindsteile tasten.

□ □ □
☺ 😐 ☹

? **Frage:** Was misst ein **Schwangerschaftstest,** und ab wann ist er positiv?

Antwort: Im Schwangerschaftstest wird **β-HCG, humanes Choriongonadotropin,** gemessen. Das HCG wird vom Trophoblasten gebildet und verhindert die Involution des Corpus luteum. Im Normalfall verdoppelt sich die Konzentration jeden 2. Tag. Sehr sensitiv kann die β-HCG-Konzentration im Serum mittels RIA gemessen werden, was z. B. zum Ausschluss einer Extrauteringravidität wichtig ist. Der Test wird etwa ab dem 10. Tag nach der Befruchtung positiv, also noch vor der ersten ausbleibenden Menstruation. Die im Handel befindlichen Tests für zu Hause messen β-HCG im Urin mittels **Latex-Agglutinationstest.** Diese werden etwa ab dem Ausbleiben der Regel, also ca. 30 Tage p. m. positiv. Selten kommt es zu einem falsch positiven Ergebnis, etwa bei Blasenmole, Chorionepitheliom oder bei Ovarialtumoren.

13.2 Dauer und Alter der Schwangerschaft

□ □ □
☺ 😐 ☹

? **Frage:** Wie lange dauert eine normale Schwangerschaft und wie kann man den **Geburtstermin** berechnen?

Antwort: Eine normale Schwangerschaft dauert **40 Wochen**, was 280 Tagen oder 10 Lunarmonaten entspricht, also 9,5 Monate gerechnet **post menstruationem.** Der Geburtstermin wird nach der **Naegele-Regel** berechnet. Dazu nimmt man den ersten Tag der letzten Blutung minus 3 Monate plus 7 Tage plus 1 Jahr. Wenn der Zyklus von 28 Tagen abweicht, wird die Abweichung in Tagen addiert oder abgezogen.

Beispiel: 28-tägiger Zyklus: 1. Tag der letzten Regel: 12.5.2006
errechneter Termin: 12 (+ 7). 5 (– 3). 2006 (+ 1) = 19.2.2007;
bei 31-tägigem Zyklus + 3 Tage: 22.2.2007.

Die Naegele-Regel gibt jedoch nur den ungefähren Geburtstermin an. Am errechneten Termin kommen nur 4% aller Kinder zur Welt. ± 4 Tage um den Termin werden 26% und ± 10 Tage um den Termin 66% aller Kinder geboren.

! **Merke:** Wenn nicht anders angegeben, bedeuten die angegebenen Schwangerschaftswochen immer abgeschlossene Wochen p. m. Bei der nächsten angefangenen Woche werden die Tage mit + x angegeben (z. B. 35 + 4 = 35 SSW + 4 Tage p. m., die Patientin ist also in der 36. SSW).

Frage: Wie könnten Sie das **Alter der Schwangerschaft** noch abschätzen, wenn die letzte Regel nicht eruierbar ist? **?**

☐ ☐ ☐
☺ 😐 ☹

Antwort: Wenn möglich, ergibt natürlich die klare Erinnerung an die Konzeption den genauesten Hinweis auf das Alter der Schwangerschaft. Wenn dieser nicht sicher bekannt ist und eventuell auch Zyklusschwankungen vorliegen, dann ist die frühe sonographische Messung der Scheitel-Steiß-Länge die zuverlässigste Methode der Bestimmung des Gestationsalters. Sowohl Alter der Schwangerschaft als auch Geburtstermin können so relativ genau bestimmt werden, da beide Parameter kontinuierlich und interindividuell vergleichbar ansteigen.

13.3 Untersuchungen in der Schwangerschaft

Frage: In welchen Zeitabständen wird die **Schwangerenvorsorge** durchgeführt? **?**

☐ ☐ ☐
☺ 😐 ☹

Antwort: Entsprechend den Mutterschutzrichtlinien gilt, dass die Schwangere in den ersten 4 Monaten alle 4 Wochen gesehen werden soll, in den nächsten 3 Monaten alle 3 Wochen und in den folgenden 2 Monaten alle 2 Wochen. Es sind drei Ultraschalluntersuchungen im Laufe der Schwangerschaft vorgeschrieben. Im letzten Monat sollte jede Woche einmal und ab dem errechneten Termin alle 2 Tage untersucht und ein CTG geschrieben werden. Wenn die Schwangere über dem Termin liegt, sollte eine stationäre Aufnahme erwogen werden. Ab dem 10. Tag über dem Termin sollte ein Einleitungsversuch unternommen werden.

Frage: Was sollte eine **Erstanamnese** bei einer Schwangeren beinhalten? **?**

☐ ☐ ☐
☺ 😐 ☹

Antwort: Die Anamnese sollte neben bestehenden Schwangerschaftsbeschwerden eine Zyklusanamnese sowie die vorausgegangenen Schwangerschaften, Abbrüche, Geburten inkl. Komplikationen, Wochenbett- und Stillprobleme sowie gynäkologische Operationen umfassen, um ein Gefühl für die Schwangere und mögliche Komplikationen zu bekommen. Eine allgemeine Anamnese sollte besonders nach bestimmten **somatischen Erkrankungen** wie Diabetes mellitus, Schilddrüsenerkrankungen, Hypertonie, Nieren- und Harnwegserkrankungen, psychischen Erkrankungen, Anfallsleiden oder Infektionskrankheiten fragen, da diese spezifische Probleme hervorrufen können. Die **Familienanamnese** kann Hinweise auf Erbkrankheiten oder Diabetes geben. Auch **Sozialanamnese, Arbeitssituation,** die **partnerschaftliche Situation** und die **subjektive Akzeptanz der Schwangerschaft** können wichtige Hinweise auf Risikofaktoren geben.

? **Frage:** Welche **Untersuchungen** führen Sie bei einer Schwangeren durch, die sich zum ersten Mal bei Ihnen vorstellt?

Antwort: Routinemäßig wird eine **körperliche Untersuchung** durchgeführt, bei der Gewicht, RR, Herz, Lungen und Nieren beurteilt werden. Die **gynäkologische Untersuchung** sollte neben einer vaginalen Untersuchung und einer Spekulumeinstellung auch Abstrichentnahmen inklusive eines Clamydienabstrichs und eines PAP-Abstrichs beinhalten. An **Laboruntersuchungen** werden Hb, Blutgruppe, Rhesusfaktor, AK-Suchtest sowie Lues- und Rötelnserologie aus dem Blut durchgeführt, außerdem wird der Urin mittels Teststreifen untersucht. Zusätzlich werden bei Einverständnis der Patientin ein HIV-Test und eine Toxoplasmose-Serologie empfohlen. Die Hepatitis-Serologie wird erst in der Spätschwangerschaft durchgeführt.

? **Frage:** Sagt Ihnen der Begriff **Risikoschwangerschaft** etwas?

Antwort: Wenn die Mutter oder das Baby einem Risiko ausgesetzt sind, das sich aus der Anamnese oder dem Verlauf der Schwangerschaft ergibt, deklariert man diese als Risikoschwangerschaft. Ca. 30% aller Schwangerschaften werden als Risikoschwangerschaften bezeichnet. Von den Krankenkassen werden daraufhin zusätzliche Regelleistungen anerkannt, die häufigere Kontrollen oder auch Ultraschalluntersuchungen inklusive Doppler-Untersuchungen beinhalten. Risiken ergeben sich aus dem Alter der Mutter, dem Verlauf früherer Schwangerschaften, Uterusanomalien, Allgemeinerkrankungen, Medikamenteneinnahme und Genussmittelabusus.

? **Frage:** Wissen Sie, wie viele **Ultraschalluntersuchungen** bei der Schwangerenvorsorge vorgeschrieben sind und was dabei beurteilt werden soll?

Antwort: In jedem Trimenon ist eine Sonographie vorgeschrieben. In der **9.–12. SSW** soll der Sitz der Schwangerschaft im Uterus, die Herzaktion, die Anzahl der Fruchtanlagen und die zeitgerechte Entwicklung nachgewiesen werden. Es sollte auch darauf geachtet werden, ob ein dorsonuchales Ödem vorliegt, welches gehäuft bei Chromosomenanomalien auftritt. Die zweite Untersuchung in der **19.–22. SSW** wird der „große Ultraschall" genannt und hat ein Schwergewicht auf der Fehlbildungsdiagnostik. Er umfasst die Beurteilung der Anzahl der Feten, der

Entwicklung mittels Biometrie-Messwerten, der Herzaktion, Wirbelsäule, Schädel, Abdomen, Extremitäten, Plazentasitz, Nabelschnur sowie des Fruchtwassers. In der **29.–32. SSW** umfasst die Sonographie eine Überprüfung der regelhaften Entwicklung und der Wachstumsdynamik (Biometrie), des Plazentasitzes, der Plazentaverkalkung und der Fruchtwassermenge. Außerdem wird das Geburtsgewicht abgeschätzt.

Frage: Eben hatten Sie die **biometrische Beurteilung** genannt. Was bedeutet der Begriff und kennen Sie ein paar Standardmaße, die oft gemessen werden? **?**

☐ ☐ ☐
☺ 😐 ☹

Antwort: In der Biometrie werden verschiedene Längenparameter der Schwangerschaft gemessen. Anhand von Tabellen kann dabei eine Aussage über Entwicklung und Wachstum getroffen werden. Am Schädel werden **BPD** (biparietaler Durchmesser), **FOD** (fronto-okzipitaler Durchmesser) und **KU** (Kopfumfang) gemessen. Abdominal kann man **ATD** (Abdomen-Transversal-Durchmesser), **APD** (abdominaler Anterior-Posterior-Durchmesser) oder **AU** (Abdomenumfang) messen. An den Extremitäten werden **FL** (Femurdiaphysenlänge) und **HL** (Humeruslänge) gemessen.

Frage: Was ist eine **Nackentransparenzmessung** und wann führt man diese durch? **?**

☐ ☐ ☐
☺ 😐 ☹

Antwort: Zusätzlich zu den vorgeschriebenen Ultraschalluntersuchungen hat sich eine Nackentransparenzmessung etabliert. Sie ist keine Kassenleistung und wird am besten zwischen der SSW 11 + 0 und 13 + 4 durchgeführt. Sie misst das individuelle Risiko des Feten, an einer Chromosomenaberration (z.B. Down-Syndrom) oder an anderen Fehlbildungen zu leiden. Die Nackentransparenz entsteht durch Wassereinlagerungen und lässt sich im Ultraschall gut beurteilen.

Frage: Nennen Sie die Begriffe, die man zur **Beschreibung des Kindes** im Verhältnis zum Uterus kennen muss. **?**

☐ ☐ ☐
☺ 😐 ☹

Antwort: Die **Lage** des Kindes beschreibt die Beziehung von Längsachse der Mutter zur Längsachse des Kindes, also z.B. eine Längslage oder eine Querlage. Mit **Stellung** bezeichnet man die Position des kindlichen Rückens zum Uterus. Bei einer I.-Stellung befindet sich der Rücken links, bei einer II.-Stellung rechts. Wenn der Rücken rechts vorn liegt, spricht man von Stellung IIa, rechts hinten von IIb (entsprechend links Ia oder Ib). Der Begriff **Einstellung** beschreibt die Beziehung des vorangehenden Kindsteils zum Geburtskanal. Häufige Begriffe für eine Einstellung sind z.B. Hinterhauptslage, Gesichtslage oder auch Steißlage, Fußlage oder Schulterlage. Die Beziehung der Kindsteile zueinander wird als **Haltung** bezeichnet. Hierzu zählen Flexion des Kopfes oder Deflexion.

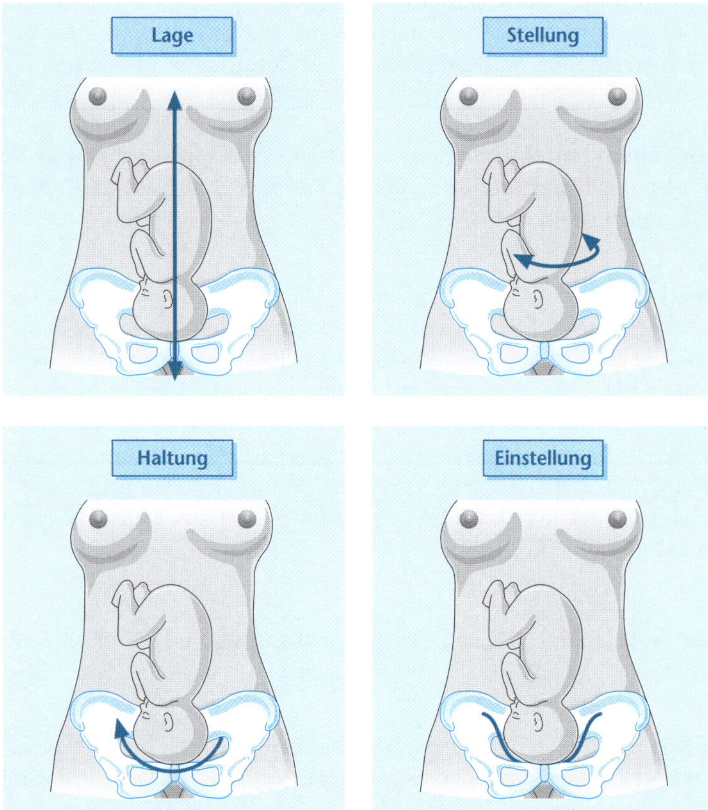

Abb. 13.1: Lage, Stellung, Haltung, Einstellung [3]

> **!** **Merke:** Merkregel zur Stellung: **R**ücken **r**echts hat 2 R → 2. Stellung; **R**ücken links hat ein R → 1. Stellung

☐ ☐ ☐
☺ 😐 ☹

> **?** **Frage:** Was hat es mit den Begriffen **Parität** und **Gravidität** auf sich?

Antwort: Mit **Gravität** bezeichnet man die Anzahl der eingetretenen Schwangerschaften, unabhängig davon, ob diese auch ausgetragen werden konnten. **Parität** hingegen beschreibt die Anzahl der Geburten (eine schwangere Frau mit einem Abort in der Anamnese und einem Kind wäre also eine Drittgravida-Zweitpara). Eine Erstgebärende wird Primipara genannt. Mehrgebärende heißen Pluripara (2–5 Geburten) und vielgebärende Multipara (> 5 Geburten).

> ✚ Eine Totgeburt mit einem Geburtsgewicht von mehr als 500 g zählt man zur Parität.

Frage: Bitte beschreiben Sie die Handgriffe nach **Leopold.** ?

Antwort: Der **erste** Leopold-Handgriff untersucht den **Fundusstand,** der **zweite** die **Stellung** des kindlichen Rückens. Mit dem **dritten** Handgriff kann man die **Lage** des Kindes überprüfen. Bei einer Schädellage kann man den Kopf „ballotieren", den bei Beckenendlage tastbaren Steiß kann man nicht ballotieren. Der **vierte** Handgriff untersucht den **Höhenstand** des vorangehenden Teils in Bezug zum Becken der Mutter. Der **fünfte** Leopold-Handgriff oder auch **Zangemeister-Handgriff** kommt nach voller Eröffnung des Muttermundes und Blasensprung zum Einsatz. Mit diesem kann man ein Missverhältnis zwischen Becken und vorangehendem Teil feststellen. Wenn der Kopf die Symphyse überragt, besteht ein Missverhältnis und der Zangemeister-Handgriff ist positiv.

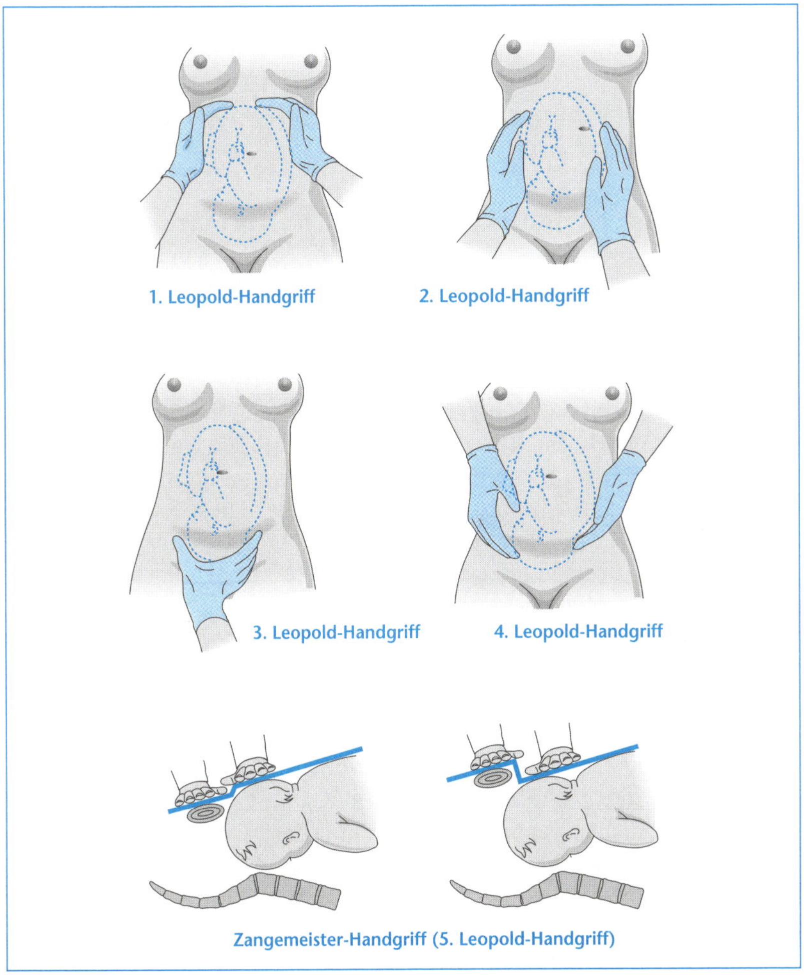

Abb. 13.2: Äußere Palpation der Schwangerschaft: die Handgriffe nach Leopold [7]

13.4 Pränataldiagnostik

☐ ☐ ☐
☺ 😐 ☹

Frage: Unter welchen Umständen raten Sie einer Frau zur **genetischen Beratung?**

Antwort: Eine genetische Beratung kann angezeigt sein bei Erbkrankheiten in der Familie, Verwandtenehen, habituellen Aborten, wenn die Mutter älter als 35 Jahre alt ist oder bereits ein erkranktes Kind geboren hat. Auch eine Exposition potentieller Noxen oder pathologische Befunde der Sonographie können eine Beratung notwendig machen. Anhand der **Karyotypisierung** der Eltern können Erbgutschäden der Eltern gefunden und von Neumutationen abgegrenzt werden. Eine genetische Beratung hat eine strenge Indikationsstellung und erfordert eine gute Aufklärung und Beratung der Mutter über Nutzen und Risiken.

☐ ☐ ☐
☺ 😐 ☹

Frage: Was versteht man unter **Tripeldiagnostik** in der Schwangerschaft?

Antwort: Durch die Tripeldiagnostik kann man bei vorliegender Indikation (siehe vorherige Frage) eine Trisomie 21 oder eine Chromosomenaberration abschätzen. Dazu werden etwa in der 15. SSW **β-HCG, AFP** und **E_3** (freies Östriol) im Serum der Mutter bestimmt. Daraus lässt sich unter Berücksichtigung des Alters der Schwangeren ein relatives Risiko berechnen. Diese Untersuchung bringt aber **viele falsch positive Ergebnisse,** sodass bei positivem Ergebnis eine Bestätigung mittels Amniozentese in Betracht gezogen werden kann. Ein (auch falsch-)positives Testergebnis kann mit einer deutlichen psychischen Belastung einhergehen. In der Beratung sollte mit den Eltern besprochen werden, was ein eventuelles positives Ergebnis für sie bedeutet und welche Konsequenzen dies für sie hätte. Darüber sollen die Eltern auf jeden Fall vor der Diagnostik nachgedacht haben.

☐ ☐ ☐
☺ 😐 ☹

Frage: Wie funktioniert denn eine **Amniozentese,** und welche Komplikationen können dabei auftreten?

✚ Mit den Eltern sollte vor der Untersuchung besprochen werden, was ein entsprechender Befund für diese bedeutet.

Antwort: Ab der 15. SSW werden unter Sonokontrolle etwa 20 ml Fruchtwasser aus der Amnionhöhle abpunktiert. Der Zugang ist meist transabdominal. Erhöhte Spiegel von AFP oder ACTH sprechen für einen Neuralrohrdefekt, erniedrigtes AFP für ein Down-Syndrom. Die gewonnenen kindlichen Zellen werden in Kultur gebracht und anschließend auf numerische oder strukturelle Chromosomenaberrationen untersucht. Diese Ergebnisse liegen etwa nach 3–4 Wochen vor. In der späteren SS kann auch die Untersuchung von Insulin, Lecithin (Lungenreife) oder Bilirubin sinnvoll sein.

In etwa **1%** kommt es zu Komplikationen. Die Hauptkomplikationen sind vorzeitiger Blasensprung und Verlust der Schwangerschaft. Infektionen sind selten. Bei rhesusnegativen Frauen kann es zu einer **Rh-Sensibilisierung** kommen. Deshalb muss bei jeder rhesusnegativen Frau Rhesogam gespritzt werden.

✚ Wenn keine Bereitschaft zum Schwangerschaftsabbruch vorhanden ist, kann wegen der möglichen Komplikationen auf die invasive Diagnostik auch verzichtet werden.

Frage: Welche Methode kommt zur **pränatalen Diagnostik** in Frage, wenn Sie bereits früher in der Schwangerschaft eine genetische Untersuchung wünschen?

Antwort: Die **Chorionzottenbiopsie** kann bereits ab der 9. SSW durchgeführt werden. Dabei wird Choriongewebe transzervikal oder transabdominal unter Sonokontrolle entnommen. Die **Abortrate** liegt bei ca. 1–5%. Die Beurteilung kann erschwert werden, da die Probe mit mütterlichen Zellen verunreinigt sein kann.

Frage: Welchen **Vorteil** hat die Chorionzottenbiopsie im Fall eines positiven Ergebnisses mit folgendem Wunsch nach Interruptio?

Antwort: Aufgrund der früheren Durchführbarkeit kann auch die **Interruptio** ggf. noch vor der 12. SSW und damit deutlich komplikationsärmer durchgeführt werden. Ab der 15./16. SSW kann keine Abrasio mehr vorgenommen werden, sondern das Kind muss ausgestoßen werden. Dies führt nicht nur zu größeren medizinischen Risiken, sondern auch zu einer viel höheren psychischen Belastung der Schwangeren.

Frage: Fällt Ihnen noch eine weitere Methode zur **Chromosomendiagnostik** in der Schwangerschaft ein?

Antwort: Ab der 20. SSW kann man durch eine **Chordozentese** (Nabelschnurpunktion) unter Ultraschallkontrolle kindliche Lymphozyten zur Karyotypisierung gewinnen. Außerdem können Blutgruppe, Hb, Bili und AK untersucht werden. Einige Zentren können sogar intrauterine Bluttransfusionen durchführen.

Frage: Wie können Sie eine **uteroplazentare Minderperfusion** feststellen?

Antwort: Die **Doppler-Sonographie** der Aa. uterinae, umbilicales, A. cerebri media und Aorta kann bei V.a. uteroplazentare Minderperfusion oder mütterliche Gefäßschäden angezeigt sein. Pathologische Befunde können z.B. eine Widerstandserhöhung der Aa. uterinae sein, was auf ein erhöhtes Präeklampsierisiko hinweisen kann. Einen geringen Widerstand der Aa. cerebri mediae nennt man „Brain sparing effect". Er beschreibt eine Umverteilung zugunsten des Gehirns bei fetaler Gefährdung. Ein diastolischer Null- oder Reverse-Flow deutet auf eine Obliteration des plazentaren Gefäßbettes hin.

13.5 Geburtsvorbereitung, Verhalten in der Schwangerschaft, Mutterschutz

☐ ☐ ☐
☺ 😐 ☹

? **Frage:** Welchen Nutzen haben **Geburtsvorbereitungskurse?**

Antwort: Die Geburt ist ein extrem schmerzhaftes Geschehen. Durch **Angst** werden **Schmerzen** stärker erlebt und die **Muskulatur** spannt unbewusst an, was zu einer weiteren Erhöhung des Schmerzes führt. Dies kann zu einer Protraktion der Geburt bis zum Stillstand und einer insgesamt traumatisierend erlebten Geburt führen, was wiederum die Angst erhöht. Diesem Kreislauf kann durch gute Aufklärung über Geburtsverlauf und Möglichkeiten der Schmerzbekämpfung vorgebeugt werden. Gerade bei Schwierigkeiten während der Geburt kann es notwendig sein, dass die Frau den Anweisungen von Hebamme und Arzt folgt. Hier kann ein aufgebautes Vertrauensverhältnis und ein Verständnis des Geschehens zu verbesserter **Compliance** und dadurch besserem Outcome führen.

☐ ☐ ☐
☺ 😐 ☹

? **Frage:** Können Sie mir etwas zum Thema Schwangerschaft und **Alkohol** oder **Nikotin** erzählen?

> tipp Prüfer (und auch Prüflinge), die selbst rauchen, werden wahrscheinlich zu diesem Thema liberalere Ansichten haben als Kollegen, die nicht rauchen. Keine Grundsatzdiskussionen anfangen!

Antwort: In der Schwangerschaft sollte auf Alkohol verzichtet werden. Alkohol ist **teratogen** und ab 0,1 l Wein und 0,2 l Bier pro Tag steigt das Risiko für einen **Abort** oder **Fehlbildungen** stark an. Aber auch geringere Dosen können Schäden verursachen. Vulnerabel ist das Kind besonders im **1. Trimenon.** Bei starkem Alkoholkonsum kann es zur Ausbildung einer **Alkoholembryopathie** mit Wachstumsretardierung, Mikrozephalus, mentaler Retardierung und Dysmorphie des Gesichtsschädels kommen. Direkter und auch passiver Tabakrauch kann zu Mangelentwicklung, Plazentainsuffizienz und Plazentaverkalkung sowie späterer Allergieneigung führen. Das Risiko einer Frühgeburt ist erhöht, ein Geburtsgewicht < 2500 g ist 3- bis 4-mal häufiger. Jede Schwangere soll deshalb zu diesem Thema aufgeklärt und zu **Abstinenz** angehalten werden.

Frage: Welche **Ernährungsregeln** sollte eine Schwangere beachten? ?

☐ ☐ ☐
☺ 😐 ☹

Antwort: Die Schwangere sollte sich gesund ernähren. „Essen für zwei" ist nicht notwendig. Der Bedarf an **Vitaminen, Eiweiß, Eisen** und **Kalzium** ist deutlich erhöht. Eine Substitution von **Folsäure** kann Neuralrohrdefekten vorbeugen. In Deutschland ist eine **Jod-Substitution** obligat. Vegetarier sollten besonders streng auf ihre Nahrungsauswahl achten, vegane Ernährung ist in der Schwangerschaft nicht zu empfehlen.

Frage: Welche **sportlichen Aktivitäten** sind in der Schwangerschaft empfehlenswert? ?

☐ ☐ ☐
☺ 😐 ☹

Antwort: Gleichmäßige Ausdauersportarten wie Schwimmen oder Wandern sind unbedenklich. Abstand nehmen sollte man vor Hochleistungssport, Aktivitäten mit großen Erschütterungen, wie z.B. Reiten, oder Risikosportarten mit Sturzrisiko, z.B. Klettern oder Skifahren, oder ohne Möglichkeit einer Unterbrechung, wie z.B. beim Segeln.

Frage: Welche Bestimmungen zum **Mutterschutz** kennen Sie? ?

☐ ☐ ☐
☺ 😐 ☹

Antwort: Im Mutterschutzgesetz werden **Kündigungsschutz** und **Beschäftigungsmöglichkeiten** festgelegt. Die Schwangere darf keine Tätigkeit verrichten, die nach ärztlicher Meinung Leben oder Gesundheit der Schwangeren oder des Kindes gefährden könnte. Auch Arbeiten mit gesundheitsgefährdenden Stoffen, Gasen, Strahlen oder mit Staub, Hitze, Kälte, Erschütterung, Lärm, regelmäßigem Stehen ohne Sitzmöglichkeit oder Akkord- und Fließbandarbeit sind untersagt. Die Schwangere darf nicht mehr als 5 kg regelmäßig oder 10 kg gelegentlich heben. Arbeitszeiten nach 20 Uhr oder vor 6 Uhr (mit Ausnahmen, z.B. in der Pflege, der Landwirtschaft oder in Gaststätten) sind ebenso untersagt wie Überstunden. In den letzten 6 Wochen vor dem Geburtstermin darf die Schwangere nur auf ihren ausdrücklichen Wunsch hin beschäftigt werden. Totales Beschäftigungsverbot besteht bei normaler Entbindung für 8 Wochen, bei Frühgeburt oder Mehrlingen für 12 Wochen nach Entbindung. In dieser Zeit wird das Nettogehalt weitergezahlt. Während der Schwangerschaft und in den folgenden 4 Monaten nach Entbindung darf der Schwangeren nicht gekündigt werden. Befristete Arbeitsverträge können aber ohne Anspruch auf Verlängerung auslaufen. Im Anschluss kann von einem Elternteil Erziehungsurlaub genommen werden.

14 Regelrechte Schwangerschaft

☐ ☐ ☐
☺ 😐 ☹

? Frage: Beschreiben Sie kurz, was in der Zeit nach der **Einnistung der Blastozyste** in die Uterusschleimhaut geschieht!

Antwort: Die folgende Entwicklung kann man in die Abschnitte **Embryonalperiode** und **Fetalperiode** unterteilen. Als **Embryonalperiode** bezeichnet man die ersten acht Wochen nach der Befruchtung. Während der **Embryogenese** entwickelt sich aus der Zygote ein vollständiger Embryo, der die Anlagen aller Organe in sich trägt. Schädigungen in dieser Zeit führen zu Embryopathien. Im Anschluss daran findet die Fetalperiode statt. Schädigungen in dieser Zeit führen zu Fetopathien.

☐ ☐ ☐
☺ 😐 ☹

? Frage: Können Sie mir etwas zur **Organentstehung** sagen?

Antwort: Alle Organe entstehen aus den **Keimblättern.** In der 2. Entwicklungswoche besteht der Embryoblast aus **Ektoderm** und **Entoderm** und wird dementsprechend als zweiblättrige Keimscheibe bezeichnet. In der 3. Woche kommt ein weiteres Keimblatt hinzu, das **Mesoderm**. Im weiteren Verlauf entwickeln sich aus den drei Keimblättern charakteristische Gewebetypen bzw. Organe:

Keimblatt	entstehende Gewebearten
Ektoderm (äußeres Keimblatt)	• zentrales und peripheres Nervensystem • Haut, Hautanhangsgebilde (z. B. Haarfollikel, Schweißdrüsen) • Sinnesepithel der Augen, Ohren und Nase • Hypophyse • Zahnschmelz
Mesoderm (mittleres Keimblatt)	• Knochen, Knorpel • Muskulatur • Bindegewebe • Herz, Blut- und Lymphgefäße, Blutzellen • Urogenitaltrakt • Peritoneum

Keimblatt	entstehende Gewebearten
Entoderm (inneres Keimblatt)	• Lunge • Magen-Darm-Trakt • Leber und Gallenblase • Pankreas • Thyroidea • Tonsillen, Thymus

Tab. 14.1: Übersicht über die Keimblätter und die daraus entstehenden Organe

Merke: Alle Organsysteme werden zwischen der 4. und 8. SSW p.c. angelegt. Man bezeichnet dies als **Organogenese.** In dieser Phase ist der Embryo gegenüber schädigenden Faktoren besonders anfällig; die meisten kongenitalen Fehlbildungen entstehen in dieser kritischen Entwicklungsperiode. !

Frage: Das Kind wird während der Schwangerschaft über die **Plazenta** ernährt. Können Sie kurz beschreiben, wie und aus welchen Gewebeanteilen dieses Organ entsteht? ?

Antwort: Ab dem 8.–10. Entwicklungstag beginnt die Entwicklung der **Plazenta,** die aus einem **mütterlichen** und einem **kindlichen Anteil** besteht. Der mütterliche Teil entwickelt sich aus der Zona functionalis des Endometriums. Der fetale Teil der Plazenta, der als **Chorion** bezeichnet wird, geht aus dem **Trophoblasten** hervor. Dieser differenziert sich nach der Implantation der Blastozyste in das Endometrium in zwei Zellschichten:

- **Zytotrophoblast:** innere, proliferierende Schicht
- **Synzytiotrophoblast:** äußere, vielkernige Schicht

✚ Chorion (griech. Fell): (Zotten-)Haut; von Mesoderm bedeckter Trophoblast

Um die 14. SSW hat die Plazenta ihre definitive Struktur erreicht. Bei der Geburt hat sie einen Durchmesser von ca. 20 cm, eine Dicke von 2–4 cm und ein Gewicht von 500 g.

Nach etwa 14 Tagen entstehen aus dem Zytotrophoblasten die so genannten **Primärzotten,** die sich durch Einwachsen von Mesenchym zu **Sekundärzotten** weiterentwickeln. Sobald innerhalb der Zotten Kapillargefäße vorhanden sind, nennt man sie **Tertiärzotten.**

✚ Die fetale Blutzirkulation in den Zotten beginnt etwa nach 3 Wochen.

Frage: Was ist der **Plazentakreislauf?** ?

Antwort: Durch die zwei Umbilikalarterien der Nabelschnur gelangt sauerstoffarmes, mit Abbauprodukten beladenes Blut vom Feten zur Plazenta. Hier verzweigen sich die Arterien zu einem großen Kapillar-

+ Die Zottenoberfläche entspricht ausgestreckt einer Fläche von 10–15 m^2.

netz, in dem das kindliche Blut über die Zottenoberfläche der Plazenta indirekten Kontakt zum mütterlichen Blut aufnimmt. Das Blut wird danach über die Umbilikalvene zum Feten zurücktransportiert. Das mütterliche Blut gelangt über Spiralarterien in den intervillösen Raum und umspült von dort aus die Zotten.

☐ ☐ ☐
☺ 😐 ☹

? **Frage:** Kennen Sie außer dem Stoffaustausch noch andere **Funktionen** der Plazenta?

Antwort: Die Plazenta übt auch eine wichtige endokrine Funktion aus. Der Synzytiotrophoblast produziert β-HCG. Durch den Anschluss des fetalen an den mütterlichen Kreislauf kann β-HCG nach etwa 2 Wochen in Blut und Urin der Schwangeren nachgewiesen werden (Schwangerschaftstest). In Form der β-HCG-Freisetzung gibt der Fetus ein positives Feedback an den mütterlichen Organismus: Das Corpus luteum bleibt dadurch erhalten, produziert weiter Östradiol und Progesteron und sichert so den Erhalt der Schwangerschaft im 1. Trimenon.

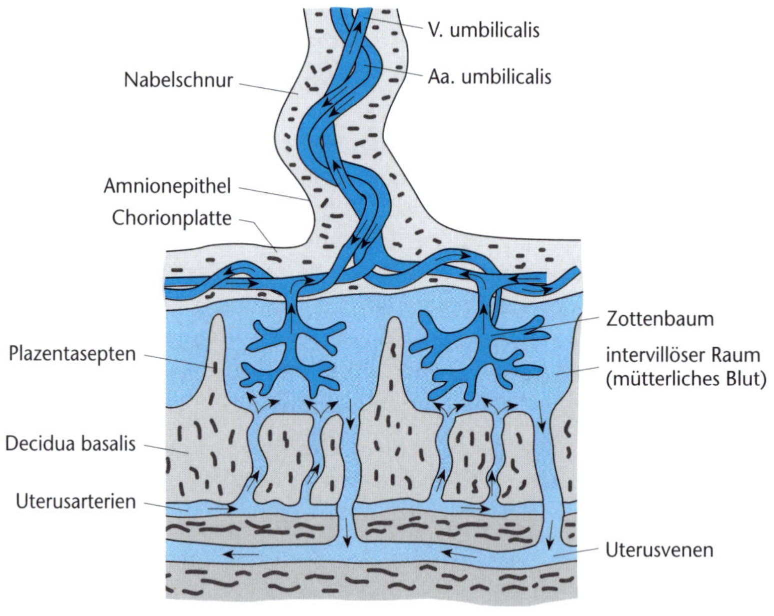

Abb. 14.1: Schema des Plazentaaufbaus (dunkelblau = kindlicher Anteil, hellblau = mütterlicher Anteil) [4]

☐ ☐ ☐
☺ 😐 ☹

? **Frage:** Bitte fassen Sie die wesentlichen **Aufgaben der Plazenta** nochmals zusammen!

Antwort: Die Plazenta erfüllt als Bindeglied zwischen Mutter und Kind mehrere wichtige Funktionen:

- Sie dient als **Ernährungs-** und **Ausscheidungsorgan** für Sauerstoff und Stoffwechselendprodukte des Kindes im Mutterleib.
- Durch die Bildung von β-HCG und Steroidhormonen besitzt sie eine wichtige **endokrine Funktion.**
- Die Plazentaschranke fungiert als **biologische Barriere,** indem sie einen selektiven Übertritt von Molekülen erlaubt.

Frage: Da Sie das Stichwort **Plazentaschranke** erwähnen: Können Sie mir dazu noch etwas mehr sagen? **?**

☐ ☐ ☐
☺ 😐 ☹

Antwort: Zwischen mütterlichem und kindlichem Kreislauf findet kein freier Stoffaustausch statt. Vielmehr stehen für Austauschvorgänge Transportmechanismen zur Verfügung, die einen selektiven Durchtritt bestimmter Stoffe ermöglichen:

- passiv: einfache oder erleichterte Diffusion, Diapedese (z.B. für Gase, Glukose, Medikamente)
- aktiv: Enzymsysteme, Pinozytose (z.B. für Eiweiße, Lipide, Hormone)

Merke: Plazentagängig ist auch mütterliches IgG. Ein Neugeborenes bekommt für die ersten 3 Lebensmonate den sog. **Nestschutz,** eine Leihimmunität, von der Mutter mit. **!**

Frage: Aus welchen Schichten besteht die **Fruchtblase?** **?**

☐ ☐ ☐
☺ 😐 ☹

Antwort: Die **Fruchtblase** setzt sich aus mehreren Gewebeschichten zusammen. Sie stammen sowohl von der Mutter als auch vom Fetus und verschmelzen im Verlauf der Embryonalentwicklung miteinander. Vom Embryo ausgehend folgen aufeinander:

- **Amnion:** innerste Zellschicht der Fruchtblase, produziert das Fruchtwasser
- **Chorion laeve:** entsteht aus dem Trophoblasten (die zwischen Chorion und Amnion gelegene **Chorionhöhle** obliteriert)
- **Decidua capsularis:** Anteil des Endometriums, der über der Implantationsstelle liegt; er nähert sich durch das Wachstum des Embryos seiner gegenüberliegenden Seite
- **Decidua parietalis:** besteht ebenfalls aus Endometrium und verschmilzt mit der Decidua capsularis, wobei das Uteruslumen obliteriert

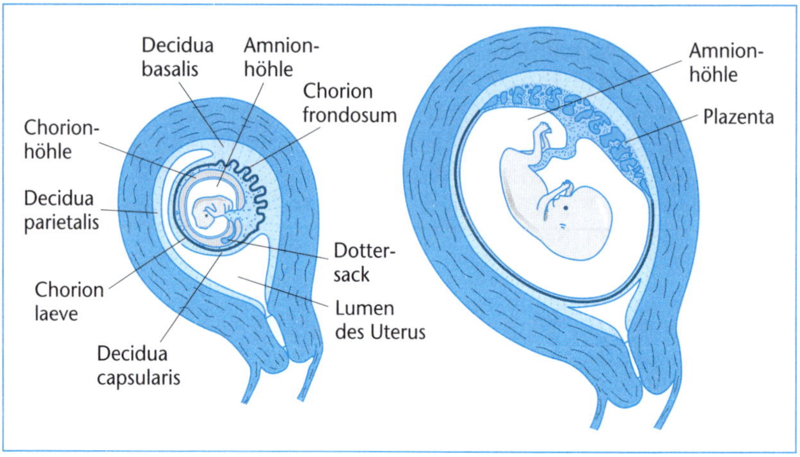

Abb. 14.2: Entwicklung der Eihäute: 2. und 3. Monat [8]

☐ ☐ ☐
☺ 😐 ☹

? Frage: Können Sie mir etwas über das **Fruchtwasser** erzählen?

Antwort: Das **Fruchtwasser** (= Amnionflüssigkeit) wird gebildet von den Amnionzellen (kleiden die Fruchtblase aus), den Nabelschnurgefäßen und ab dem 4. Monat auch durch die fetale Niere. Die Flüssigkeit wird alle 2–3 h komplett ausgetauscht: Das Kind trinkt täglich etwa die Hälfte der Flüssigkeit, der andere Teil wird von den Amnionzellen und den Umbilikalgefäßen resorbiert. Die Menge des Fruchtwassers ändert sich im Verlauf der Schwangerschaft: Im 5. Monat beträgt sie ca. 500 ml, in der 38. SSW liegt das Maximum bei 1000–1500 ml, zum Zeitpunkt der Geburt sind es 800–1000 ml.

Im Rahmen einer **Amniozentese** wird durch Punktion der Amnionhöhle Fruchtwasser gewonnen und analysiert (ca. 16. SSW p.m.). Zum einen können an kindlichen Zellen Chromosomenanalysen durchgeführt werden. Zum anderen kann man das Fruchtwasser selbst auf bestimmte Inhaltsstoffe hin untersuchen: Ein erhöhter α-Fetoprotein-Gehalt liefert Hinweise auf Neuralrohr- oder Bauchwanddefekte. Die Konzentration des beim Morbus haemolyticus gebildeten Bilirubins kann ebenfalls gemessen werden, sie erlaubt die Beurteilung des Schweregrads der Erkrankung. Die Lungenreife kann man durch Messung von Phospholipiden (Surfactant) abschätzen.

☐ ☐ ☐
☺ 😐 ☹

? Frage: Beschreiben Sie bitte kurz, wie die **Nabelschnur** aufgebaut ist!

Antwort: Die **Nabelschnur** bildet die Verbindung zwischen Plazenta und Kind und ist damit essentiell für dessen Versorgung mit Sauerstoff und Nährstoffen. Eingebettet in Gallertgewebe, der **Wharton-Sulze,** verlaufen **zwei Umbilikalarterien,** die sauerstoffarmes Blut vom Fetus zur Plazenta transportieren und **eine Umbilikalvene,** die sauerstoffreiches Blut von der Plazenta zum Fetus bringt. Diese Gefäße führen **fetales** Blut.

Merke: Bei etwa ⅕ aller Geburten gibt es **Nabelschnurumschlingungen** an kindlichen Körperteilen. !

Frage: Wann beginnt die **Fetalperiode** und was sind die wesentlichen Entwicklungsschritte in diesem Abschnitt? ?

☐ ☺ ☐ 😐 ☐ ☹

Antwort: Die Fetalperiode reicht vom Beginn des 3. Monats (11. SSW p.m.) bis zur Geburt. In dieser Phase wächst das Kind, die Organdifferenzierung schreitet voran. Vom 3.–5. Monat steht das Längenwachstum im Vordergrund, in den letzten beiden Monaten überwiegt die Gewichtszunahme.

15 Störungen in der Schwangerschaft

15.1 Extrauteringravidität

Fallbeispiel: Eine 26-jährige Frau kommt abends in die Notaufnahme. Sie ist blass und klagt über ziehende Bauchschmerzen, Übelkeit und zunehmenden Schwindel. Ihre letzte Regelblutung war vor etwa 2 Monaten. Sie berichtet, dass sie vor 3 Jahren wegen einer Eileiterentzündung in Behandlung war. Bei der klinischen Untersuchung finden Sie ein gespanntes Abdomen mit Druckschmerz im rechten Unterbauch. Welche Erkrankung könnte diese Patientin haben? Welche Untersuchungen würden Sie als Nächstes durchführen, um weitere Hinweise zu erhalten?

Antwort: Die Patientin zeigt Symptome eines **akutes Abdomens.** Differentialdiagnostisch kommen viele Ursachen in Betracht, daher würde ich mich zunächst auf die häufigsten und für ihr Alter wahrscheinlichsten konzentrieren:

- Appendizitis
- Adnexitis
- stielgedrehter Ovarialtumor
- Extrauteringravidität (EUG), stehend oder rupturiert
- Missed abortion

Wichtig ist die Messung der **Vitalparameter,** d.h. Körpertemperatur, RR und Puls. Sie geben Hinweis darauf, ob es sich eher um eine **entzündliche Erkrankung** oder eine **intraabdominelle Blutung** mit Schockzeichen handelt. Außerdem sollte man neben der allgemeinen körperlichen Untersuchung einen **Schwangerschaftstest** und im Rahmen einer **gynäkologischen Untersuchung** eine **Vaginalsonographie** durchführen.

Fallbeispiel: Folgende Ergebnisse erhalten Sie: rektale Temperatur 37 °C, RR 90/50, Puls 100. Der Schwangerschaftstest ist positiv. Im Ultraschall sehen Sie hoch aufgebautes Endometrium, intrauterin ist kein Fruchtsack nachweisbar; Sie sehen freie Flüssigkeit im Douglas-Raum. Die gynäkologische Untersuchung zeigt den Druckschmerz im rechten Unterbauch und einen Portio-Schiebeschmerz, es findet sich kein verstärkter Fluor. Beruhigt Sie diese Konstellation? Oder würden Sie nun doch lieber den Oberarzt informieren?

Antwort: Die Befunde weisen deutlich auf eine **intraabdominelle Blutung** hin, die umgehend therapiert werden muss, da die Patientin bereits Zeichen eines Blutungsschocks hat, nämlich den niedrigen RR und den erhöhten Puls. Ich würde also sofort den Oberarzt hinzuziehen und die OP vorbereiten. Es muss zur Bestimmung der Blutgruppe und zum Kreuzen für eventuell benötigte Konserven Blut abgenommen werden, außerdem muss ein großlumiger i.v.-Zugang gelegt und Volumen substituiert werden. Aller Wahrscheinlichkeit nach handelt es sich um eine **rupturierte Tubargravidität,** wofür der positive Schwangerschaftstest, die letzte Menstruation vor 2 Monaten, die freie Flüssigkeit im Douglas und das leere Cavum mit hoch aufgebautem Endometrium sprechen. Man kann diese EUG im Rahmen einer Laparoskopie entfernen und versuchen, die Tube zu erhalten. Dabei muss man die Patientin darüber aufklären, dass eine relativ hohe Rezidivgefahr besteht. Beim manifesten Schock würde man eher laparotomieren.

✚ **Merke:** In der Frühphase einer EUG ist auch eine medikamentöse Therapie möglich. Dabei wird Methotrexat oder Prostaglandin lokal oder systemisch appliziert, was zum Absterben der Frucht führt.

Frage: Ihre Verdachtsdiagnose hat sich bestätigt und Sie haben die Patientin richtig behandelt. 2 Tage nach dem Eingriff geht es ihr wieder ganz gut, und sie möchte nun von Ihnen wissen, wie so eine **Eileiterschwangerschaft** zustande kommt. ?

☐ ☺ ☐ 😐 ☐ ☹

Antwort: Wenn eine befruchtete Eizelle den Uterus nicht bis zum 5. Tag erreicht hat, kann sie sich auch außerhalb der Gebärmutter an einer beliebigen Stelle einnisten. Man spricht daher auch von einer **ektopen Schwangerschaft.** Ursächlich ist oft eine Verklebung der Tube oder des Fimbrientrichters, z.B. nach Entzündungen, wie wohl bei dieser Patientin. Aber auch andere Transport- oder Tubenmotilitätsstörungen können zugrunde liegen.

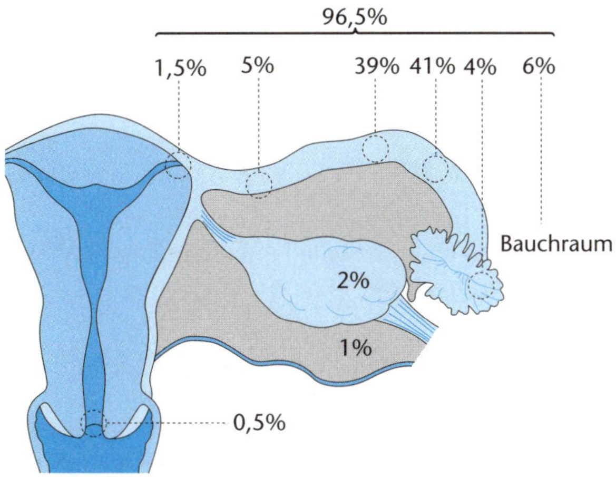

Abb. 15.1: Lokalisation einer EUG [6]

Bei ca. 95% ist die EUG in der **Ampulle** lokalisiert. Oft kommt es hierbei zum **Tubarabort,** der keine gravierenden Beschwerden verursacht. Bei Implantation im **isthmischen Teil** des Eileiters besteht allerdings die Gefahr der **Tubenruptur** mit intraabdomineller Blutung und Schock. Auch im Douglas-Raum oder im Ovar kann sich die Blastozyste einnisten.

Ab der 5. SSW p.m. treten diffuse Unterbauchschmerzen und vaginale Blutungen im Sinne einer Abbruchblutung auf. Der Keim geht infolge der Unterversorgung zugrunde. Auch das β-HCG fällt ab. Bei einer Tubenruptur klagt die Patientin über einen akuten, starken, einseitigen Unterbauchschmerz, einen sog. Vernichtungsschmerz.

15.2 Fehlgeburt

☐ ☐ ☐
☺ 😐 ☹

Fallbeispiel: Zu Ihnen kommt eine Frau, die im 3. Monat schwanger ist, mit Unterbauchschmerzen und vaginaler Blutung. Was ist Ihrer Ansicht nach die entscheidende Diagnostik, um feststellen zu können, ob es sich um ein Abortgeschehen handelt?

Antwort: Ich würde – nach Anamneseerhebung und gynäkologischer Untersuchung – eine **vaginale Sonographie** durchführen. Wenn die Schwangerschaft noch intakt ist, können ein Fetus sowie kindliche Herzaktionen und Bewegungen nachgewiesen werden. Ist das Kind vital, müssen engmaschige Kontrolluntersuchungen durchgeführt werden, denn es könnte sich um einen drohenden Abort (Abortus imminens) handeln. Ich würde der Patientin die Einnahme von Magnesium sowie körperliche Schonung empfehlen.

! **Merke:** Kindliche Herzaktionen sind ab der 6. Schwangerschaftswoche p.m. **vaginalsonographisch** nachweisbar, Bewegungen ab der 8. Woche p.m.

☐ ☐ ☐
☺ 😐 ☹

? **Frage:** Bitte erläutern Sie kurz die Unterschiede zwischen **Früh-** und **Spätabort** sowie **Frühgeburt!**

Antwort: Ein **Abort** (Synonym: Fehlgeburt) liegt definitionsgemäß vor, wenn eine Schwangerschaft vorzeitig mit der Geburt eines toten Kindes endet, das ein Geburtsgewicht unter 500 g hat. Man spricht von einem **Frühabort** bis zur 12.–14. SSW und von einem **Spätabort** ab der 14.

SSW. Bei **Frühaborten** sind häufig vaginale Blutungen das erste und oft auch einzige Zeichen. Von der Patientin wird diese Blutung eventuell als verspätete Menstruation missinterpretiert. Zusammen mit der Blutung können auch wehenartige Rücken- oder Unterbauchschmerzen auftreten. Dagegen sind beim **Spätabort** neben der Blutung v.a. Wehen und Abgang von Gewebe oder Fruchtwasser die wichtigsten Symptome.

Kommt ein Kind vor der 37. SSW lebend zur Welt, spricht man von einem **Frühgeborenen.**

✚ Dank der Fortschritte in der neonatologischen Intensivmedizin können heute auch frühgeborene Kinder mit einem Geburtsgewicht unter 500 g überleben!

Frage: Welche **Ursachen** können einer Fehlgeburt zugrunde liegen? **?**

☐ ☐ ☐
☺ 😐 ☹

Antwort: Verschiedenste Faktoren können zum Absterben der Frucht führen:

- **fetoplazentare Ursachen:** Chromosomenaberrationen (v.a. Frühabort), Trophoblastanomalien, Nidationsstörungen
- **mütterliche Ursachen:** genitale Anomalien (z.B. Uterusmissbildungen, -tumoren, Myome), Zervixinsuffizienz (v.a. Spätabort), Infektionen (z.B. Zervizitis), endokrine Störungen (z.B. Diabetes mellitus), Trauma, immunologische Störungen (z.B. gestörte Immuntoleranz)
- **andrologische Ursachen:** Veränderungen der Spermienmorphologie, genetische Anomalien
- **weitere Ursachen:** Medikamente, Strahlen, iatrogen z.B. durch Amniozentese

✚ Fehlgebildete Zygoten gehen meist innerhalb von 2–3 Wo. nach Befruchtung zugrunde, bevor die SS bemerkt wurde. Wahrscheinlich sterben > 50% der Zygoten in der Frühphase der Entwicklung ab, was bei ca. 50% auf chromosomale Störungen zurückgeht. Der Frühabort stellt also einen natürlichen Selektionsmechanismus dar, ohne den ca. 12 statt 2–3% aller Kinder mit Fehlbildungen geboren würden. Die Ursache einer Fehlgeburt ist im Einzelfall meist nicht nachweisbar. Eine Chromosomendiagnostik wird normalerweise erst ab 3 Aborten in der Anamnese empfohlen.

Frage: Können Sie mir die verschiedenen **Verlaufsformen** des **Aborts** nennen und mir sagen, wie die jeweilige **Therapie** aussieht? **?**

☐ ☐ ☐
☺ 😐 ☹

Antwort: Es gibt beim Abortgeschehen mehrere **klinische Verlaufsformen** bzw. Stadien, die jeweils eine individuelle Entscheidung über Erhalt oder Beendigung der Schwangerschaft erfordern.

Bezeichung	Syptome	Therapie
Abortus imminens (drohender Abort)	• leichte, meist schmerzlose Blutung • Zervix geschlossen • Schwangerschaft intakt	Bettruhe, körperliche Schonung, Magnesiumgabe, selten Tokolyse (wirkungslos vor 20. SSW) Zerklage bei Zervixinsuffizienz
Abortus incipiens (beginnender Abort)	• stärkere Blutung, Uteruskontraktionen • Zervix dilatiert • Schwangerschaft nicht mehr intakt (irreversibel)	meist Kürettage
Abortus incompletus	inkomplett = mit Schwangerschaftsresten im Uterus	Kürettage, Oxytozin-, Methergingabe **Cave:** erhöhte Blutungs- und Perforationsgefahr!
Abortus completus	komplett = vollständige Ausstoßung von Fetus, Eihäuten und Plazenta	ggf. Kürettage
Missed abortion (verhaltener Abort)	• unbemerktes Absterben der Frucht mit Retention in utero • evtl. Blutung, bräunlicher Fluor • Zervix geschlossen • kein Uteruswachstum, keine kindlichen Vitalitätszeichen nachweisbar	Kürettage **Cave: Dead-Fetus-Syndrom** mit Gefahr der Verbrauchskoagulopathie
Abortus febrilis	• aszendierende uterine Infektion • Temp. > 38 °C rektal • Uterus schmerzhaft • evtl. Adnexitis, Parametritis, Pelveoperitonitis	i.v.-Antibiose, Überwachung und nach Fiebersenkung vorsichtige Kürettage **Cave:** septischer Abort Endotoxinschock mit Multiorganversagen und DIC; hohe Mortalität! → intensivmedizinische Therapie erforderlich
habitueller Abort	• 3 oder mehr Aborte in Folge multifaktorieller Ursachen	Klärung und möglichst Therapie der Ursache

Tab. 15.1: Klinische Verlaufsformen des Aborts

> **!** **Merke:** Auch bei einer Fehlgeburt und bei einem Abortus imminens an **Rhesusprophylaxe** bei Rh-negativen Patientinnen denken!

15.3 Störungen der fetalen Entwicklung

Frage: Eine **pränatale Schädigung** der Frucht führt ja nicht immer zum Abort. Oft wird ein lebensfähiges Kind geboren, das dann allerdings entsprechende Defekte aufweist. Bitte erläutern Sie den Zusammenhang zwischen dem Zeitpunkt der Schädigung und deren Auswirkung!

?

☐ ☐ ☐
☺ 😐 ☹

Antwort: Anlage und Entwicklung des Kindes können pränatal durch verschiedenste äußere Einflüsse gestört werden. Bereits präkonzeptionell kann es in den mütterlichen und väterlichen Keimzellen zu numerischen oder strukturellen **Chromosomenaberrationen** kommen. Diese Störungen bezeichnet man als **Gametopathien.** Beim Kind entstehen dadurch zum Beispiel Mono- oder Trisomien, wie z.B. das Down-Syndrom.

Das Einwirken von Noxen vor der 3. SSW p.c. (5. SSW p.m.) führt entweder zum Abort oder aber hat keinen Einfluss auf die Frucht. Dies wird das „**Alles-oder-nichts-Prinzip**“ genannt. Danach beginnt die Organogenese, während der alle Organsysteme angelegt werden. Schädigende Einflüsse, die zwischen der 3. und 8. SSW p.c. (5.–10. SSW p.m.) auf den Embryo einwirken, haben schwere Entwicklungsstörungen und Fehlbildungen zur Folge. Man nennt diese Störungen nach dem Zeitpunkt ihrer Entstehung **Embryopathien.** Als auslösende Faktoren kommen in Frage:

- pränatale Infektionen, z.B. mit dem Röteln-Virus (Röteln-Embryopathie)
- chemische und physikalische Noxen (Medikamente, z.B. Thalidomid, Alkoholabusus, Zytostatika, Strahlen)

In der Fetalperiode, also ab der 11. SSW p.m. (9. SSW p.c.), wird der kindliche Organismus etwas widerstandsfähiger gegenüber externen Noxen. Die Organogenese ist zu diesem Zeitpunkt weitgehend abgeschlossen. **Fetopathien** sind daher meist Ausreifungs- oder Wachstumsstörungen. Deren Prognose hängt in erster Linie von der Art und Dauer des schädigenden Einflusses ab. Hier können ursächlich sein:

- Infektionen mit Bakterien, Viren oder Protozoen
- Blutgruppen-Inkompatibilität
- mütterliche Stoffwechselerkrankungen (Diabetes mellitus)

Merke: Art und Schwere der Schädigung richten sich weniger nach der Noxe als nach dem Zeitpunkt des Einwirkens! Generell sollten in der Schwangerschaft Medikamente nur nach sorgfältiger Abwägung von Nutzen und Risiko verabreicht werden.

!

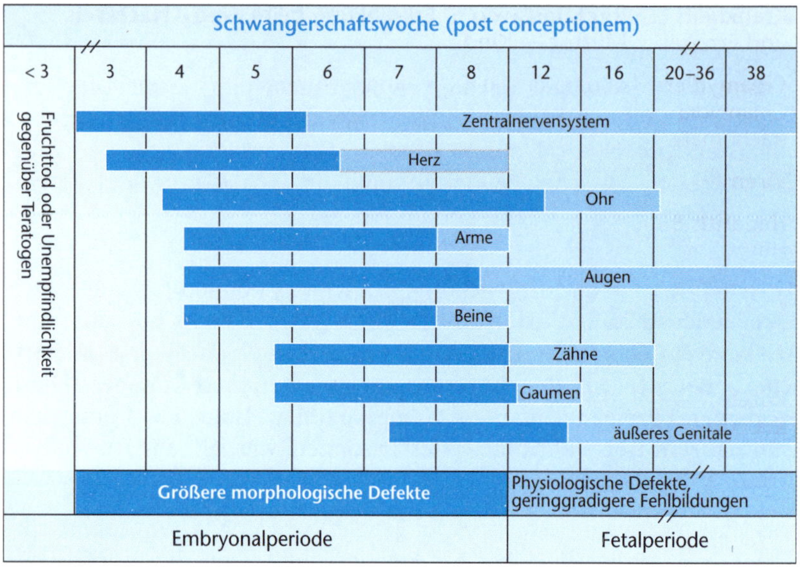

Abb. 15.2: Vulnerable Phasen der Organogenese (dunkelblau = sehr empfindlich) [1]

☐ ☐ ☐
☺ 😐 ☹

? **Frage:** Sie haben bereits **pränatale Infektionen** als Auslöser kindlicher Schädigung genannt. Bitte gehen Sie noch etwas genauer auf diesen Punkt ein. Mich würde interessieren, welche Erkrankungen dabei relevant sind und wie Sie bei einer Infektion der Schwangeren vorgehen.

Antwort: Infektionen des Kindes prä- oder perinatal können durch **Bakterien, Viren, Pilze** oder **Parasiten** erfolgen.

Krankheit und Erreger	Infektionsweg Mutter → Kind	Erkrankung beim Kind	Nachweis	Therapie
Bakterien				
Lues (Synonym: Syphilis) Treponema pallidum	meist transplazentar (bei Lues II, ab ca. 4. SS-Monat) oder durch Kontakt mit Läsion bei Geburt	• Fehl- oder Frühgeburt • Lues connata	Mutter: TPHA-Test, Kind: IgM	• Penizillin
Listeriose Listeria monocytogenes	transplazentar oder perinatal	• Abort, Totgeburt • Neugeborenenlisteriose • Meningoenzephalitis	Erregernachweis in Blut/Urin/Fruchtwasser	• Penizillin • Ampicillin

Krankheit und Erreger	Infektionsweg Mutter → Kind	Erkrankung beim Kind	Nachweis	Therapie
Chlamydien Chlamydia trachomatis	durch Kontakt bei Geburt	• Konjunktivitis • Pneumonie	Zervixabstrich (Spezialmedium)	• Erythromycin
Viren				
Hepatitis B HBV	bei oder nach der Geburt	• bei NG meist asymptomatisch • chron. Verlauf in 80–100% • Leberzirrhose	Serologie (HBsAG, HBe-Ag, anti-HBs, anti-HBe, anti-HBc)	• bei Nachweis von HBsAg bei der Mutter (Schwangerenvorsorge): Simultanimpfung des NG, Sectio
Röteln Rubeola-Virus	diaplazentar	• Röteln-Embryopathie mit Gregg-Syndrom: Trias Katarakt, Herzfehler, Innenohrschwerhörigkeit	HAH-Test (Schwangerenvorsorge), IgM-ELISA	• ggf. Interruptio bei Infektion bis 12. SSW • ggf. IgG-Gabe **Cave:** Röteln-Impfung (= Lebendimpf.) in SS kontraindiziert!
Varizellen Varicella-Zoster-Virus	diaplazentar	• Infektion vor 21. SSW: Varizellensyndrom • Infektion < 5 Tage vor Geburt: neonatale Varizellen mit 30% Letalität	IgM, IgG	• bei Erstinfektion der Mutter Gabe von VZV-Hyperimmunglobulin
Zytomegalie CM-Virus (häufigste Infektionen!)	Sekrete, diaplazentar, bei Geburt oder über Muttermilch	• Erstinfektion im 1. Trimenon: Fehlbildungen • Infektion sub partu: kongenitale Zytomegalie (u. a. ZNS-, Leber- und Gehörschäden), Pneumonie	IgM, IgG, CMV in Zervixsekret, Urin und Fruchtwasser	• ggf. Interruptio bei Infektion im 1. Trimenon • evtl. antivirale Therapie • keine Impfung möglich!
HIV	diaplazentar bei Geburt Muttermilch	• Infektion des Kindes in 20–90%, bei optimaler Behandlung 1–2% • Erkrankung meist im 1. Lj, Letalität 60%	HIV-Test	• ggf. Interruptio • antiretrovirale Therapie • primäre Sectio • nicht Stillen!
Pilze				
Soorkolpitis Candida	bei Geburt	• Mundsoor • Windeldermatitis	Direktnachweis im Abstrich	• Antimykotika pränatal

Krankheit und Erreger	Infektionsweg Mutter → Kind	Erkrankung beim Kind	Nachweis	Therapie
Parasiten				
Toxoplasmose Toxoplasma gondii	rohes Fleisch, Katzenkot (Expositionsprophylaxe!) oder diaplazentar	• Abort, Frühgeburt • kongenitale Toxoplasmose (geistige und körperliche Behinderung), Retinochorioiditis	IgM, IgG, Sabin-Feldmann-Test	• antibiotische Behandlung • ggf. Interruptio • keine Impfung möglich!

Tab. 15.2: Übersicht über wichtige Infektionen in der Schwangerschaft

? **Frage:** Wie kommt es zu einer **Hyperemesis gravidarum?**

Antwort: Viele Frauen klagen in der Frühschwangerschaft vor allem morgens über Übelkeit und Erbrechen. Das Ausmaß variiert beträchtlich von leichter Übelkeit bis zum andauernden Erbrechen, der Hyperemesis, welche zu Störungen im Elektrolyt- und Wasserhaushalt führen kann. Die Ätiologie ist ungeklärt, man vermutet unter anderem einen Zusammenhang mit hohen **HCG-Spiegeln** oder **psychischen Faktoren.** Leichte Fälle bedürfen keiner Therapie, bei schweren Fällen kann eine stationäre Aufnahme mit intravenöser Gabe von Antiemetika und Flüssigkeitssubstitution nötig werden.

? **Frage:** Was bedeuten die Abkürzungen **SGA** und **LGA?**

Antwort: SGA steht für **Small for gestational age** und beschreibt, dass ein Kind für den Schwangerschaftsverlauf zu klein ist, d.h. unterhalb der 10. Perzentile liegt. Ursachen können z.B. in einer Plazentainsuffizienz oder einer Fehlbildung liegen. LGA bedeutet **Large for gestational age.** Das Kind ist dann zu groß für sein Alter, liegt also über der 90. Perzentile. Verantwortlich dafür können beispielsweise Fehlbildungen oder Gestationsdiabetes sein.

Fallbeispiel: Bei der Ultraschalluntersuchung einer Schwangeren in der 25. SSW stellen Sie fest, dass das errechnete Gewicht des Kindes unter der 10. Perzentile für das entsprechende Gestationsalter liegt. Der Kopf ist normal groß, der Thorax erscheint Ihnen verhältnismäßig zu klein. Wie bezeichnet man diese Entwicklungsstörung? Können Sie mir einige mögliche Ursachen dafür nennen?

Antwort: Man spricht hier von einem **intrauterinen Wachstumsrückstand** (Synonyme: small for date, small for gestational age). Neben kindlichen Fehlbildungen kommen als Ursache auch intrauterine Infektionen, Vorerkrankungen der Mutter, Noxen und die Plazentainsuffizienz in Frage.

Frage: Wie kommt es zu einer **Insuffizienz** der **feto-maternalen Einheit?** ?

☐ ☐ ☐
☺ 😐 ☹

Antwort: Bei einer **Plazentainsuffizienz** ist der Stoffaustausch zwischen Mutter und Kind gestört. Die **Mangelversorgung** des Kindes führt zu einer entsprechenden Wachstumsverzögerung. Die Störung kann auf der Seite der Mutter oder des Kindes liegen und akut oder chronisch sein.

	akute Plazentainsuffizienz	chronische Plazentainsuffizienz
Ursache	meist während der Geburt • Vena-cava-Kompression • vorzeitige Plazentalösung • Blutung aus Placenta praevia oder Nabelschnurgefäß • starke Wehen mit Uterus-Dauerkontraktion („Wehensturm") • Nabelschnurverschlingung oder -vorfall	• funktionell: z. B. Anämie, Hypertonie • morphologisch: Diabetes, chron. Niereninsuffizienz, Mangelernährung, Nikotinabusus, Gestose, Übertragung • fetal: Nabelschnuranomalien, Chromosomenaberrationen, intrauterine Infektionen, Rh-Inkompatibilität, Mehrlinge
Klinik	• kindliche Asphyxie: Dezelerationen, Bradykardie im CTG • intrauteriner Fruchttod	• Wachstumsretardierung: SGA = small for gestational age, IUGR = Intra-uterine growth reduction, Kopf-Thorax-Diskrepanz • intrauteriner Fruchttod
Therapie	• intrauterine Reanimation mit Beckenhochlage, O_2-Gabe, Tokolyse • vaginal-operative Entbindung oder Sectio	• möglichst kausale Therapie • Verbesserung der plazentaren Durchblutung, Ausschaltung von Noxen, z. B. Nikotin, ASS-Gabe ist umstritten • symptomatisch mit Bettruhe (dabei deutlich verbesserte Plazentadurchblutung), körperlicher Schonung und ggf. Tokolyse • engmaschige Überwachung (CTG, Doppler), bei Hypoxiezeichen Entbindung, ggf. Sectio

Tab. 15.3: Akute und chronische Plazentainsuffizienz

Merke: Bei jedem Verdacht auf eine Wachstumsretardierung muss als Erstes eine Überprüfung des Geburtstermins erfolgen. !

15.4 Frühgeburt

☐ ☐ ☐
☺ 😐 ☹

Fallbeispiel: Sie haben Dienst im Kreißsaal, als sich eine 36-jährige Schwangere (Erstgravida, Nullipara) vorstellt. Laut Mutterpass befindet sie sich in der 31 + 4. SSW, die letzte Vorsorgeuntersuchung war unauffällig. Die Patientin klagt über Kreuzschmerzen und Ziehen im Unterbauch mit einem Druckgefühl, außerdem sei vor ca. 1 h blutiger Schleim abgegangen. Welche Verdachtsdiagnose stellen Sie und was sind Ihre nächsten Schritte?

Antwort: Bei der Patientin liegt eine **drohende Frühgeburt** vor. Sie hat typische Symptome und den Abgang von blutigem Schleim würde ich als **Zeichnungsblutung** interpretieren, die auf die beginnende Öffnung des Muttermundes hinweist.

Zunächst würde ich die Patientin untersuchen und klären, ob ein **Blasensprung** stattgefunden hat und ob der Muttermund noch geschlossen bzw. wie weit er geöffnet ist. Als Nächstes würde ich abdominal sonographieren und dabei Lage und Größe des Kindes, den Sitz der Plazenta und die Fruchtwassermenge überprüfen. Im CTG sollte man dann die kindlichen Herztöne kontrollieren und nachsehen, ob bereits Wehentätigkeit vorhanden ist und in welcher Frequenz die Wehen kommen. Die Aussagekraft einer vaginalsonographischen Messung der Zervixlänge ist umstritten.

Merke: Eine Geburt vor der abgeschlossenen 36. SSW ist definitionsgemäß eine Frühgeburt.

Prüfer: Zur Feststellung des erfolgten Blasensprungs sollte zunächst untersucht werden, ob sich Fruchtwasser in der Scheide befindet. Dabei muss zur Vermeidung einer Infektion unbedingt ein steriles Spekulum verwendet werden. Befinden sich im Vaginalsekret Lanugohaare, Hautschuppen vom Kind oder Flöckchen der „Käseschmiere“, hat der Blasensprung sicher stattgefunden. Als weitere Methode dient der Nachweis des alkalischen Fruchtwassers in der Vagina mittels Lackmuspapier (sog. Lackmusprobe). Ist die Fruchtwassermenge sonographisch verringert, kann das ebenfalls ein Hinweis auf den Blasensprung sein.

☐ ☐ ☐
☺ 😐 ☹

Fallbeispiel: Bei der Spekulumeinstellung stellen Sie fest, dass bei dieser Patientin die Portio verstrichen und der Muttermund 2 cm geöffnet ist, außerdem befindet sich klare Flüssigkeit in der Scheide. Im CTG sehen Sie Kontraktionen in 10-minütigen Abständen. Wie sieht Ihr weiteres Vorgehen aus?

Antwort: Da die Fruchtblase gesprungen ist, besteht ein erhöhtes Infektionsrisiko mit der Gefahr eines **Amnioninfektionssyndroms.** Ich würde die Schwangere auf alle Fälle stationär aufnehmen, ihr absolute Bettruhe und körperliche Schonung verordnen und sie engmaschig überwachen. Wichtig ist dabei auch die Kontrolle der Infektparameter der Schwangeren im Hinblick auf eine drohende Chorioamnionitis infolge Keimaszension aus der Scheide. Oft handelt es sich dabei um Infektionen mit β-hämolysierenden Streptokokken der Gruppe B oder Staphylokokken. Zur Prophylaxe sollte beim Nachweis entsprechender Keime im Vaginalabstrich eine i.v.-Antibiose durchgeführt werden. Bei persistierender Wehentätigkeit sollte man zur Tokolyse α-Sympathomimetika und Magnesium verabreichen, um die Tragzeit soweit wie möglich zu verlängern. Da sich bei einer Geburt vor der 34. SSW beim Kind neben anderen Komplikationen ein Atemnotsyndrom entwickeln kann, würde ich eine Lungenreifebehandlung mit Betamethason beginnen.

Frage: Unter welchen Umständen müssten Sie die **Geburt** unverzüglich **einleiten?** Wann würden Sie eine vaginale Entbindung und wann eine Sectio durchführen? **?**

☐ ☺ ☐ 😐 ☐ ☹

Antwort: Es gibt einige **Indikationen** für die umgehende **Entbindung:**
- Die Geburt ist nicht aufzuhalten (erfolglose Tokolyse, fortschreitende Muttermundseröffnung).
- Es kommt zur Ausbildung eines Amnioninfektionssyndroms (Fieber, Leukozytose, CRP-Anstieg).
- Beim Kind wurden schwerwiegende Erkrankungen oder Fehlbildungen festgestellt.
- Blutungen bei vorzeitiger Plazentalösung oder Placenta praevia
- fortschreitende (Prä-)Eklampsie

Die Entscheidung darüber, auf welche Weise die Entbindung stattfinden soll, hängt neben dem Zustand von Mutter und Kind auch vom **Gestationsalter** ab. Bei Frühgeburten besteht ein hohes Komplikationsrisiko, die Entbindung sollte daher möglichst in einem entsprechend ausgestatteten Perinatalzentrum erfolgen (mit Neugeborenen-Intensivstation). Zwischen der 26. und 31. SSW ist wegen der Gefahr intrakranieller Blutungen der für das Kind schonendere Kaiserschnitt eher empfohlen. Dies ist in Fachkreisen allerdings umstritten. Nach der 32. Woche kann bei normaler Schädellage auch eine vaginale Geburt durchgeführt werden. Bei der spontanen Entbindung sollte der Geburtsverlauf möglichst schonend und kurz sein und daher die Indikation zur Episiotomie großzügig gestellt werden.

Frage: Was sind mögliche **Auslöser einer Frühgeburt?** **?**

☐ ☺ ☐ 😐 ☐ ☹

Antwort: Die Auslöser für vorzeitige Geburtsbestrebungen können auf der Seite der Mutter und/oder des Kindes liegen. Es gibt eine Vielzahl von Ursachen.

Eine **Plazentainsuffizienz** kann zur Frühgeburt führen, wenn das Kind nicht mehr ausreichend mit Nährstoffen und Sauerstoff versorgt wird. Ein erhöhtes Risiko hierfür besteht bei **mütterlichen Erkrankungen** (z.B. Anämie, Gestosen) sowie beim **Nikotinabusus.**

Nach Konisation, Kürettagen oder mehreren Schwangerschaften in kurzen Abständen ist die Haltefunktion des Muttermundes geschwächt, was eine **Zervixinsuffizienz** zur Folge haben kann. **Mehrlingsschwangerschaften** bergen durch den erhöhten Druck auf den Muttermund einerseits und die Volumenbelastung des Uterus andererseits ebenfalls das Risiko einer Frühgeburt. Auch **Uterusfehlbildungen** können ursächlich sein.

Infektionen (z.B. Zervizitis, Chorioamnionitis), eventuell in Verbindung mit einem **vorzeitigen Blasensprung,** können eine Frühgeburt induzieren.

Von Seiten der Mutter können sich **physischer** oder **psychischer Stress** (Beruf, Reisen, Partnerschaft) negativ auf die Schwangerschaft auswirken und vorzeitige Wehen auslösen. Ein weiterer Risikofaktor ist das **Alter** der Schwangeren: bei Erstgebärenden unter 18 und über 35 Jahren ist die Gefahr der Frühgeburtlichkeit erhöht.

Beim Kind sind auslösende Faktoren z.B. **Chromosomenanomalien** oder **Nidationsstörungen.**

15.5 Mehrlingsschwangerschaften

☐ ☐ ☐
☺ 😐 ☹

? **Frage:** Da Sie **Mehrlingsschwangerschaften** gerade angesprochen haben: Haben Sie eine Vorstellung davon, wie oft diese bei uns vorkommen?

Antwort: In der weißen Bevölkerung kann man die Häufigkeit für spontane Mehrlingsschwangerschaften nach der **Hellin-Regel** abschätzen: Für Zwillinge beträgt sie 1:85 (1,18% aller Schwangerschaften), für Drillinge $1:85^2$ (0,013%), für Vierlinge $1:85^4$ usw.

> ✚ Durch die medikamentöse Ovulationsauslösung im Rahmen der Sterilitätsbehandlung wird eine Zunahme der Häufigkeit zweieiiger Zwillinge beobachtet.

☐ ☐ ☐
☺ 😐 ☹

? **Frage:** Gibt es mehr eineiige oder zweieiige Zwillinge? Wie und wann entscheidet sich, ob eine **Geminischwangerschaft** entsteht?

Antwort: Etwa **25%** aller Zwillinge sind **eineiig,** die restlichen **75% zweieiig.** Es gibt zwei Möglichkeiten, wie eine Zwillingsschwangerschaft zustande kommt:

- Bei **zweieiigen Zwillingen** werden beim Eisprung zwei Oozyten freigesetzt, die von zwei Spermien befruchtet werden. Die Embryonen nisten sich getrennt voneinander im Uterus ein, jeder hat seine eigene Plazenta und Fruchtblase (dichoriale Zwillinge). Die Zwillinge besitzen unterschiedliche Genome, haben deshalb keine größere Ähnlichkeit als normale Geschwisterkinder und können natürlich auch unterschiedlichen Geschlechts sein.
- **Eineiige Zwillinge** entstehen aus einer einzelnen befruchteten Eizelle. Diese kann sich in verschiedenen Stadien ihrer Entwicklung teilen, meist jedoch im Blastozystenstadium. Aus den beiden „Hälften" geht jeweils ein Embryo hervor. In Abhängigkeit vom Zeitpunkt der Teilung haben die beiden Zwillinge getrennte oder gemeinsame Fruchtblasen und Plazenten. Erfolgt die Teilung unvollständig, entstehen Siamesische Zwillinge, die an den unterschiedlichsten Körperteilen miteinander verwachsen können.

✚ Teilung der Zygote im Morulastadium: 2 Blastozysten mit je 1 Plazenta, Amnion- und Chorionhöhle (= dichorisch-diamnotisch). Teilung nach 4. Entwicklungstag: nur noch Embryoblast teilt sich, es entstehen 1 Plazenta, 1 Chorion- und 2 Amnionhöhlen (= monochorisch-diamnotisch). Teilung nach 8. Tag: beide Embryonen liegen in 1 Amnionhöhle, 1 gemeinsame Plazenta (= monochorisch-monoamnotisch)

Frage: Welche besonderen Risiken gibt es bei **Mehrlingsschwangerschaften?** ?

☐ ☐ ☐
☺ 😐 ☹

Antwort: Mehrlingsschwangerschaften sind mit besonderen Gefahren für Mutter und Kinder verbunden. Die perinatale Mortalität und Morbidität sowie das Risiko für **Frühgeburten** und **Sectio** sind deutlich erhöht, infolge der mechanischen Belastung kommt es oft zu **Zervixinsuffizienz** und **vorzeitigem Blasensprung. Gestosen, atonische Blutungen** und **Infektionen** der Uterusschleimhaut kommen ebenfalls häufiger vor als bei einfachen Schwangerschaften. Bei den Kindern findet man gehäuft **Fehlbildungen** sowie **intrauterine Wachstumsretardierungen.** Auch kann aufgrund mangelhafter Versorgung, z.B. bei einer Plazentainsuffizienz, ein Zwilling bereits intrauterin absterben. Bei monoamnioten Zwillingen ist eine Entbindung per Sectio auf jeden Fall indiziert, da die Kinder sich ineinander oder in der Nabelschnur des anderen verschlingen können.

Bei monozygoten Zwillingen, die eine gemeinsame Plazenta haben, kann es durch plazentare Gefäßanastomosen zu einer unausgeglichenen Blutverteilung kommen: ein Zwilling wird über- und der andere unterversorgt. Man bezeichnet dies als **fetofetales Transfusionssyndrom.** Die Kinder haben eine deutliche Größendifferenz, was bei der Fetometrie im Ultraschall sichtbar wird. Auch die Fruchtwassermenge ist bei einem Zwilling deutlich geringer. Im schlimmsten Fall stirbt infolge der Mangelversorgung ein Zwilling im Mutterleib ab.

15.6 Hypertensive Erkrankungen in der Schwangerschaft

□ □ □
☺ 😐 ☹

? **Frage:** Was können Sie mir zum Stichwort **hypertensive Schwangerschaftserkrankungen** sagen?

tipp Ein weites Feld! Wieder an die strukturierte Antwort denken; als Einleitung wäre hier z.B. eine Definition des Begriffs sinnvoll, dann kann man auf Formen und Pathogenese eingehen.

Antwort: Von einer **Hypertonie** spricht man bei einer Schwangeren, wenn bei mehreren Blutdruckmessungen Werte von **über 140/90 mmHg** festgestellt werden. Der Hypertonus kann unabhängig von der Schwangerschaft durch eine vorbestehende Erkrankung, oder aber durch die Schwangerschaft selbst verursacht sein. Bei erhöhten Blutdruckwerten, die im Verlauf der Gravidität auftreten, muss immer untersucht werden, ob gleichzeitig eine **Proteinurie** vorliegt.

! **Merke:** Bei jeder Schwangerenvorsorge RR-Messung und Urin-Test!

Einen Hypertonus ohne Proteinurie bezeichnet man als **Gestationshypertonie,** bei zusätzlich vorhandener Proteinurie spricht man von einer **Präeklampsie.** Die ältere Bezeichnung **EPH-Gestose** zählt die Krankheitszeichen auf: **E**dema (= Ödem), **P**roteinurie, **H**ypertonus. Sie tritt definitionsgemäß nach der 20. SSW bei Frauen auf, die vorher normale Blutdruckwerte und kein Eiweiß im Urin hatten. Die Häufigkeit liegt bei ca. 5% aller Schwangerschaften.

Eine vorbestehende chronische Hypertonie mit in der Schwangerschaft neu aufgetretener Proteinurie nennt man **Pfropfpräeklampsie.** Aus einer Präeklampsie kann sich als Komplikation eine **Eklampsie** entwickeln. Es handelt sich dabei um generalisierte tonisch-klonische Krämpfe und/oder eine tiefe Bewusstlosigkeit, die keine andere erkennbare Ursache, wie z.B. eine Epilepsie, haben.

□ □ □
☺ 😐 ☹

? **Frage:** Nennen Sie mir **prädisponierende Faktoren** für das Auftreten einer Präeklampsie.

Antwort: Prädisponierende Faktoren für eine Präeklampsie sind:

- positive Familienanamnese
- Gerinnungsstörungen
- chronische Erkrankungen wie z.B. Diabetes mellitus, Hypertonie oder andere chronische Krankheiten mit Gefäßveränderungen als Folge
- Primigravidität
- Mehrlingsschwangerschaft
- Rhesusinkompatibilität

- Adipositas
- Alter > 40 Jahre
- vorherige Präeklampsie vor der 28. SSW

Frage: Können Sie mir etwas zur Pathogenese der **Präeklampsie** und den Auswirkungen auf andere Organsysteme erzählen? **?**

☐ ☐ ☐
☺ 😐 ☹

Antwort: Der Präeklampsie liegt eine gestörte Plazentaentwicklung zugrunde: Die mütterlichen Endometriumgefäße werden nicht ausreichend eröffnet, was zu einer verminderten Durchblutung des intervillösen Raumes führt. Kompensatorisch steigt der mütterliche Blutdruck an.

Die genaue Pathogenese ist noch immer unklar, es gibt lediglich Hypothesen zur Entstehung. Man nimmt an, dass bei den betroffenen Patientinnen infolge einer erhöhten Empfindlichkeit der Gefäße gegenüber vasokonstriktorischen Substanzen eine **Neigung zu Vasospasmen** vorhanden ist. Außerdem scheinen **immunologische Faktoren** eine Rolle zu spielen, wie z.B. mütterliche Antikörper gegen fetales Gewebe. Ein Ungleichgewicht zwischen Prostaglandin E1, Prostazyklin und Thromboxan führt zu vermehrter Vasokonstriktion und Thrombozytenaggregation.

✚ **Prostaglandin** E1 → Vasodilatation, Thrombozytenaggregation ↓
Prostazyklin → Vasodilatation, Thrombozytenaggregation ↓
Thromboxan → Vasokonstriktion, Thrombozytenaggregation ↑

Durch die erhöhten Blutdruckwerte einerseits und Gefäßwandveränderungen andererseits kann es zu schweren Störungen an verschiedenen Organsystemen kommen:
- **ZNS:** Hirnödem, zerebrale Blutungen, Krampfanfälle (= Eklampsie)
- **Lunge:** Lungenödem
- **Niere:** Glomeruloendotheliose (Perfusion und Filtration ↓), Nierenversagen
- **Leber:** Leberzellschäden, Leberversagen
- **Gerinnung:** Thrombozytopenie → **Cave: HELLP-Syndrom**
- generalisierte Ödeme, besonders im Gesicht und an den Händen
- Plazentainsuffizienz, -lösung

Merke: Bis zu 10 Tage nach der Geburt besteht für die Mutter das gleiche Erkrankungsrisiko wie präpartal, auch eine Eklampsie kann auftreten. Deshalb weitere engmaschige Überwachung! **!**

Frage: Auf welche Alarmzeichen, die auf einen **Krampfanfall** hindeuten, müssen Sie im Zusammenhang mit der Präeklampsie besonders achten? **?**

☐ ☐ ☐
☺ 😐 ☹

Antwort: Warnzeichen eines drohenden eklamptischen Anfalls sind vor allem neurologische Symptome wie **Sehstörungen, Kopfschmerzen,**

Übelkeit, Hyperreflexie und **Unruhe.** Das Auftreten dieser Symptome wird Prodromalstadium genannt. Charakteristisch ist die Verbreiterung der Reflexzonen der Muskeleigenreflexe; bei Hyperreflexie besteht höchste Alarmbereitschaft und es muss umgehend eine adäquate Therapie eingeleitet werden!

☐ ☐ ☐
☺ 😐 ☹

? **Frage:** Und wie sieht die **Therapie** einer Präeklampsie aus?

Antwort: Die Therapie richtet sich im Wesentlichen nach der Schwere der Erkrankung und nach dem Schwangerschaftsalter. Bei leichten Formen, wie z.B. bei Blutdruckwerten zwischen 140/90 und 160/110 mmHg und ohne neurologische Symptome, sollte man die Patientin stationär aufnehmen, ihr Bettruhe verordnen und engmaschig Vitalwerte, Flüssigkeitsbilanz, Labor und CTG überwachen. An Medikamenten erhält sie als Antihypertensivum α-Methyldopa, Nifedipin oder Dihydralazin und ggf. zur Anfallsprophylaxe Magnesium und Diazepam.

Bei einer schweren Präeklampsie steht neben Blutdruckkontrolle und Anfallsprophylaxe die Entbindung im Vordergrund. Bei einem Schwangerschaftsalter unter 24 Wochen hat das Kind praktisch keine Überlebenschance, und die Schwangerschaft sollte beendet werden. Zwischen der 24. und 32. SSW kann mit konservativem Management (im erfahrenen Zentrum!) versucht werden, die Schwangerschaft zu verlängern und dadurch die Überlebenschancen des Kindes zu verbessern. Nach Vollendung der 32. SSW ist der Benefit für das Kind nur gering, deswegen sollte die Schwangerschaft beendet werden.

Im eklamptischen Anfall verabreicht man Diazepam und Magnesiumsulfat i.v., intubiert und beatmet die Patientin bei einer respiratorischen Insuffizienz. Außerdem wird umgehend die Entbindung mittels Sectio durchgeführt.

! **Merke:** Eine zu starke Blutdrucksenkung gefährdet die Versorgung des Kindes!

☐ ☐ ☐
☺ 😐 ☹

? **Frage:** Ich möchte noch auf eine Sonderform der Präeklampsie zu sprechen kommen: das **HELLP-Syndrom.** Was können Sie mir dazu berichten?

Antwort: Es handelt sich beim HELLP-Syndrom um eine Erkrankung, die sehr akut verlaufen und schwere Komplikationen, wie z.B. eine Leberruptur oder Gehirnblutung, mit sich bringen kann. Die Buchstaben HELLP stehen für die wesentlichen Störungen: Haemolysis, Elevated Liver Enzymes, Low Platelets. Die pathophysiologischen Vorgänge entsprechen denen der Präeklampsie. Die Gefäßveränderungen sind jedoch hauptsächlich in der Leber lokalisiert und führen dort zu einer Zellschädigung mit Enzymerhöhung (GOT, GPT, LDH).

Die Patientinnen klagen über **rechtsseitige Oberbauchschmerzen,** die häufig als Magenschmerzen missinterpretiert werden. Dazu kommen **Übelkeit** und **neurologische Störungen** wie Augenflimmern oder Photophobie. Bei der Laboruntersuchung fallen **Transaminasenerhöhung, Hämolysezeichen** (Bili, LDH ↑) und eine **Thrombozytenzahl** < 100000 auf.

Da die Erkrankung lebensbedrohlich ist und gleichzeitig die Leberfunktionsstörung nicht ausreichend behandelt werden kann, muss die Entbindung mittels **Sectio** sofort vorgenommen und die Patientin anschließend intensivmedizinisch überwacht werden.

15.7 Diabetes in der Schwangerschaft

Frage: Die Schwangerschaft einer **Diabetikerin** muss besonders sorgfältig überwacht werden. Können Sie mir etwas zu diesem Erkrankungsbild sagen und wie Sie es mit Blick auf die Mutter behandeln? **?**

☐ ☐ ☐
☺ 😐 ☹

Antwort: Diese Kohlenhydratverwertungsstörung kommt bei ca. 2% der Schwangeren vor. Man unterschiedet zwischen einem **vorbestehenden Diabetes** (meist Typ I) und einem so genannten **Gestationsdiabetes,** der sich erstmals im Laufe der Schwangerschaft manifestiert und durch postprandiale Hyperglykämien gekennzeichnet ist. Die Gefahr beim Diabetes mellitus besteht darin, dass durch Insulinmangel eine Hyperglykämie entsteht, die bis zum Koma führen kann.

Milde Diabetesformen können oft allein durch Diät eingestellt werden. Falls erforderlich, wird zur medikamentösen Einstellung während der Schwangerschaft Insulin eingesetzt, da orale Antidiabetika Fehlbildungen beim Kind hervorrufen können. Zu Beginn der Gravidität benötigt die Patientin zunächst weniger Insulin, da ein Teil der Glukose in den kindlichen Organismus übergeht. Die Plazentahormone steigern ab der 20. SSW den Insulinbedarf deutlich. Nach der Plazentalösung fällt dieser hormonelle Einfluss weg und es kann folglich zur Hypoglykämie bei der Mutter kommen.

Es gibt einen gut dokumentierten Zusammenhang zwischen Gestationsdiabetes und der Entwicklung eines Diabetes mellitus Typ 2 im späteren Leben.

Frage: Welche **Risiken** und **Komplikationen** des Diabetes sind beim Kind möglich? **?**

☐ ☐ ☐
☺ 😐 ☹

Antwort: Zur Überwachung der kindlichen Entwicklung sind **regelmäßige Ultraschallkontrollen** erforderlich, da durch die diabetische Stoffwechsellage beim Ungeborenen bestimmte Störungen auftreten können:

- Die **Embryopathia diabetica** tritt hauptsächlich beim Diabetes mellitus vom Typ I auf und geht mit Fehlbildungen des Herzens, der Gefäße, der Knochen und des ZNS einher; oft wird auch ein Hydramnion beobachtet.
- Bei der **Fetopathia diabetica** wird das Kind aufgrund des Glukose-Überangebots sehr groß, also makrosom, ist aber gleichzeitig bei der Geburt unreif. Bei der vorliegenden Organomegalie sind Leber, Lunge und Niere oft nicht vollständig ausgereift. Insbesondere neigen diese Neugeborenen zur postpartalen Hypoglykämie, da die Inselzellen des Pankreas hypertroph sind und relativ zu viel Insulin freisetzen. Insulin wirkt hemmend auf die Surfactantbildung, weshalb die Kinder häufig unter einem Atemnotsyndrom leiden.
- Als **Placentopathia diabetica** bezeichnet man eine Insuffizienz der Plazenta, die zur Wachstumsverzögerung, aber auch zum Tod des ungeborenen Kindes führen kann.

Eine vorzeitige Entbindung ist nur bei maternalen oder fetalen Komplikationen erforderlich, Bei gutem Management des Diabetes und normaler Entwicklung des Kindes empfiehlt sich eine Geburtseinleitung um Terminnähe.

15.8 Blutgruppenunverträglichkeit

☐ ☐ ☐
☺ 😐 ☹

? **Frage:** Viele Schwangere haben eine andere **Blutgruppe** als der Partner und das Kind. Kann das problematisch sein?

Antwort: Zwei Blutgruppensysteme wären in diesem Zusammenhang zu nennen: das **AB0-** und das **Rhesussystem.** Während Ersteres eher selten zu Unverträglichkeitsreaktionen beim Feten führt, kann eine Rh-Inkompatibilität das Kind ernsthaft gefährden. Es handelt sich hier um **Alloimmunerkrankungen.**

Die typische Konstellation setzt sich aus **Rh-negativer Mutter (dd)** und **Rh-positivem Vater (Dd, DD)** zusammen. Da der Rhesusfaktor dominant vererbt wird, ist das **Kind** mit einer gewissen Wahrscheinlichkeit **ebenfalls Rh-positiv** (zu 100%, bei homozygotem DD-Vater, zu 50% bei heterozygotem Dd-Vater). Problematisch wird es dann, wenn die Mutter Antikörper gegen das D-Antigen auf kindlichen Erythrozyten besitzt: Da es sich um plazentagängige IgGs handelt, werden die roten Blutzellen des Kindes zerstört. Es kommt zu Hämolyse, Hyperbilirubinämie und Hepatosplenomeglie. Diese Erkrankung wird als **Morbus haemolyticus neonatorum** bezeichnet. Der massive Anfall von Bilirubin aus zerstörten Erythrozyten stellt intrauterin keine Gefahr für das Kind dar, da es über die Plazenta in den mütterlichen Kreislauf abtransportiert wird. Nach der Geburt allerdings kann Bilirubin in die kindlichen Stammganglien eingelagert werden und so zu einem dauerhaften Hirnschaden führen **(Kernikterus).** Das Kind kann durch den aus der massiven Anämie resultierendem Sauerstoffmangel vital gefährdet sein. Eine weitere gravierende Komplikation stellt der so genannte **Hydrops fetalis** dar. Es handelt sich dabei um ein schweres Krankheitsbild mit hoher Letalität, das mit generalisierten Ödemen, Aszites, Pleura- und Perikarderguss einhergeht.

Frage: Wie sehen Diagnostik und Therapie bei **Alloimmunerkrankungen** aus? **?**

☐ ☐ ☐
☺ 😐 ☹

Antwort: Die Diagnostik beinhaltet einen **AK-Suchtest** bei der Mutter, die **Amniozentese** mit **Bilirubinmessung** im **Fruchtwasser,** die **Amnioskopie** (gelbes Fruchtwasser?) und die Punktion der Nabelschnur zur Bestimmung von kindlichem Hb und AK-Titer, die sog. **Chordozentese.** Auch die **Sonographie** spielt eine wichtige Rolle, da bei schweren Anämien und beim **Hydrops fetalis** z.B. Aszites und Pleuraerguss erkennbar sind.

Bei sehr schweren Formen kann man eine **intrauterine Blutaustauschtransfusion** über die Nabelschnur durchführen oder per **Kaiserschnitt** entbinden. Für welche Therapieoption man sich entscheidet, hängt vom Schwangerschaftsalter, vom Reifezustand der kindlichen Lungen und weiteren Faktoren ab.

Frage: Wann muss man **Rh-negativen Müttern** Immunglobulin gegen das D-Antigen verabreichen? **?**

☐ ☐ ☐
☺ 😐 ☹

Antwort: Da die mütterlichen Antikörper gegen D-Antigen primär nicht vorhanden sind, muss erst eine Sensibilisierung erfolgen. Mütterliches Blut muss also irgendwann Kontakt zu Rh-positiven Erythrozyten gehabt haben, was zum Beispiel bei der Geburt des ersten Rh-positiven Kindes passieren kann. Das 1. Kind ist also im Normalfall nicht betroffen, erst weitere Schwangerschaften wären gefährdet. Einer Rh-negativen Schwangeren wird in der 28. SSW und nach Geburt eines Rh-positiven Kindes Immunglobulin (Anti-D) gespritzt, um eventuell in den mütterlichen Kreislauf übergetretene fetale Erythrozyten abzufangen. Dies sollte auch bei vaginalen Blutungen zu jedem Zeitpunkt der Schwangerschaft erfolgen, ebenso wie bei Aborten, hier insbesondere bei Abortkürettagen. Eine Sensibilisierung kann so vermieden werden. Dank der standardmäßigen Rhesusprophylaxe, welche seit dem Ende der 60er-Jahre durchgeführt wird, kommt es nur noch selten zu schweren Inkompatibilitätsreaktionen.

! **Merke:** Auch bei Fehlgeburten, EUG und Schwangerschaftsabbrüchen ist die Rh-Prophylaxe indiziert.

15.9 Fruchtwasser- und Trophoblaststörungen

? **Frage:** Die Sonographie ermöglicht Ihnen, die **Fruchtwassermenge** zu beurteilen. Was könnte die Ursache dafür sein, dass zu viel bzw. zu wenig Fruchtwasser vorhanden ist?

Antwort: Abnorme Flüssigkeitsmengen deuten auf eine gestörte Produktion oder Resorption des Fruchtwassers hin. Ein **Polyhydramnion** liegt vor, wenn über 2000 ml Amnionflüssigkeit vorhanden sind. Ursächlich können fetale Fehlbildungen (Gastrointestinaltrakt, Anenzephalus), fetale Erythroblastose, Mehrlingsschwangerschaft oder auch mütterliche Erkrankungen (Diabetes mellitus, Infektionskrankheiten) sein. Das Risiko einer Frühgeburt ist deutlich erhöht.

Beträgt die Fruchtwassermenge weniger als 100 ml, spricht man von einem **Oligo-** oder **Ahydramnion.** Es kommt zum Beispiel vor bei kindlichen Fehlbildungen im Urogenitalsystem, bei Chromosomenanomalien, intrauterinen Wachstumsretardierungen und bei Übertragung.

! **Merke:** Grundsätzlich muss bei einem Oligohydramnion ein Blasensprung ausgeschlossen werden! Immer nach Abgang von Flüssigkeit fragen!

? **Frage:** Was können Sie mir über **Trophoblasterkrankungen** erzählen?

Antwort: Der Trophoblast ist die äußere Zellschicht der Blastozyste, welcher in das Endometrium einwächst und den fetalen Teil der Plazenta bildet. Wenn dieser Prozess gestört verläuft, kann es zu einer abnormen Proliferation des Trophoblasten kommen. Dadurch wird einerseits die Versorgung des Embryos, andererseits die Gesundheit der Mutter gefährdet, da Trophoblasttumoren maligne entarten können.

Folgende **Trophoblasterkrankungen** werden unterschieden:

Bezeichnung	Eigenschaften	Klinik, Diagnostik	Therapie
Abortivei (Synonym: Windei)	• frühzeitig degenerierter Embryoblast mit bedingt lebensfähigem Trophoblasten	• vaginale Blutung, Abort	• Abrasio
Blasenmole (Synonym: Traubenmole) • vollständig • partiell	• Zottendegeneration mit traubenartigen Bläschen • Gefäßarmut in den Zotten • gesteigerte Proliferation	• Diskrepanz zwischen Uterusgröße und Schwangerschaftsalter **(auffällig großer, weicher Uterus)** • vag. Blutungen, Bläschenabgang • **hohe β-HCG-Spiegel** → ovarielle Luteinzysten • Hyperemesis • im Sono „Schneegestöber"-Bild • kein Embryoblast nachweisbar • β-HCG ↑↑ (> 500 000 IE/m!)	• Abortinduktion mit Prostaglandin + Oxytocin • Kürettage • **Cave:** durch Auflockerung hohes Blutungs- und Perforationsrisiko!! Verbleibende Reste können zum Chorion-CA führen!! Deshalb β-HCG-Kontrollen • Rh-Prophylaxe bei Rh-neg. Pat.
Chorionepitheliom (Synonym: invasive Blasenmole)	• benigne, destruierend • invasives Wachstum ins Endometrium • hämatogene Metastasierung möglich (Lunge, Leber, Vagina, Vulva, ZNS, rückbildungsfähig) • tritt nach Blasenmole, Abort • oder EUG auf	• großer, weicher Uterus, vag. Blutungen, fehlende Uterusrückbildung • Sono vgl. Blasenmole • β-HCG ↑↑↑ • bei entsprechender Klinik Metastasensuche!	• Abrasio • Zytostatika → gute Prognose • **Cave:** fließender Übergang zum Chorionkarzinom!
Chorionkarzinom	• **maligne**, besteht aus **anaplastischen Trophoblastzellen,** keine Zotten vorhanden • infiltratives, destruierendes Wachstum mit **hämatogener Metastasierung** in Lunge, Leber, Vagina, Vulva, ZNS • tritt nach Blasenmole in 50%, nach Abort oder postpartal auf	• starke Blutungen, ausbleibende Uterusrückbildung, Ovarialzysten, Tumorkachexie • Klinik der Fernmetastasen! • β-HCG ↑↑↑ (= Tumormarker) • Sono, Abrasio + Histo • Staging: Rö-Thorax, OB-Sono, CCT	• Kürettage • Chemotherapie (Methotrexat), ggf. HE • Prognose: Totalremission möglich, abhängig von β-HCG-Spiegel, Alter, Anzahl der Geburten, Metastasen, Zeitraum zwischen SS und Erkrankung

Tab. 15.4: Trophoblaststörungen

15.10 Schwangerschaftsabbruch

☐ ☐ ☐
☺ 😐 ☹

? **Frage:** Wie sind **Schwangerschaftsabbrüche** derzeit in Deutschland gesetzlich geregelt?

Antwort: Der Schwangerschaftsabbruch ist im § 218 geregelt. Laut diesem ist eine Abruptio bei Vorliegen einer **medizinischen Indikation jederzeit während der Schwangerschaft möglich, wenn eine Gefährdung für Leben oder Gesundheit der Mutter besteht.** Dazu gehört auch die Gefährdung der Gesundheit aus psychischen Gründen. Eine embryopathische Indikation ist in der neuen Regelung nicht mehr vorgesehen. Allerdings kann bei einer schweren Fehlbildung eine Gesundheitsgefährdung der Mutter aufgrund der extremen psychischen Belastung gegeben sein, was wiederum eine medizinische Indikation darstellt. Bei Gefährdung der Mutter gibt es keine Fristen; der Abbruch kann zu jedem Zeitpunkt durchgeführt werden. Wenn das Kind extrauterin lebensfähig wäre, muss vor dem Eingriff ein Fetozid (z.B. mit einer intrakardialen Injektion von Kaliumchlorid) vorgenommen werden. Da dieses Vorgehen größte ethische und emotionale Probleme v.a. für die durchführenden Ärzte mit sich bringt, wird die Diskussion um diese Regelung immer breiter.

Eine **kriminologische Indikation** liegt vor, wenn die Schwangerschaft aus einem Notzuchtsdelikt entstanden ist. Dann ist eine Abruptio bis zur **12. SSW p.c.** (14. SSW p.m.) möglich.

Wenn keine dieser beiden Indikationen vorliegt, ist ein Schwangerschaftsabbruch rechtswidrig und im Grundsatz auch strafbar. Im § 218a ist aber geregelt, dass eine **Abruptio** innerhalb der ersten **12 SSW p.c. straffrei** bleibt (d.h. rechtswidrig, aber trotzdem straffrei), wenn die Schwangere von einer anerkannten **Beratungsstelle** beraten wurde. Dies ist die sog. Indikation nach dem Beratungsmodell. Dieses Gespräch umfasst medizinische, soziale, juristische und psychische Beratung und wird ergebnisoffen geführt. Der Arzt, der die Abruptio durchführt, darf nicht an dem Beratungsgespräch beteiligt sein. Der Eingriff darf erst durchgeführt werden, nachdem 3 volle Tage vergangen sind, also 72 h nach Ende des Beratungstages. Im Jahr 2004 wurden 97% aller Abbrüche nach dieser Regelung durchgeführt.

16 Geburt

16.1 Überblick

Frage: Können Sie mir etwas zu den **Stadien** eines Geburtsverlaufes sagen? ?

☐ ☐ ☐
☺ 😐 ☹

Antwort: Ein Geburtsverlauf wird in drei Stadien eingeteilt:
- Eröffnungsperiode
- Austreibungsperiode
- Plazentarperiode

Die **Eröffnungsperiode** umfasst die Zeit vom Beginn der Wehen bis zur vollständigen Eröffnung des Muttermundes. Ihre durchschnittliche Zeit beträgt 5–8 h. Bei 2–4% aller Geburten kommt es hier zum Geburtsstillstand, welcher auf einer regelwidrigen Einstellung des kindlichen Schädels, einem Schädel-Becken-Missverhältnis oder auf einer Wehenschwäche beruhen kann.

Die **Austreibungsperiode** beginnt mit der vollständigen Eröffnung des Muttermundes und wird mit der Geburt des Kindes beendet. Sie dauert durchschnittlich 55 min bei Erstgebärenden und 18 min bei Mehrgebärenden.

Die **Plazentarperiode** umschreibt die Zeit der Lösung und Ausstoßung der Plazenta. Dies dauert durchschnittlich 15 min.

16.2 Überwachung während der Geburt

Frage: Ein wichtiges Instrument zur Überwachung des Kindes während Schwangerschaft und Geburt ist das **CTG.** Was wird hierbei untersucht und worauf achten Sie? ?

☐ ☐ ☐
☺ 😐 ☹

Antwort: CTG steht für **Kardiotokogramm.** Dabei werden die **Herzfrequenz** des Feten durch Doppler-Ultraschall und die **Wehentätigkeit** mittels eines Druckmessers simultan gemessen. Die Herztöne werden in akustische Signale umgewandelt. Gleichzeitig werden sowohl die Herztöne, als auch die Wehentätigkeit parallel auf einen Papierstreifen aufgezeichnet. Die Ableitung erfolgt extern über den Bauch der Mutter. Nach einem Blasensprung kann auch eine direkte Messung durch eine Kopfschwartenelektrode erfolgen. Beurteilt werden im CTG die **Basal-**

frequenz, die **Oszillationsamplitude** sowie die Schwankungen der Herzfrequenz im Sinne von **Akzelerationen** oder **Dezelerationen.**

Frage: Können Sie einen **Normalbefund** eines **CTG** und einige wichtige **pathologische Veränderungen** beschreiben?

+ Sauerstoffmangel des Feten → Zentralisation des Kreislaufes → Herz schlägt bei konstantem Blutangebot gleichmäßiger → Oszillationsfrequenz sinkt

Antwort: Die normale **Basalfrequenz** beträgt vor der Geburt 110–150 Schläge/Minute. Ab 10 min gelten Frequenzen über 150 bzw. 170 als eine mäßige bzw. starke **Tachykardie,** die durch Stress, ein Amnioninfektsyndrom, Fieber der Mutter, Herzerkrankung, oder eine kompensierte Hypoxie bedingt sein kann. Frequenzen unter 110 bzw. 100 über 3 min zeigen eine mäßige bis starke **Bradykardie** an, die durch eine unkompensierte Hypoxie, Herzfehler, eine Dauerkontraktion des Uterus oder ein Vena-Cava-Syndrom bedingt sein kann.

Hinsichtlich der **Oszillation** unterscheidet man die Oszillationsfrequenz und die Oszillationsamplitude. Die Oszillationsfrequenz sollte bei 3 bis 6 Oszillationen pro Minute liegen (kurzfristige fetale Herzfrequenzschwankungen). Bezüglich der Oszillationsamplitude, also der Bandbreite, unterscheidet man **saltatorische** (> 25 Schläge/min), **undulatorische** (10–25 Schläge), **eingeengte** (5–10 Schläge) und **silente Amplituden** (< 5 Schläge). Im 3. Trimenon ist ein undulatorisches Oszillationsmuster physiologisch.

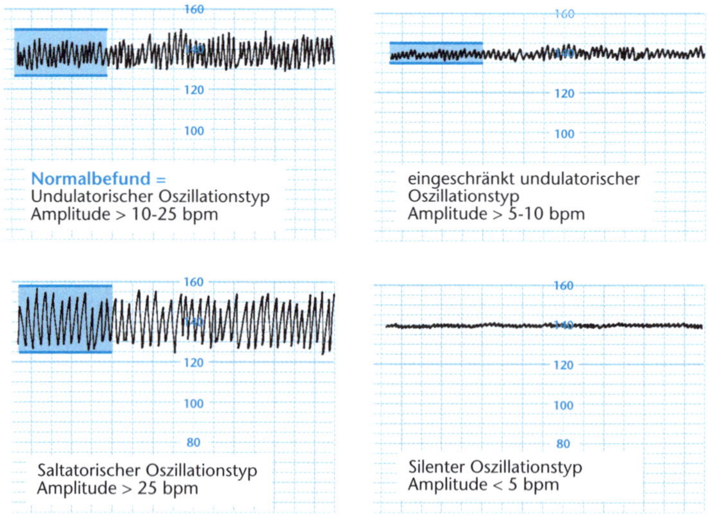

Abb. 16.1: Kardiotokogramm mit Oszillationen [7]

Akzelerationen sind kurz dauernde, physiologische Frequenzerhöhungen als Zeichen der fetalen Reaktionsfähigkeit. Normal sind > 5 Akzelerationen/min.

Kurzfristige **Dezelerationen** werden auch als Dips bezeichnet und in verschiedene Unterformen eingeteilt.

Frage: Können Sie die Unterformen der **Dips** im CTG kurz umreißen? **?**

☐ ☐ ☐
☺ 😐 ☹

Antwort: Bei einem **Dip I** tritt wehensynchron eine Dezeleration um > 20 Schläge auf. Ursache kann eine Vagusreaktion des Feten bei mechanischem Geburtsstress sein. Treten sie bereits in der Eröffnungsperiode über mehr als 30 min hinweg auf, sollte eine Hypoxie durch Mikroblutuntersuchung ausgeschlossen werden.

Der **Dip II** zeigt einen Abfall der Frequenz erst auf der Spitze bzw. erst am Ende einer Wehe und dauert über diese hinaus an. Hier ist eine fetale Hypoxie sehr wahrscheinlich, sodass durch Umlagerung und Tokolyse eine Erholung der Herzfrequenz versucht werden sollte oder bei persistierender Bradykardie die Schwangerschaft rasch beendet werden muss.

Variable Dips als Mischung von Dip I und II treten gehäuft bei Nabelschnurkomplikationen auf. In der Pressphase haben sie meist keinen pathologischen Wert, zumindest wenn diese nicht zu lange andauert. Bei langer Pressphase müssen variable Dips durch eine fetale Skalpblutanalyse kontrolliert werden.

Ein **Dip 0** beschreibt eine Dezeleration ohne Wehentätigkeit und ist meist ein Zeichen kindlicher Gefährdung auch ohne Wehen. Meist muss die Schwangerschaft mittels Sectio beendet werden.

Frage: Angenommen, Sie sehen ein pathologisches CTG und möchten sich ein genaues Bild verschaffen, ob ein **Sauerstoffmangel** des Kindes vorliegt. Wie können Sie dies erreichen? **?**

☐ ☐ ☐
☺ 😐 ☹

Antwort: In diesem Fall ist eine **fetale Skalpblutanalyse (FSBA),** früher auch **Mikroblutanalyse** (MBU) genannt, sinnvoll. Diese ist ab einem 2–3 cm eröffnete Muttermund durchführbar. Hierbei wird nach Erholung der CTG-Veränderung ein Amnioskop oder Spekulum eingeführt, die Kopfhaut desinfiziert und anschließend angeritzt. Das Blut wird in eine Kapillare aufgezogen und der pH-Wert gemessen. Ein Wert von pH > 7,30 gilt als normal. Zwischen 7,30 und 7,24 genügt eine Kontrolle nach 10 min. Werte zwischen pH 7,24 und pH 7,20 sind präazidotisch und müssen spätestens nach 5 min kontrolliert werden. Bei pH 7,19–pH 7,10 liegt eine Azidose und unter pH 7,0 eine schwere Azidose vor.

Wenn der pH-Wert in der Eröffnungsphase unter 7,25 oder in der Austreibungsphase unter 7,20 sinkt, muss reagiert werden. Eine operative oder vaginal-operative Beendigung der Geburt oder eine intrauterine Reanimation können notwendig werden.

☐ ☐ ☐
☺ 😐 ☹

? **Frage:** Welcher Score hilft Ihnen bei der Beurteilung des **Geburtsfortschrittes?**

tipp Mit der Portio (Muttermund) und den Wehen ist es wie mit einer Zahnpastatube: Man muss erst den Deckel abschrauben, bevor man hinten auf die Tube drücken kann, um an die Zahnpasta zu kommen. Also erst den Muttermund aufweichen und dann Wehen erzeugen.

Antwort: Der **Bishop-Score** kann als Prognoseindex der Geburtsbereitschaft benutzt werden. Dabei werden jeweils 1–3 Punkte für die Kriterien **Portiostand, Portiolänge, Portiokonsistenz, Weite des Muttermundes** und **Höhenstand** des vorangehenden Teils vergeben. Eine hohe Punktzahl deutet auf eine gute Geburtsbereitschaft hin. Praktische Konsequenzen hat der Bishop-Score bei der Entscheidung über die Art einer Geburtseinleitung. Bei niedrigem Score wird mit vaginalen Prostaglandinen eingeleitet, bei hoher Punktzahl ist die Anwendung eines Wehentropfes möglich.

16.3 Ablauf der Geburt

☐ ☐ ☐
☺ 😐 ☹

? **Frage:** Wie läuft denn eine **normale Geburt** aus der Position des Kindes ab?

tipp Hierfür auf alle Fälle nochmal die Anatomie der relevanten Strukturen und Beckenmaße repetieren. Veranschaulichung am Phantom oder Skelett sind natürlich am besten.

Antwort: Die häufigste normale Geburt geschieht in vorderer Hinterhauptslage **(vHHL)** des Kindes. Zu Beginn steht der Rücken rechts oder links und dreht sich dann meist nach vorne, wodurch sich die vHHL einstellt. Nun tritt der Kopf in das Becken ein. Da der Kopf längs und der Beckeneingang queroval ist, muss der Kopf sich zu einer Seite drehen – die Pfeilnaht steht dann quer. Wenn der Rücken jetzt links liegt, spricht man von I. Lage, rechts von II. Lage. Beim Durchtritt durch das Becken tritt der Kopf tiefer und dreht sich so, dass das Kind zum Rücken der Mutter „blickt“. Dies ist notwendig, da der Beckenausgang längsoval ist. Außerdem beugt es den Kopf, da dieser so den kleinsten Durchmesser hat. Die Pfeilnaht steht jetzt gerade und die kleine Fontanelle führt. Zur Geburt des Kopfes tritt nun eine Deflexion des Kopfes ein und der Kopf tritt aus. Zu diesem Zeitpunkt passen die Schultern gerade in den querovalen Beckeneingang. So muss sich das Kind zur Geburt der Schultern nochmals um 90° drehen – meist in die ursprüngliche Stellung. Dann wird zuerst die vordere Schulter geboren, während die hintere in die Kreuzbeinhöhle rutscht. Anschließend wird die hintere Schulter geboren.

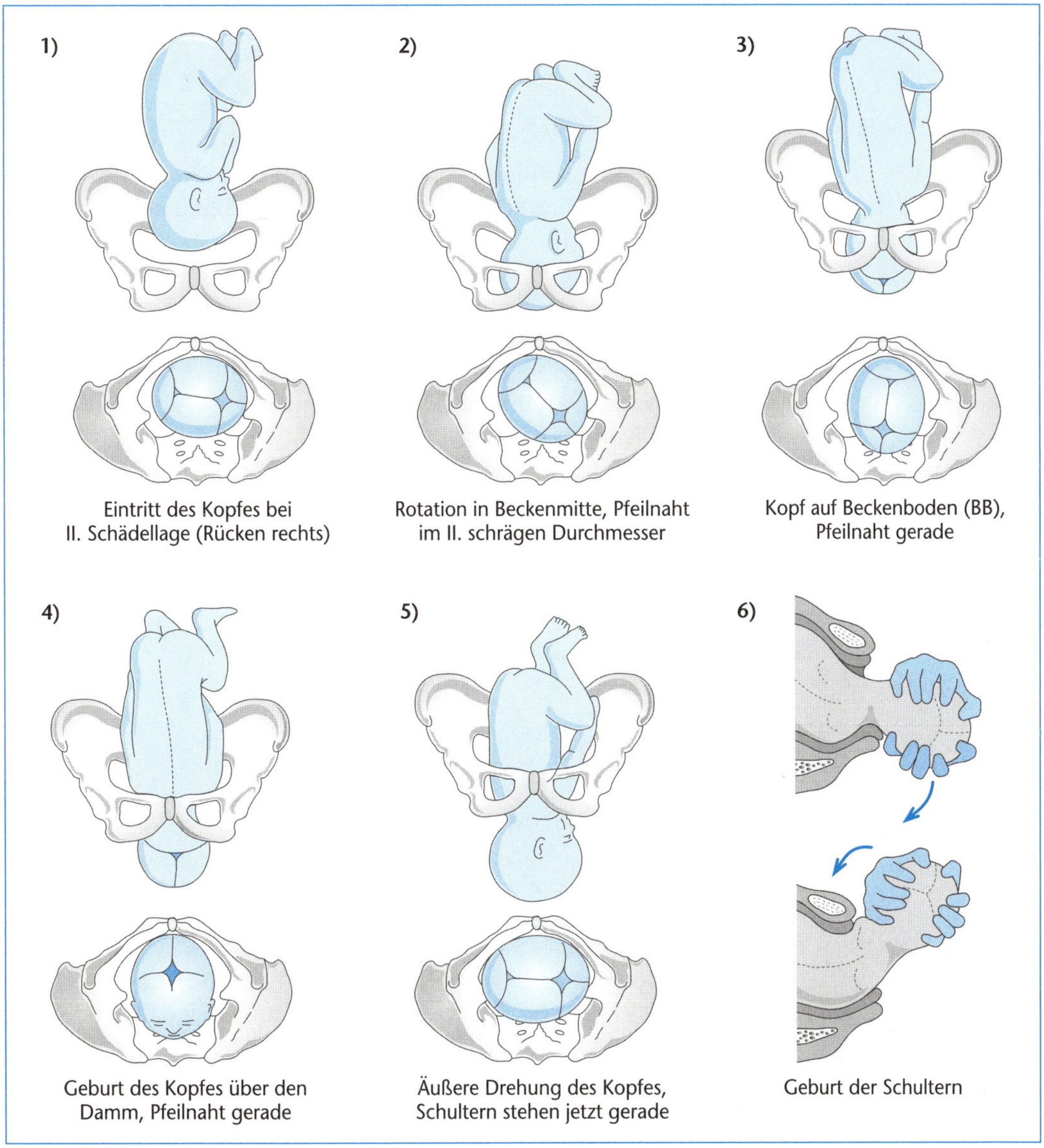

Abb. 16.2: Normaler Geburtsverlauf [7]

Frage: Bitte beschreiben Sie mir nun die **Eröffnungsphase** einer normalen Geburt. **?**

☐ ☐ ☐
☺ 😐 ☹

Antwort: Die Eröffnungsphase beginnt mit den ersten regelmäßigen und muttermundwirksamen Geburtswehen, die dann etwa alle 3–6 min auftreten. Die Zervix reift durch endogene Prostaglandinvermittlung und öffnet sich vom inneren Muttermund aus. Dabei dauern die ersten

3 cm der Eröffnung am längsten – dies nennt man auch die **Latenzphase.** Bei einer Primipara dauert diese Phase ca. 8 h. Die Zervix muss erst ganz verkürzt sein, bevor es zur Öffnung des Muttermundes kommt. Bei einer Pluripara laufen Verkürzung und Öffnung gleichzeitig ab (ca. 4 h). In der folgenden Aktivphase der Eröffnung kommt es zur vollständigen Eröffnung des Muttermundes und damit Abschluss der Eröffnungsphase. Bei 66% der Frauen kommt es dann zum rechtzeitigen Blasensprung.

☐ ☐ ☐
☺ 😐 ☹

? Frage: Welche Arten von **Blasensprung** gibt es denn?

Antwort: Vor dem Beginn der Eröffnungsphase spricht man vom **vorzeitiger Blasensprung** (BS). Er geht mit erhöhter Gefahr für aufsteigende Infektionen einher. Beim **frühzeitigen BS** springt die Fruchtblase während der Eröffnungsphase und beim **rechtzeitigen BS** nach vollständiger Eröffnung. Ab der Austreibungsperiode spricht man vom **verspäteten BS.** Außerdem unterscheidet man noch den **hohen BS** mit Ruptur oberhalb des Muttermundes, eine Vorblase ist tastbar, den **zweizeitigen BS** mit Sprung der Vorblase nach hohem BS und den **falschen BS,** bei dem nur das Chorion reißt, nicht aber das Amnion.

☐ ☐ ☐
☺ 😐 ☹

? Frage: Wie geht es nach der **Eröffnungsphase** weiter?

Antwort: Jetzt beginnt die **Austreibungsperiode,** die Zeit zwischen vollständig eröffnetem Muttermund und der eigentlichen Geburt. Diese dauert normalerweise nur etwa 30 bis maximal 60 min (bei Pluriparae < 30 min). In der passiven Phase der Austreibungsperiode tritt der Kopf bis zum Beckenboden tiefer. Festgestellt wird dies durch die Untersuchung des Höhenstandes mittels vaginaler Tastuntersuchung. Dabei wird als „Leitstelle" der tiefste Punkt des vorangehenden kindlichen Teils in Bezug zum mütterlichen kleinen Becken angegeben. Durch den Druck des Kopfes auf den Beckenboden wird dann der **Pressdrang** ausgelöst, sodass die Frau jetzt aktiv mitpresst. Sie sollte bei 3–4 Presswehen pro 10 min etwa 2- bis 3-mal pro Wehe mitpressen. Wenn der Kopf des Kindes in der Wehe sichtbar wird, nennt man dies das **Einschneiden** des Kopfes. Den Austritt des Kopfes nennt man das **Durchschneiden.** In dieser Zeit sollte die Mutter nicht mitpressen, der **Dammschutz** und ggf. ein **Dammschnitt** erfolgen. Nach der Geburt des Kopfes werden durch **Ausrotieren** des Kopfes zuerst die vordere und dann die hintere Schulter entwickelt, der Rest des Kindes folgt problemlos.

☐ ☐ ☐
☺ 😐 ☹

? Frage: Wozu, wann und wie führen Sie eine **Episiotomie** durch?

Antwort: Ein Dammschnitt soll den Damm entlasten und einer Überdehnung und Zerreißung der Beckenbodenmuskulatur vorbeugen. Der Nutzen eines Dammschnittes ist umstritten, mögliche Indikationen sind ein drohender Dammriss vom Grad III, Deflektions- oder Beckenendlagen oder vaginal-operative Entbindungen. Bei Frühgeburtlichkeit kann eine frühzeitige Episiotomie den Druck auf den Kopf verringern. Auch bei fetaler Hypoxie oder bei Erschöpfung der Mutter kann so eine Beschleunigung der Geburt erreicht werden. Die Episiotomie kann **median, mediolateral** oder **lateral** geschnitten werden. Die **mediane** schafft ausreichend Platz, zertrennt nur Bindegewebe und heilt gut ab, kann aber durch weiteres Aufreißen zu einem Dammriss III. oder IV. Grades führen und gleichzeitig nur schlecht erweitert werden. Die **mediolaterale** schafft mehr Platz und kann seitlich erweitert werden, heilt aber schlechter, ist schmerzhafter und nach der Geburt schwerer zu versorgen. Die **laterale** Episiotomie wird heute nicht mehr angewendet. Bei frühzeitigem Dammschnitt, also bevor der Damm maximal gedehnt ist, sollte eine lokale Infiltration des Damms oder eine Pudendusblockade gesetzt werden. Wenn der Damm bereits maximal gedehnt ist, muss keine Anästhesie mehr gegeben werden. Die Naht der Episiotomie erfolgt direkt nach Geburt der Plazenta.

Frage: Wie werden **Dammrisse** eingeteilt? **?**

☐ ☐ ☐
☺ 😐 ☹

Antwort: Ein Dammriss vom Grad I beschreibt einen Einriss der Haut ohne Verletzung der Dammmuskulatur. Bei Grad II geht der Riss bis in die Dammmuskulatur, der M. sphincter ani externus bleibt aber unverletzt. Beim Dammriss III. Grades spricht man auch vom kompletten Dammriss. Hier ist auch der M. sphincter ani externus betroffen, teilweise oder vollständig. Wenn die Rektumvorderwand einreißt, spricht man vom Dammriss IV. Grades. Durch das Schneiden einer Episiotomie kann die „Richtung“ des „Risses“ vorgegeben werden. Dabei wird das Gewebe jedoch nicht an der anatomisch schwächsten Stelle zertrennt, sondern mit einem geraden Schnitt. Ein natürlicher Riss heilt in der Folge besser ab, die Nahtversorgung ist dabei jedoch auch schwieriger.

Frage: Was passiert in der **Nachgeburtsperiode?** **?**

☐ ☐ ☐
☺ 😐 ☹

Antwort: Die Nachgeburtsphase beginnt mit dem Abnabeln des Kindes und endet, wenn die Plazenta vollständig ausgestoßen wurde. In den Nachgeburtswehen verkleinert sich der Uterus. Die Plazenta bleibt aber gleich groß, sodass sie durch Scherkräfte von der Uterushaftfläche abgelöst wird. Dabei kommt es zur Ruptur uteriner Gefäße und folglich zu einem **retroplazentaren Hämatom,** welches die Ablösung weiter vorantreibt. Die Kontraktionen des Uterus führen dann zur Ausstoßung. Der Geburtshelfer kann dies mit manuellem Druck auf den Fundus (Credé-Handgriff) und vorsichtigem (!) Zug an der Nabelschnur unterstützen. Das Hauptrisiko in der Nachgeburtsperiode ist die hohe Blutungsgefahr. Nach Ausstoßung der Plazenta muss diese auf Vollständigkeit und Beschaffenheit untersucht werden.

☐ ☐ ☐
☺ 😐 ☹

? Frage: Welche Formen der **Plazentalösungsstörungen** kennen Sie?

Antwort: Eine Lösungsstörung der Plazenta beschreibt alle Probleme, die im Rahmen der Ablösung von der Uteruswand auftreten können. Dabei sollte die Ablösung innerhalb von 30 min nach der Geburt erfolgen und dabei nicht mehr als 300 ml Blut verloren gehen. Bei der **Placenta adhaerens** ist eine Wehenschwäche für die ausbleibende Nachgeburt verantwortlich.

✚ Dauert die Ausstoßung der Plazenta länger als 30 min, ohne dass eine stärkere Blutung vorliegt und der klinische Zustand der Mutter auf eine Komplikation hinweist, sollte die Füllung der Harnblase geprüft werden. Eine volle Blase kann die Ausstoßung verhindern.

Eine **Placenta accreta** beschreibt eine Verwachsung der Plazenta mit dem oberflächlichen Myometrium aufgrund einer fehlenden Dezidua. Therapeutisch werden nach Katheterisierung der Blase Kontraktionsmittel (Oxytocin) verabreicht. Anschließend kann man die Plazenta durch den Credé-Handgriff und vorsichtiges (!) Ziehen an der Nabelschnur lösen und entwickeln. Wenn dies nicht gelingt, wird eine Lösung der Plazenta in Vollnarkose mit anschließender Kürettage notwendig, wobei besonders vorsichtig vorgegangen werden muss, um eine Perforation zu vermeiden. Außerdem kann durch Kontraktionsmittel einer Uterusatonie vorgebeugt werden.

Dringen die Chorionzotten bis in das Myometrium ein, spricht man von einer **Placenta increta,** reichen sie bis auf die Serosa von einer **Placenta percreta.** Bei der **Placenta incarcerata** kann sich die Plazenta zwar lösen, aber nicht ausgestoßen werden, da sich der Muttermund zu schnell verschließt.

☐ ☐ ☐
☺ 😐 ☹

? Frage: Wann spricht man von einer **Uterusatonie?**

Antwort: Die Uterusatonie ist ein schwerwiegender und lebensbedrohlicher Notfall. Man spricht davon, wenn nach dem vollständigen oder unvollständigen Ausstoßen der Plazenta der Uterus nicht kontrahiert, sondern groß und schlaff bleibt, druckdolent wird und der Blutverlust 500 ml übersteigt. Die postpartale Blutung kann dabei sehr schnell lebensbedrohlich werden. Risikofaktoren für eine Atonie sind Blutungen bei früheren Geburten, eine protrahierte Geburt, eine unvollständige Ausstoßung der Plazenta, ein überdehnter (z.B. Zwillinge) oder ein zu schnell entleerter Uterus, Myome, Infektionen, eine vaginal-operative Entbindung oder eine hohe Parität. Die Differentialdiagnosen eines stark blutenden Scheiden- oder Zervixrisses lassen sich durch Inspektion und Spiegeleinstellung ausschließen. Wichtig sind sofort großlumige i.v.-Zugänge und Volumensubstitution. Therapeutisch muss die Blase entleert (Katheter) und der Uterus exprimiert werden. Gleichzeitig kommen kontraktionsfördernde Mittel wie Methylergometrin oder Oxytocin zum Einsatz. Falls dies keinen Erfolg zeigt, werden Prostaglandine gegeben. Als letzte Möglichkeit muss auch eine chirurgische Intervention bis zur Hysterektomie durchgeführt werden.

Merke: Ein normaler, gut kontrahierter Uterus sollte nach der Geburt hart und der Fundus in Höhe oder knapp oberhalb des Nabels palpabel sein. !

Frage: Welche Formen von **Wehen** werden unterschieden? ?

Antwort: Erste Wehen mit niedriger Intensität treten bereits in der Schwangerschaft als **Alvarez-Wellen** (ab etwa der 20. SSW, mit kleiner Amplitude) oder als **Braxton-Hicks-Kontraktionen** (bei steigendem Gestationsalter mit einer Amplitude von 10–15 mmHg) auf. In den letzten 4 Wochen der Schwangerschaft tritt das Kind durch unregelmäßige und unkoordinierte **Senkwehen** tiefer. In den Tagen bis wenigen Wochen vor der Geburt kommt es zu unregelmäßig auftretenden **Vorwehen.** Die **Eröffnungswehen** führen zur Öffnung der Portio. Sie steigen an, haben dann ein Plateau und lassen anschließend wieder nach. Eine Wehe dauert 25–60 s und tritt anfangs in einem Intervall von 5–10 min auf, das sich auf etwa 2 min verkürzt. Nach voller Eröffnung des Muttermundes kommt es zu regelmäßigen **Austreibungswehen.** In den **Presswehen** kommt zusätzlich die Bauchpresse zum Einsatz. Die **Nachgeburtswehen** sorgen für die Ablösung und Ausstoßung der Plazenta. Im Wochenbett treten **Nachwehen** auf, die zur Uterusrückbildung nötig sind. Diese werden nach jeder weiteren Geburt tendenziell schmerzhafter.

Frage: Welche Methoden kennen Sie denn zur **Schmerzbehandlung** im Rahmen der Geburt? ?

Antwort: Wehen werden über sympathische Fasern geleitet, die auf Höhe Th11/12 eintreten. Der Zervixschmerz wird zusätzlich über parasympathische Fasern fortgeleitet, die nach S3/4 ziehen. Der Schmerz von Vagina und Beckenboden läuft über den N. pudendus nach S3/4. Neben der somatischen Grundlage wird Schmerz jedoch auch durch Angst und Anspannung verstärkt wahrgenommen. Schmerzbehandlung beginnt also schon mit der psychologischen Geburtsvorbereitung. Man orientiert sich dabei an der „Schmerzleiter". **Entspannungs-** und **Atemtechniken** oder ein Entspannungsbad können den Schmerz deutlich beeinflussen. Auch die Akupunktur wird in vielen Kliniken zur

✚ Antidot bei Komplikationen infolge von Opiaten: Naloxon

Schmerzlinderung eingesetzt. Medikamentös können in der Eröffnungsphase der Geburt **Spasmolytika** oder auch **Opiate** (z.B. Dolantin®) erfolgreich eingesetzt werden. Bei Letzteren kann es jedoch zu einer unerwünschten Sedierung der Mutter oder zur Atemdepression des Neugeborenen kommen. Bei verzögertem Geburtsverlauf, starken Schmerzen, vor operativen Eingriffen oder bei Risikogeburten kann der Geburtsschmerz durch eine **Periduralanästhesie** weitgehend ausgeschaltet werden. Durch **Blockade** des **N. pudendus** mittels lokaler Anästhesie wird der perineale Dehnungsschmerz vermindert und die Muskulatur entspannt. Pressdrang und Wehenschmerz bleiben dabei erhalten.

☐ ☐ ☐
☺ 😐 ☹

? **Frage:** Bitte beschreiben Sie Indikationen, Voraussetzungen und Möglichkeiten für eine **vaginal-operative Entbindung.**

Antwort: Vaginal-operative Entbindungen werden notwendig, wenn die Geburt nach völlig eröffnetem Muttermund ohne Unterstützung nicht voranschreitet oder sich eine Gefährdung für Mutter oder Kind abzeichnet. Dafür muss eine Schädellage vorliegen und der Höhenstand des Kopfes muss an seinem größten Durchmesser mindestens auf Interspinalebene, besser noch auf Höhe des Beckenbodens stehen. Man unterscheidet **Vakuumextraktion** und **Zangenextraktion** (Forceps). Zu den **Indikationen** zählen Anzeichen für eine fetale Hypoxie, Geburtsstillstand in der Austreibungsphase oder Erkrankungen der Mutter, die kein Mitpressen erlauben. **Kontraindikationen** für eine vaginal-operative Entbindung sind die Beckenendlage, die Gesichtslage, nicht vollständig eröffneter Muttermund und ein zu hoch stehendes Kind. Eine Vakuumextraktion ist bei Frühgeburtlichkeit kontraindiziert, hier kann aber eine Zangengeburt durchgeführt werden. Als **Voraussetzungen** gelten ein voll eröffneter Muttermund und eine gesprungene Fruchtblase, Schädellage, Ausschluss eines Missverhältnisses von Kopf und Becken, eine leere Blase der Mutter sowie eine ausreichende Anästhesie. Der größte Durchmesser des Kopfes muss mindestens auf Interspinalebene oder besser noch tiefer stehen.

! **Merke:** Bei der Anwendung der Geburtszange darf nur gezogen, nie aber die Blätter zusammengedrückt, gedreht oder gehebelt werden.

☐ ☐ ☐
☺ 😐 ☹

? **Frage:** Welche **Gefahren** bestehen bei diesen Methoden für Mutter oder Kind?

Antwort: Durch eine Vakuumextraktion entstehen bei richtiger Anwendung keine Gefahren für die Mutter. Beim Kind können **Cephal-**

hämatome oder **intrakranielle Druckschwankungen** bis zu **intrakraniellen Blutungen** auftreten. Bei der Forcepsentbindung kann die Mutter **Weichteilverletzungen** erleiden. Beim Kind kann es selten zu Weichteilverletzungen, **Schädelfrakturen, intrakraniellen Blutungen** oder **Plexusläsionen** kommen.

✚ Keine hohe Zangengeburt mit Leitstelle oberhalb der Interspinalebene wegen deutlich erhöhter Verletzungsgefahr.

16.4 Komplikationen bei der Geburt

Frage: Welche Probleme können in Zusammenhang mit der **Nabelschnur** auftreten? ?

☐ ☐ ☐
☺ 😐 ☹

Antwort: Zu den Komplikationen der Nabelschnur zählen Nabelschnurumschlingung, Nabelschnurknoten, Vorliegen oder Vorfall der Nabelschnur und die Insertio velamentosa.

Frage: Was ist denn der Unterschied zwischen einem **Nabelschnurvorfall** und einem **Vorliegen der Nabelschnur?** ?

☐ ☐ ☐
☺ 😐 ☹

Antwort: Beim **Vorliegen** steht die Fruchtblase noch und die Nabelschnur liegt zwischen Fruchtblase und kindlichem Kopf. Beim Vorfall liegt sie direkt vor dem vorangehenden Teil des Kindes und wird entsprechend leicht abgeklemmt. Klinisch kommt es zu variablen Dezelerationen und Bradykardien im CTG. Beim **Vorliegen** kann eine Hochlagerung des mütterlichen Beckens ausreichen, damit sich die Nabelschnur zurückverlagert, da der Kopf noch nicht fest im Beckeneingang sitzt. Auch bei einem Vorfall ist die Beckenhochlagerung wichtig, aber vor allem muss der führende Teil des Kindes von vaginal aus solange hochgeschoben werden, bis eine Notsectio durchgeführt werden kann.

Frage: Was bedeutet eine **Insertio velamentosa?** ?

☐ ☐ ☐
☺ 😐 ☹

Antwort: Bei der Insertio velamentosa inseriert die Nabelschnur nicht an der Plazenta, sondern an den Eihäuten, sodass es durch Kompression frei laufender Gefäße zu **Hypoxien** kommen kann. Aufgrund von daraus resultierenden Hypoxien in der frühen Schwangerschaft finden sich in bis zu **25% nicht-chromosomale Fehlbildungen.** Häufig finden sich auch **Mangelentwicklungen.** Besonders verdächtig sind Blutungen, die zeitgleich mit dem Blasensprung auftreten. Durch die Ruptur eines Gefäßes im Rahmen des Blasensprunges kann der Fetus Blut verlieren und dabei rasch verbluten. Zur Diagnose wird HbF in der Blutung nachgewiesen. Natürlich muss im Verdachtsfall sofort der Status des

Kindes anhand von Sono und CTG überprüft werden. Im CTG finden sich ausgeprägte variable Dips. Bei einer fetalen Blutung muss sofort die Entbindung eingeleitet und der Neonatologe informiert werden. Zuvor wird eine intrauterine Reanimation durch Bolusinjektion von Fenoterol durchgeführt. Um den Zeitverlust so gering wie möglich zu halten, wird eine Notsectio oder bei entsprechendem Zervixbefund auch eine vaginaloperative Entbindung durchgeführt. Das Kind benötigt aufgrund des Blutverlustes eine sofortige Schockbehandlung und die Prognose ist ungünstig.

Fallbeispiel: Eine schwangere Patientin kommt zu Ihnen und berichtet von frisch aufgetretenen schmerzlosen Blutungen. Das Abdomen ist weich und das führende Teil steht relativ hoch. Das CTG ist unauffällig. Bei der vorsichtigen Spekulumuntersuchung finden Sie frischen Blutabgang aus dem Zervikalkanal. Die Patientin hat keine Wehen. Anamnestisch finden Sie keine erkennbare Ursache für die Blutung. Woran denken Sie?

Antwort: Bei Blutungen gegen Ende der Schwangerschaft muss man an eine **vorzeitige Plazentalösung** (Abruptio placentae) oder eine **Placenta praevia** denken. Bei einer leichten Blutung kann auch an eine Zeichnungsblutung gedacht werden. Die beschriebenen Symptome passen sämtlich zu einer Placenta praevia. Eine vorzeitige Plazentalösung ginge meist mit einem Trauma und mit heftigen Unterbauchschmerzen einher. Der Uterus wäre gespannt und druckschmerzhaft, das CTG wahrscheinlich auffällig.

Merke: Bei Verdacht auf Placenta praevia darf keine vaginale Tastuntersuchung durchgeführt werden!

Frage: Wie gehen Sie denn nun bei dieser Patientin vor?

Antwort: Ich würde die Diagnose mittels Sonographie sichern. Auf alle Fälle muss die Patientin gleich einen venösen Zugang bekommen. Die Stärke der Blutung entscheidet mit darüber, wie rasch ein invasives Vorgehen notwendig wird. Bei einer Placenta praevia totalis muss die Geburt per Sectio erfolgen, da die Zervix vollständig durch die Plazenta bedeckt wird. Zeigt sich bei Eröffnung des Muttermundes, dass die Plazenta die Zervix nur teilweise verdeckt, spricht man von Placenta praevia partialis. Reicht sie nur an den inneren Muttermund heran, handelt es sich um eine Placenta praevia marginalis. In diesem Fall kann eine vaginale Geburt in OP-Bereitschaft vertreten werden, wenn die Blutung nur leicht ist und es dem Kind gut geht.

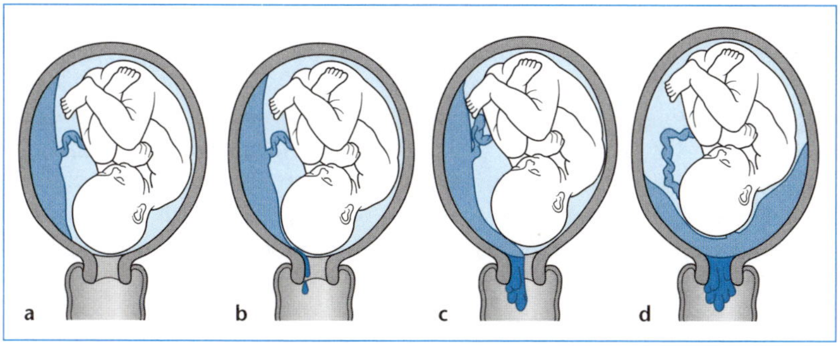

Abb. 16.3: Verschiedene Formen der Placenta praevia (mod. nach [1])
a) tiefsitzende Placenta, b) Placenta praevia marginalis,
c) Placenta praevia partialis, d) Placenta praevia totalis

Frage: Nehmen wir an, die Symptomatik hätte einer **vorzeitigen Plazentalösung** entsprochen und die Patientin hätte nur eine geringe Blutung aus der Vagina festgestellt. Wie würden Sie die Situation dann einschätzen und handeln?

?

Antwort: Wenn die Plazenta regelrecht sitzt, kann die vaginale Blutung keine klare Aussage über das tatsächliche Ausmaß der Blutung geben. Die Beurteilung muss anhand von Notfalllabor und Sonographie erfolgen. Dabei zeigt sich das retroplazentare Hämatom oder die teilweise Ablösung der Plazenta, wobei ihr Sitz hier im Vergleich zur Placenta praevia regelrecht ist. Eine ausgeprägte **vorzeitige Lösung** ist ein für Mutter und Kind **höchst bedrohlicher Zustand.** Klinisch zeigen sich ein plötzlicher, starker Schmerz, später ein druckschmerzhafter, „brettharter Uterus" und Schockzeichen. Im Vordergrund steht zuerst die Intensivbetreuung und Schockbekämpfung. Bei einer ausgeprägteren Lösung muss sofort per Notsectio entbunden werden. Auch nach der Entbindung muss auf Nachblutungen und Gerinnungsstörungen der Mutter geachtet werden.

Merke: Bei 20% aller Plazentalösungen gibt es keine vaginale Blutung, da das Hämatom retroplazentar liegt. Deswegen sollten trotz fehlender vaginaler Blutung bei klinischem Verdacht alle Maßnahmen ergriffen werden, da dies ein bedrohlicher Zustand für Mutter und Kind ist.

!

Frage: Wann und wie kann eine **Geburt** eingeleitet werden?

?

Antwort: Vor Beginn der Wehentätigkeit muss die **Einleitung einer Geburt** immer dann erwogen werden, wenn eine ernsthafte Gefährdung von Mutter oder Kind auftritt. Dabei ist die Einleitung umso problematischer, je früher sich die Frau in der Schwangerschaft befindet, da die Geburtsbereitschaft dann noch nicht gegeben ist. Zur Einleitung kann die Zervixreifung durch intrazervikale Applikation von **Prostaglandin-E_2-Gel** oder durch vaginales Einlegen einer **Prostaglandin-E_2-Tablette** vorangetrieben werden. Wenn der Zervix-Befund reif ist, kann auch eine **Oxytocin-Infusion** gegeben werden. Dies ist, wie oben erläutert, abhängig vom Bishop-Score. Bei langer Eröffnung mit schwachen Wehen besteht die Möglichkeit, die **Fruchtblase** instrumentell zu **sprengen.** Voraussetzung ist eine geburtsreife Zervix.

☐ ☐ ☐
☺ 😐 ☹

? Frage: Wie häufig sind die verschiedenen **Lagetypen?**

Antwort: Auf 100 Geburten kommen im Schnitt 1 Querlage, 5 Beckenendlagen (BEL) und 2 regelwidrigen Kopflagen. 92 Geburten erfolgen in der normalen vorderen Hinterhauptslage. Innerhalb der BEL kommt es zu reinen Steißlagen, Fußlagen, Steiß-Fuß-Lagen und Knielagen.

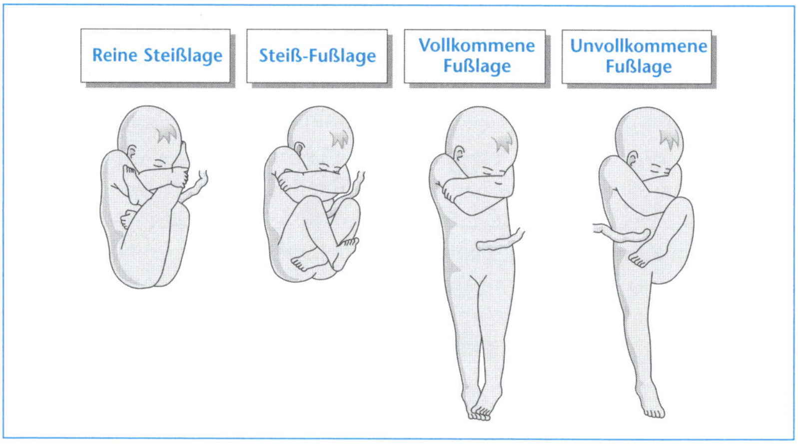

Abb. 16.4: Beckenendlagen [7]

☐ ☐ ☐
☺ 😐 ☹

? Frage: Wodurch kann denn eine **BEL** verursacht sein?

Antwort: Die BEL kann bei den verschiedensten **Ursachen** wie Frühgeburtlichkeit, Polyhydramnion, mütterliche Beckenanomalien, Mehrlingsschwangerschaften, Placenta praevia oder Uterusanomalien (Myome, Uterus subseptus, etc.) auftreten. Oft ist es schwierig, die Gründe im Einzelfall festzustellen.

☐ ☐ ☐
☺ 😐 ☹

? Frage: Was versteht man denn unter einer **äußeren Wendung?**

Antwort: Bei der äußeren Wendung wird versucht, ein Kind, das in BEL ist, von außen in eine Kopflage zu drehen. Dazu wird das Kind in Sectio-Bereitschaft und unter CTG- und Sonokontrolle sanft im Sinne einer Rolle vorwärts oder rückwärts geschoben. Die Erfolgsrate liegt bei etwa 50%, es kann zu einem Herztonabfall, Plazentalösungen, Nabelschnurkompressionen, Nabelschnurumschlingungen, Wehenauslösung oder vorzeitigem Blasensprung kommen. Da die Wendung jedoch erst ab der 37. SSW durchgeführt werden sollte, können schwere Komplikationen wie eine kindliche Bradykardie durch eine rasche Sectio gut behandelt werden, ohne dass das Kind geschädigt wird.

Frage: Unter welchen Umständen kommt eine **vaginale Entbindung** bei **BEL** in Frage? **?**

☐ ☺ ☐ 😐 ☐ ☹

Antwort: Man kann nur reine Steißlagen und vollkommene oder unvollkommene Steiß-Fuß-Lagen spontan entbinden. Das geschätzte Geburtsgewicht sollte nicht über 3500 g liegen, es darf sich nicht um eine Frühgeburt handeln, schwere Fehlbildungen des Kindes müssen ebenso ausgeschlossen sein wie Hyperextension des Kopfes und ein Missverhältnis zwischen Kind und Becken. Auch bei Nabelschnurvorfall und Placenta praevia scheidet eine vaginale Geburt aus. Bei einer zu erwartenden langsamen Geburt oder einer Erstpara sollte die Indikation zur Sectio großzügig gestellt werden. Die Entbindung aus BEL sollte von erfahrenen Hebammen und Ärzten und in Sectio-Bereitschaft durchgeführt werden. Eine PDA wird den Müttern in der Eröffnungsperiode empfohlen.

Frage: Wo liegt bei der **vaginalen Geburt** in BEL der gefährlichste Punkt für das Kind, und welche Maßnahmen können entsprechend eingesetzt werden? **?**

☐ ☺ ☐ 😐 ☐ ☹

Antwort: Bei einer normalen Geburt wird der Muttermund zuerst durch den größeren und harten Kopf aufgeweitet. Nach dessen Geburt folgt der Rest des Körpers leicht nach. Bei der BEL dehnt der kleinere und weichere Steiß, sodass bei der Geburt des Kopfes ein deutlicher Widerstand auftritt. Da nach der Geburt des Körpers auch der kindliche Nabel bereits geboren ist, die Plazenta aber noch intrauterin sitzt, kann es bei der Geburt des Kopfes zu einer Kompression der Nabelschnur und entsprechend zu einer fetalen Hypoxie kommen.

Frage: Bitte beschreiben Sie mir die **Manualhilfe nach Bracht.** **?**

☐ ☺ ☐ 😐 ☐ ☹

Antwort: Es handelt sich um einen Handgriff zur Unterstützung bei einer Beckenendlagengeburt. Mit der Manualhilfe nach Bracht beginnt man erst, wenn der untere Winkel des vorderen Schulterblattes sichtbar wird, da bei zu früher Intervention die Arme hochschlagen können. Dadurch würde der Durchmesser deutlich vergrößert. Das Kind wird mit beiden Händen so am Steiß gefasst, dass die Finger auf dem Rücken des Kindes liegen und die Daumen an der Rückseite der kindlichen Oberschenkel fassen. Ein Assistent übt nun mit beiden Händen oder Unterarmen breitflächig deutlichen Druck von oben auf den Fundus uteri aus und unterstützt so die Geburt. Diese Unterstützung der Geburt durch Druck auf den Fundus wird **Kristeller-Handgriff** genannt. Synchron mit der Wehe wird das Kind über die Symphyse der Mutter entwickelt. Dabei sollte für ausreichende Schmerzstillung der Mutter gesorgt sein.

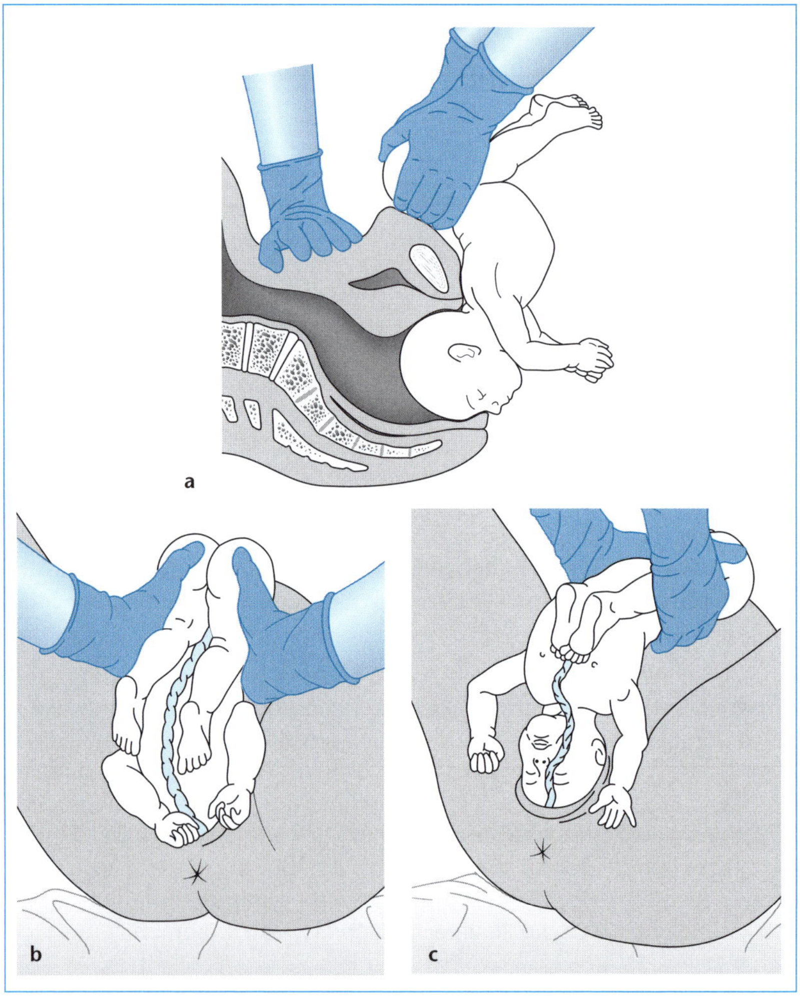

Abb. 16.5: Manualhilfe nach Bracht (a aus [10] und b, c aus [9])

Frage: Wenn sich nun der Kopf bei BEL nicht richtig entwickelt – welches Manöver könnten Sie dann anwenden?

Antwort: Bei der Kopflösung nach **Veit-Smellie** „reitet" der kindliche Körper auf dem Unterarm des Geburtshelfers. Dieses Manöver ist also nur bei einer dorsoanterioren Einstellung anwendbar. Der Arm wird nun vorgeschoben, bis der Mund des Kindes tastbar wird. Mit dem Zeigefinger geht man in den Mund ein, während Daumen und Mittelfinger den Kiefer unterstützen. Die andere Hand liegt auf dem Rücken des Kindes, wobei Zeige- und Mittelfinger über die Schulter greifen, um als Hypomochlion zu dienen. Das Kind wird vorsichtig nach unten geführt, bis die Nacken-Haar-Grenze unter der Symphyse erscheint. Nun wird das Kind angehoben und der Zeigefinger im Mund gebeugt, um die Entwicklung auf dem Bauch der Mutter zu unterstützen.

✚ Hypomochlion (Mochlion, griech. „kleiner Hebel") allg.: Dreh- oder Unterstützungspunkt eines Hebels, bei der Geburt: Stelle des kindlichen Körpers, die sich bei der Geburt gegen den Schambogen anstemmt

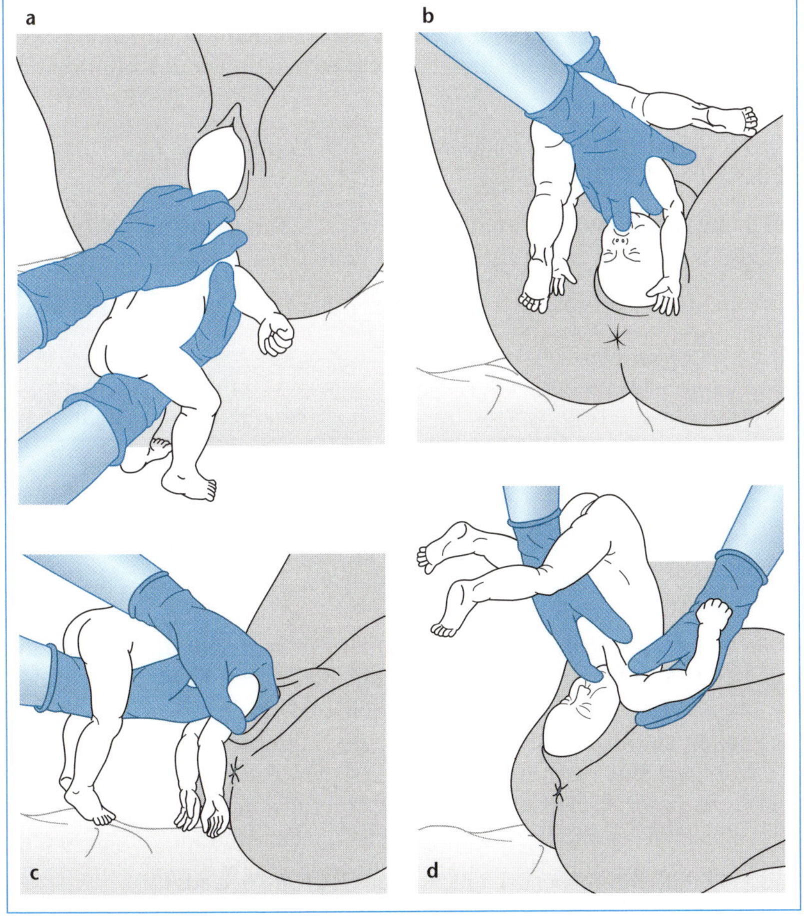

Abb. 16.6: Kopflösung nach Veit-Smellie [9]

☐ ☐ ☐
☺ 😐 ☹

? Frage: Bitte zählen Sie die **Haltungsanomalien** auf und gehen Sie kurz auf die Konsequenzen für die Geburt ein.

Antwort: Von Haltungsanomalie oder regelwidriger Schädellage spricht man, wenn der kindliche Kopf nicht flektiert ist. Bei diesen **Deflexionslagen** zeigt der Rücken in der Regel nach dorsal. Die Ursache ist oft in der Beschaffenheit der Geburtswege und des kindlichen Körpers zu finden.

Bei einer etwas zu geringen Flexion spricht man von einer **Vorderhauptslage** mit einem Durchtrittsplanum von 34 cm (anstatt 32 cm bei HHL). In der Führungslinie tastet man die große Fontanelle; die Geburt verläuft verzögert, kann aber vaginal erfolgen. Oft wird eine Episiotomie notwendig.

Bei der **Stirnlage** ist das Durchtrittsplanum mit > 35 cm von allen Schädellagen am größten. Leitstelle ist die Stirn mit großer Fontanelle und Augenbrauen. Außer bei sehr kleinem Kopf ist eine Indikation zur Sectio gegeben. Eine Zangengeburt ist nicht indiziert, da mit Komplikationen zu rechnen ist.

Die **Gesichtslage** ist die ausgeprägteste Deflexionslage. Die Leitstelle ist das Kinn, der Umfang liegt bei etwa 34 cm.

Bei einer **mentoanterioren Lage** ist der Geburtsvorgang protrahiert und die Indikation zur Sectio sollte großzügig gestellt werden.

Eine **mentoposteriore Lage** ist gänzlich **geburtsunmöglich** und **muss** per Sectio entbunden werden.

! Merke: Die mentoposteriore Gesichtslage ist geburtsunmöglich!

☐ ☐ ☐
☺ 😐 ☹

? Frage: Jetzt gehen Sie bitte auch noch auf die **Einstellungsanomalien** ein.

Antwort: Zu den Einstellungsanomalien zählen der **hohe Geradstand** und der **tiefe Querstand.** Bei Ersterem bleibt der Kopf mit gerader Pfeilnaht auf dem Beckeneingang stehen, obwohl ausreichende Wehen vorhanden sind. Dadurch kommt es zum Stillstand der Geburt. Wenn der Kopf auf der Symphyse aufsteht, ist der Zangemeister-Handgriff positiv. In vielen Fällen kann ein hoher Geradstand durch Schaukellagerung der Gebärenden behoben werden, ansonsten muss eine Sectio durchgeführt werden. Beim tiefen Querstand steht die Pfeilnaht auf dem Beckenboden quer, weil die innere Kopfrotation ausblieb. Häufig tritt dies bei kleinem Kopf auf, da dieser weniger straff vom Becken der Mutter geführt wird. Eine Lagerung auf die Seite der kleinen Fontanelle kann helfen. Ansonsten muss die Geburt mit Vakuum beendet werden.

Frage: Sie erwähnten vorhin die mentoposteriore Gesichtslage als geburtsunmöglich. Fällt Ihnen eine weitere **geburtsunmögliche Situation** ein?

☐ ☐ ☐
☺ 😐 ☹

Antwort: Bei Beckenanomalien der Mutter kann es dazu kommen, dass die quer stehende Pfeilnaht von der Führungslinie nach vorn oder hinten abkippt. Wenn sich die Pfeilnaht zum Promontorium hin neigt, geht das vordere Scheitelbein in Führung und man spricht von **vorderer Scheitelbeineinstellung** oder auch vorderem **Asynklitismus.** Neigt der Kopf in Richtung Symphyse und vorderer Schulter, dann geht das hintere Scheitelbein in Führung und es kommt zu einem **hinteren Asynklitismus.** Diese **hintere Scheitelbeineinstellung** ist **geburtsunmöglich,** da sich der Kopf im Becken einkeilt. Auch eine Querlage kann nicht normal geboren werden; sie muss primär durch Sectio entbunden werden.

Fallbeispiel: Eine Patientin befindet sich gerade in der Austreibungsphase, als Sie in den Kreißsaal kommen. Bisher ging laut Hebamme alles komplikationslos voran. Als Risikofaktoren wissen Sie, dass die Frau Diabetikerin und adipös ist. Nachdem der Kopf des Kindes geboren wurde, tritt plötzlich und völlig unerwartet ein Geburtsstillstand ein. Der kindliche Kopf ist von der Vagina noch wie von einer Halskrause umgeben. Wie lautet ihre Diagnose und was ist zu tun?

☐ ☐ ☐
☺ 😐 ☹

Antwort: Es handelt sich hier um einen sehr ernsthaften, glücklicherweise seltenen Zwischenfall einer **Schulterdystokie,** genauer eines **hohen Schultergeradstandes.** Dieser tritt vor allem bei großen Kindern z.B. von Müttern mit Diabetes mellitus auf. Die Häufigkeit liegt bei Kindern mit Geburtsgewicht von 4000–4500 g bei ca. 3% und bei Kindern > 5000 g bei 30%. Beim hohen Geradstand stellen sich die Schultern am querovalen Beckeneingang längs ein. Die vordere Schulter bleibt dann an der Symphyse hängen. Es wird eine sofortige Tokolyse notwendig, da weitere Wehen das Kind noch mehr einkeilen würden. Der Kristeller-Handgriff ist in dieser Situation entsprechend absolut kontraindiziert. Auch eine ausreichende Episiotomie ist nötig, die sich aber praktisch schwierig gestalten kann, wenn der kindliche Kopf an der Vulva klemmt. Durch das Absenken der Beine der Gebärenden kann man die Conjugata vera etwas erweitern und versuchten, durch Rotation des Kopfes die Schultern des Kindes in den queren Durchmesser zu bringen. Gelingt dies, werden die Beine wieder angestellt, um Platz für die Schulterentwicklung zu gewinnen. Manchmal helfen auch Muskelrelaxantien oder eine Vollnarkose.

☐ ☐ ☐
☺ 😐 ☹

Frage: Können Sie mir etwas über die **Fruchtwasserembolie** erzählen?

Antwort: Die Fruchtwasserembolie ist eine der **gefährlichsten Komplikationen** der Geburt. Sie tritt bei einer von 50000 Entbindungen auf. Infolge von **genitalen Verletzungen** kann es zu einer Einschwemmung von Fruchtwasser in den mütterlichen Kreislauf kommen. Durch Einschwemmen von festen Bestandteilen in die Lungenstrombahn entwickeln sich eine pulmonale Hypertonie mit Cor pulmonale bis hin zum oft tödlichen kardiogenen Schock. Zusätzlich entwickelt sich durch das Thromboplastin des Fruchtwassers eine disseminierte intravasale Gerinnung und Verbrauchskoagulopathie. In der Folge kann es zum Multiorganversagen kommen. Klinisch zeigen sich Schüttelfrost, Erbrechen, Unruhe, Dyspnoe mit Zyanose und Verwirrtheit bis zum Koma. Durch die Gerinnungsstörung kommt es zu atonischen Nachblutungen. Im schlimmsten Fall entwickelt sich ein Atem- und Kreislaufstillstand. Neben der Klinik kann die Diagnose durch den Nachweis von D-Dimeren, Fibrinogenmangel und pTT-Verlängerung erhärtet werden. Therapeutisch steht zuerst die Stabilisierung der mütterlichen Vitalfunktionen im Vordergrund. Bei Cor pulmonale darf nur vorsichtig Volumen substituiert werden. Für die Koagulopathie kommen Transfusionen, Fresh frozen plasma und Fibrinogen zum Einsatz. Oft ist zur ausreichenden Versorgung mit Sauerstoff eine Intubation zur Beatmung unumgänglich. Die Entbindung sollte erst erfolgen, wenn der Zustand der Mutter stabilisiert ist. Dabei ist eine vaginale Entbindung anzustreben, da bei operativem Vorgehen mit einer erhöhten Komplikationsrate zu rechnen ist.

17 Das Neugeborene

17.1 Beurteilung und Versorgung in den ersten Minuten

Frage: Sie haben gerade eine Frau von ihrem Kind entbunden. Was machen Sie in der 1. Minute **post partum** (p.p.) mit dem Kind? ?

☐ ☐ ☐
☺ 😐 ☹

Antwort: Nach der Geburt sollte eine Soforteinschätzung des Neugeborenen erfolgen. Dazu dienen die Parameter Atmung, Herzschlag und Hautfarbe. Dies ist wichtig, da durch das Warten auf den 1-Minuten-Apgar-Wert unter Umständen wertvolle Zeit für eine eventuell nötige Reanimation verloren gehen könnte. Ist das Kind unauffällig, dann sind vorerst bis auf Wärmezufuhr und Abtrocknen keine weiteren Maßnahmen nötig. Das Kind sollte mit vorgewärmten Tüchern abgetrocknet, bedeckt und der Mutter auf den Bauch gelegt werden. Wenn das Neugeborene direkt nach der Geburt auf den Bauch der Mutter gelegt wird, sucht und findet es von selbst ca. 40 min p.p. die Brustwarze und fängt an zu saugen.

Ein Absaugen ist bei einem Neugeborenen mit klarem Fruchtwasser und einer unauffälligen Anpassung nicht nötig, da die Lungenflüssigkeit schnell resorbiert wird. Durch das Absaugen können Schleimhautläsionen oder Reflexbradykardien ausgelöst werden. Besteht aber eine schwere Anpassungsstörung oder Asphyxie, dann sind sofortige Reanimationsmaßnahmen notwendig.

✚ **Asphyxie:** wörtlich übersetzt Pulslosigkeit, beschreibt die Folge von Sauerstoffmangel oder Hyperkapnie mit daraus folgender Azidose und klinischer Depression des Neugeborenen.

Merke: Durch Hypothermie steigt der Energiebedarf des Neugeborenen, was zu Hypoglykämie und Hypoxie führen kann. !

Frage: Wie **groß** und **schwer** sollte denn ein Kind bei der Geburt sein? ?

☐ ☐ ☐
☺ 😐 ☹

Antwort: Ein reifes Neugeborenes wiegt 2500–4000 g und misst ca. 50 cm. Der Kopfumfang beträgt etwa 34 cm (gemessen Stirn – Hinterhaupt).

Frage: Können Sie uns das **APGAR-Schema** noch genauer erläutern? ?

☐ ☐ ☐
☺ 😐 ☹

Antwort: Anhand von 5 Kriterien wird im Abstand von 1, 5 und 10 min nach der Geburt der Zustand des Kindes überprüft und nach einem Punktesystem bewertet:

Punkte	0	1	2
Aussehen	blass-blau	Stamm rosig, Extremitäten blau	rosig
Puls	fehlt	< 100/min	> 100/min
Grimassieren (z. B. beim Absaugen)	fehlt	reduziert	Husten, Niesen, Schreien
Aktivität (Muskeltonus, Bewegungen)	schlaff, keine Bewegungen	reduziert	gut, aktive Bewegung
Respiration	fehlt	langsam/unregelmäßig	regelmäßig, kräftiges Schreien
Bewertung: 10–8 Punkte: normal 7–5 Punkte: leichte Depression 3–4 Punkte: mittelgradige Depression 2–0 Punkte: schwere Depression			

Tab. 17.1: APGAR-Schema

! **Merke:** Das APGAR-Schema ist bei Frühgeborenen nur eingeschränkt anwendbar!

! **Merke:** Ein gesundes Neugeborenes weist APGAR-Werte von ≥ 8 in der 1. Minute und ≥ 9 im 5- und 10-Minuten-Wert auf.

? **Frage:** Welche **Laboruntersuchung** können Sie zusätzlich heranziehen, um den Zustand des Neugeborenen einzuschätzen?

Antwort: Ergänzend zum APGAR-Score wird der **pH-Wert** im arteriellen **Nabelschnurblut** bestimmt. Anhand des Säure-Base-Haushalts kann die Sauerstoffversorgung des Kindes vor und während der Geburt beurteilt werden.

pH-Wert im Nabelarterienblut	Beurteilung
> 7,3	normal
7,20–7,29	leichte Azidose
7,10–7,19	mittelgradige Azidose
7,0–7,09	fortgeschrittene Azidose
< 7,0	schwere Azidose

Tab. 17.2: Beurteilung des Nabelarterien-pH

Frage: Dann kommen wir auf die so genannte **U1** zu sprechen. Was ist die U1 und wann führen Sie sie durch? **?**

☐ ☺ ☐ 😐 ☐ ☹

Antwort: Die **U1** beschreibt die Erstuntersuchung des Neugeborenen. Sie sollte 10–15 min nach der Geburt im Kreißsaal durch den Geburtshelfer oder, falls anwesend, einem Kinderarzt durchgeführt werden. Sie dient der unmittelbaren Feststellung von Fehlbildungen und Geburtsschäden.

tipp Wenn man sich dazu ein standardisiertes Untersuchungsschema zurechtlegt, das man abarbeitet, vergisst man wichtige Untersuchungen nicht so leicht!

Untersuchungsparameter	Worauf muss man achten?
Körpertemperatur	• erhöht? → Infektionszeichen? • erniedrigt? → **Cave:** Auskühlung! Wärmezufuhr!
Haut	• Farbe → rosig/blass/zyanotisch? Lokalisiertes Erythem? • Turgor • Lanugobehaarung und Vernix caesarea vorhanden? • Verletzungen, z.B. Schürfwunden, Hämatome? • Marken nach Zangen-/Vakuumextraktion?
Schädel	• Fontanellen → gespannt? eingezogen? • Geburtsverletzungen, z.B. Kephalhämatom?
Gesicht	• Mund und Gaumenaustasten → Spaltbildung? • Spaltbildung an Nase oder Lippe sichtbar? • Nasenflügeln als Hinweis auf Atemstörung? • Symmetrie des Gesichts → Fazalisparese? • Augen, Ohren beidseits vorhanden?
Hals	• Tortikollis? • Struma?

Untersuchungsparameter	Worauf muss man achten?
Thorax	• Form • Mamillen beidseits angelegt? • Hinweis auf Klavikulafraktur? • Herz auskultieren: Rhythmus, Frequenz, Herztöne • symmetrische Atembewegungen? • Einziehungen? • Einsatz der Atemhilfsmuskulatur? • Lunge auskultieren: seitengleiches Atemgeräusch? Rasselgeräusche? Thorakale Darmgeräusche (als Hinweis auf Zwerchfellhernie)?
Abdomen	• Nabel, -gefäße inspizieren • Leber und Milz palpieren • Resistenzen im Bauchraum tastbar? • Vorwölbungen im Nabel und Leistenbereich → Hernien? • Magen sondieren → Ösophagusatresie? • Analöffnung vorhanden?
Skelettsystem	• Wirbelsäule untersuchen → Spaltbildung (Spina bifida)? Menigozele? • Hüftgelenke in Beugung/Streckung → Faltenasymmetrie bei angeborener Hüftluxation? • Sind alle Extremitäten vorhanden (Finger und Zehen zählen)? Deformitäten wie z. B. Klump-/Sichelfüße? • Werden die Extremitäten symmetrisch bewegt oder liegen Lähmungen vor?
Genitale	• Inspektion: regelrecht angelegt? • Bei Jungen Palpation der Hoden: Descensus testis erfolgt?
Neuro-Status	• Reflexstatus (Pupillen-, Saug-, Schluck-, Moro-, Greifreflexe) • Muskeltonus prüfen
Verhalten	• Schreien? • Spontanbewegungen?

Tab. 17.3: Neugeborenuntersuchung U1

! **Merke:** Das Früherkennungsprogramm für Kinder beinhaltet insgesamt 9 Untersuchungen innerhalb der ersten 5 Lebensjahre. Die zweite Untersuchung (U2) ist die Neugeborenenbasisuntersuchung und wird zwischen dem 3. und 10. Lebenstag vom Kinderarzt durchgeführt.

☐ ☺ ☐ 😐 ☐ ☹

? **Frage:** Können Sie mir etwas zur **Reifebestimmung** eines Neugeborenen sagen?

Antwort: Ab der 30. SSW wird zur Reifebestimmung der **Petrussa-Index** bestimmt. Das Ergebnis (erzielte Punkte plus 30) zeigt, welcher SSW der Neugeborene anhand der Reifezeichen entspricht.

	0 Punkte	1 Punkt	2 Punkte
Haut	hellrot, durchscheinend, ödemig	rosig, fest, gering ödemig	fest, sichtbare Fältelung, Hautabschilferung
Mamillen	kaum Drüsengewebe	tastbares Drüsengewebe, Mamillenvorhof erkennbar	Brustdrüsen über dem Hautniveau, Drüsenkörper und -vorhof palpabel
Ohr	kaum Profil, weich, kaum Knorpel	Knorpel in Tragus und Antitragus	voll entwickeltes Ohr
Fußsohle	glatt, Fältelung im vorderen Drittel	Fältelung im vorderen und mittleren Drittel	Fältelung über die gesamte Fußsohle
Genitale	Testes inguinal, Labia majora < Labia minora	Testes evtl. noch inguinal, Labia majora = Labia minora	Testes im Skrotum, Labia majora > Labia minora

Tab. 17.4: Petrussa-Index

Frage: Bitte erläutern Sie uns noch die Begriffe **Mangelgeborenes, hypertrophes/hypotrophes Neugeborenes** und **Frühgeborenes.** ?

Antwort: Man bezeichnet ein Neugeborenes als **Mangelgeborenes** oder **hypotrophes Kind,** wenn das Geburtsgewicht unter der 10. Perzentile der Standardgewichtskurve liegt (SGA = small for gestational age). Ein **hypertrophes Kind** liegt über der 90. Perzentile (LGA = large for gestational age). Eine **Frühgeburt** ist definitionsgemäß eine Entbindung, die vor Beendigung der 37. SSW stattfindet.

Frage: Durch Gabe entsprechender **Medikation** können Sie bestimmten Erkrankungen des Neugeborenen vorbeugen. Kennen Sie Beispiele? ?

Antwort: Um **Gerinnungsstörungen** und **Hirnblutungen** zu vermeiden, sollte dem Kind **Vitamin K** oral verabreicht werden. Zur Prophylaxe der **Rachitis** bekommen die Kinder für ein Jahr ein **Vitamin-D-Präparat,** ggf. in Kombination mit **Fluor** zum Schutz der Zähne. Die **Credé-Prophylaxe** zur Vorbeugung der kindlichen **Gonoblenorrhö** ist dann indiziert, wenn bei der Mutter Hinweise auf eine Gonorrhö vorhanden sind (sie wird im Gegensatz zu früher heute nicht mehr routinemäßig durchgeführt). Hierzu tropfte man klassischerweise 1-%ige Silbernitratlösung in die Augen des Kindes. Heutzutage wird meist Erythromycin verwendet.

Frage: Im Rahmen des **Neugeborenen-Screenings** werden die Kinder auf eventuell vorliegende, schwerwiegende Stoffwechselerkrankungen getestet. Wann und wie führen Sie die Untersuchung durch? Welche Krankheiten werden standardmäßig erfasst?

Antwort: Für das Neugeborenen-Screening wird Blut aus der Ferse entnommen und auf einen Filterpapier-Teststreifen aufgebracht. Die Untersuchung beinhaltet Tests auf **Hypothyreose, Phenylkentonurie, Galaktosämie,** in manchen Bundesländern sinnvollerweise auch Biotinasemangel und adrenogenitales Syndrom. Es handelt sich dabei um Krankheiten, die unbehandelt schwere Schäden hervorrufen, durch eine frühe Therapie jedoch vermieden werden können. Das Neugeborenen-Screening kann im Rahmen der U2, sollte allerdings spätestens am 7. Lebenstag durchgeführt werden.

17.2 Versorgung von Geburtsverletzungen

Fallbeispiel: Stellen Sie sich bitte folgende Situation vor: Es ist 23:30 Uhr, Sie sind der diensthabende Gynäkologe an einem peripheren Haus. Ein Kinderarzt ist nachts nicht verfügbar. Ein Kind, das Sie vor 5 min entbunden haben, bleibt unter dem Wärmestrahler blass-bläulich, bradykard mit einer Frequenz von 80 und zeigt Nasenflügeln. Es schreit nicht und bewegt sich kaum. Was tun Sie?

Antwort: Das Kind leidet unter einem Sauerstoffmangel, einer **Asphyxie,** mit der Gefahr von Organ- und ZNS-Schädigung. Ich würde es nochmals sorgfältig absaugen und versuchen, Atmung und Kreislauf durch Reiben zu stimulieren. Viel Wärme ist besonders wichtig. Zusätzlich würde ich Sauerstoff vorhalten bzw. über eine Maske geben und einen venösen Zugang legen (Nabelvenenkatheter). Falls das Fruchtwasser grün war, muss man direkt nach der Geburt bei schlappen Kindern die Stimmritzen einstellen und wegen der Aspirationsgefahr restliches Fruchtwasser absaugen.

Fallbeispiel: Gut. Trotz Ihres Therapieversuchs bleibt der Zustand des Kindes, das jetzt 10 min alt ist, unverändert. Der Nabelschnur-pH ist 7,1.

Antwort: Dann würde ich endotracheal intubieren und mit dem Beutel beatmen, um die ausreichende Sauerstoffzufuhr sicherzustellen.

Merke: Bei Neugeborenen wird der Kopf bei der Intubation in Mittelstellung gehalten – nicht überstrecken! Reine Sauerstoffbeatmung bei Neugeborenen über mehrere Tage ist wegen der Gefahr der Ausbildung einer retrolentalen Fibroplasie mit nachfolgender Glaskörpertrübung und Blindheit obsolet!

Fallbeispiel: Die Herzfrequenz ist bei der nächsten Messung 52. Müssen Sie reagieren oder können Sie noch zuwarten?

Antwort: Da das Kind extrem bradykard ist, muss man eine **Herzdruckmassage** vornehmen. Die angestrebte Frequenz liegt bei ca. 120/min (ca. 2/s). Der Druckpunkt befindet sich in der unteren Sternumhälfte, man komprimiert mit Zeige- und Mittelfinger. Das Kind muss unverzüglich im Inkubator auf die nächstgelegene Neugeborenen-Intensivstation verlegt werden.

tipp Herzdruckmassage ist immer dann indiziert, wenn keine oder insuffiziente Herzaktionen vorhanden sind und damit die O_2-Versorgung akut gefährdet ist. Anders als bei Erwachsenen (Asystolie, Kammerflimmern) ist dies bei Neugeborenen bereits bei einer Herzfrequenz < 60 der Fall.

Merke: Wichtig ist, auch während Reanimation und Transport darauf zu achten, dass das Kind weder auskühlt noch überwärmt wird!

Frage: Ein Neugeborenes hat nach der Geburt eine weiche **Schwellung** am **Hinterkopf.** Die Mutter ist äußerst besorgt und fragt Sie, ob dies für das Kind gefährlich sei und ob das wieder weggehe. Was sagen Sie ihr?

Antwort: Es kann sich bei dieser Schwellung um eine **Geburtsgeschwulst,** ein so genanntes **Caput succedaneum,** oder um ein **Kephalhämatom** handeln. Beides sind Geburtsverletzungen, die keine Gefahr für das Kind darstellen und sich spontan zurückbilden.

Als **Caput succedaneum** bezeichnet man die Schwellung des Bindegewebes zwischen Kopfhaut und Periost, also ein **supraperiostales** Ödem oder Hämatom, das die Schädelnähte überschreitet. Es entsteht infolge des Drucks der Geburtswege auf die Leitstelle am kindlichen Kopf und bildet sich ohne Therapie innerhalb von 1–2 Tagen zurück.

Im Gegensatz dazu liegt beim **Kephalhämatom** eine **subperiostale** Blutung vor, die durch die Schädelnähte begrenzt ist. Bei Vakuumextraktionen oder langwierigen Spontangeburten können durch Scherkräfte subperiostale Gefäße verletzt werden und bluten. Das Hämatom fluktuiert, ist druckschmerzhaft und wird innerhalb von mehreren Tagen bis mehreren Wochen resorbiert. Außer Vitamin-K-Gabe ist keine weitere Behandlung erforderlich.

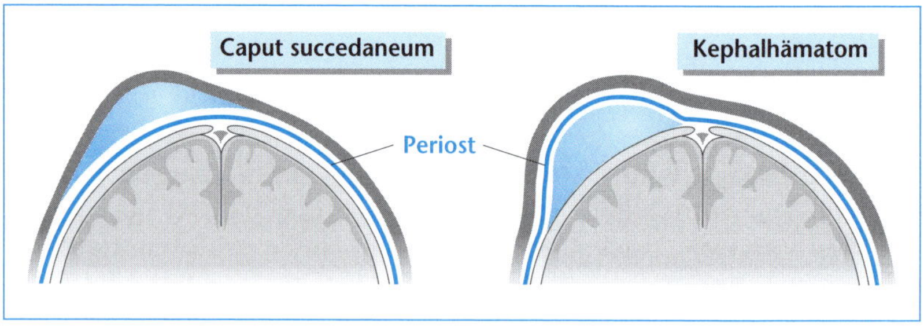

Abb. 17.1: Geburtsverletzungen am kindlichen Schädel [7]

☐ ☐ ☐
☺ 😐 ☹

? **Frage:** Kennen Sie denn noch **weitere Verletzungen,** die das Kind bei der Geburt erleiden kann? Geben Sie mir bitte zwei oder drei Beispiele.

Antwort: Beim Durchtritt durch den Geburtskanal oder infolge geburtshilflicher Manipulationen können beispielsweise Blutungen, Frakturen oder Nervenverletzungen entstehen.

Verletzungstyp	Ursache, Klinik	Therapie, Prognose
Blutungen		
Tortikollis (Schiefhals)	v. a. bei BEL; Hämatom im M. sternocleidomastoideus → Muskelverkürzung	korrigierende Lagerung, ggf. OP (2. LJ)
intrazerebrale Blutung	häufig bei Frühgeborenen; Hypoxie → fragile Gefäße	abhängig vom Schweregrad; **Cave:** Hydrozephalus, Krampfanfälle
Frakturen		
Klavikula	häufigste Fraktur; bei BEL und Schulterdystokie	i. d. R. keine Therapie erforderlich, günstige Prognose
Humerus	bei BEL und Schulterdystokie	Fixation, Schienung
Femur	bei äußerer Wendung	Fixation, Schienung

Verletzungstyp	Ursache, Klinik	Therapie, Prognose
Nervenschädigungen		
obere Plexuslähmung (**Erb-Duchenne,** C5–6)	Zerrung/Quetschung des Plexus, bei BEL und Schulterdystokie; schlaffe Lähmung mit Schultertiefstand, Innenrotation und Pronation des Arms; Handmotorik erhalten!	Schienung des Oberarms, KG; meist günstige Prognose; **Cave:** bei Schädigung C4 Phrenicusparese mit Atemstörung!
untere Plexuslähmung (**Klumpke,** C8, Th1)	Zerrung/Quetschung des Plexus, bei BEL und Schulterdystokie; Fall- oder Krallenhand, kein Greifreflex evtl. mit Horner-Syndrom	Schienung, KG; ungünstige Prognose
Fazialisparese	bei Zangengeburt, Druckschädigung	Augenverband bei fehlendem Lidschluss; meist Rückbildung innerhalb von 14 Tagen

Tab. 17.5: Geburtstraumata

Merke: Horner-Syndrom: Ptosis, Miosis, Enophthalmus; Ursache ist z.B. die Verletzung von sympathischen Bahnen im Rahmen wirbelsäulennaher Plexus-brachialis-Läsionen. !

Frage: Worauf müssen Sie besonders achten, wenn Sie das **Kind** einer **Diabetikerin** nach der Geburt betreuen? ?

☐ ☐ ☐
☺ 😐 ☹

Antwort: Infolge der erhöhten Blutzuckerspiegel während der Schwangerschaft produziert das kindliche Pankreas vermehrt Insulin. Nach dem Abnabeln kommt es dann durch die **relative Hyperinsulinämie** bei gleichzeitigem Abfall der Glukosezufuhr zu einer **Hypoglykämie,** die durch Sauerstoff- und Wärmemangel noch verstärkt wird.

Der Blutzucker im Serum wird bei diesen Kindern in den ersten 2 Lebenstagen besonders häufig und in kurzen Abständen gemessen, um Hypoglykämien rechtzeitig erkennen und behandeln zu können. Das Neugeborene erhält bei BZ-Werten < 35 mg/dl Glucose oral oder i.v. Außerdem müssen Blutbild und Elektrolyte (Ca^{2+}, Mg^{2+}) bestimmt und bei Bedarf substituiert werden.

✚ In den ersten 2 Lebenstagen ist das Kind aufgrund der mangelhaften Fähigkeit zur Glukoneogenese auf seine Glykogenspeicher angewiesen. Besonders gefährdet für Hypoglykämien sind neben den Kindern diabetischer Mütter auch LGA- und SGA-Babys, Frühgeborene und übertragene Kinder.

Frage: Warum ist die Infektion des Neugeborenen mit **β-hämolysierenden Streptokokken** eine so gefürchtete Erkrankung? ?

☐ ☐ ☐
☺ 😐 ☹

Antwort: Bei Besiedelung des Geburtsweges mit pathogenen Keimen, darunter **β-hämolysierende Streptokokken der Gruppe B,** kann sich das Kind sub partu infizieren und eine Neugeborenensepsis entwickeln. Diese Erkrankung nimmt häufig einen schweren Verlauf und hat eine hohe Mortalität. Zwei Formen werden unterschieden:

- **Early onset type** mit Erkrankungsbeginn innerhalb von 4 Tagen nach der Geburt und einer Letalität bis zu 15–50%
- **Late onset type** mit Erkrankungsbeginn später als 5 Tage nach der Geburt und einer Letalität von 5–20%

Beim Kind zeigen sich oft nur unspezifische Symptome wie Tachykardie, Tachypnoe, Erhöhung oder Erniedrigung der Körpertemperatur. Der wichtigste Hinweis ist das „schlechte Aussehen" des Kindes. Die Behandlung umfasst intensivmedizinische Betreuung, ggf. mit Intubation, parenterale Ernährung und Antibiotika-Kombinationstherapie (Ampicillin, Cefotaxim und Tobramycin).

! **Merke:** Zur Vermeidung der Übertragung von Keimen aus dem Geburtskanal auf das Kind sollte eine Schwangere mit positivem GBS-Screening eine Antibiotikaprophylaxe mit Ampicillin oder Penizillin G i.v. erhalten.

☐ ☐ ☐
☺ 😐 ☹

? **Frage:** Was fällt Ihnen zum **Neugeborenenikterus** ein?

Antwort: Über die Hälfte aller gesunden Kinder entwickelt einen nicht behandlungsbedürftigen Ikterus. Durch eine verkürzte Lebensdauer der HbF-haltigen Erythrozyten, eine erhöhte enterohepatische Bilirubinzirkulation und niedrige neonatale Glukuronyltransferasespiegel kommt es zum Anstieg des indirekten Bilirubins. Übersteigt der Gesamtbilirubinwert 16 mg/dl, sollte eine Phototherapie durchgeführt werden. Ab 20–25 mg/dl kann sich ein Kernikterus bilden. Dabei lagert sich unkonjugiertes Bilirubin in den Basalganglien des Gehirns ab. Als Folge kann es zu einer letalen Gefährdung des Kindes oder zu einer lebenslangen Behinderung des Kindes mit den Symptomen Taubheit, Zerebralparese und mentale Retardierung kommen.

18 Das Wochenbett

Frage: Was versteht man unter dem Begriff **Wochenbett?** ?

☐ ☐ ☐
☺ 😐 ☹

Antwort: Das Wochenbett beginnt mit der Geburt der Plazenta und endet nach etwa **6–8 Wochen.** In dieser Zeit bilden sich die verschiedenen genitalen und extragenitalen Veränderungen der Schwangerschaft wieder zurück. Zusätzlich fällt in diese Zeit der Beginn der **Laktation.**

Frage: Welche Veränderungen treten **physiologisch** in der Zeit des Wochenbetts auf? ?

☐ ☐ ☐
☺ 😐 ☹

Antwort: Im Wochenbett bildet sich der Uterus zurück. Nach der Geburt steht der Fundus etwa in Höhe des Nabels und sinkt täglich etwa eine Fingerbreite. Nach etwa 10 Tagen steht er auf Höhe der Symphyse. Aus der Vagina werden die **Lochien,** der Wochenfluss, abgesondert. In diesem finden sich Bakterien, Leukozyten, Wundsekret und Reste der Dezidua. Während der 1. Woche sind die Lochien rötlich-blutig (Lochia rubra), dann bräunlich (Lochia fusca), anschließend gelblich (Lochia flava) und zuletzt weißlich (Lochia alba).

Da die plazentar gebildeten Steroidhormone wegfallen, sinken der Östrogen- und Progesteronspiegel ab. Die Hypophyse wird dadurch angeregt, wieder vermehrt FSH und LH zu bilden. Durch die niedrigen Östrogen- und Progesteronspiegel und das weiterhin hohe Prolaktin kommt es zur Milchbildung mit **Milcheinschuss** etwa am 3.–5. Tag p.p. Durch Oxytocineinfluss kommt es zu **Wochenbettwehen,** die als Dauerkontraktionen, rhythmische Kontraktionen oder als Stillwehen auftreten und oft schmerzhaft sind.

Das erhöhte Blutvolumen normalisiert sich, durch Diurese reduziert sich das Körpergewicht und der Darm nimmt seine Tätigkeit wieder verstärkt auf. Bei nicht stillenden Frauen setzt die Regelblutung etwa nach 6–12 Wochen wieder ein.

☐ ☐ ☐
☺ 😐 ☹

Fallbeispiel: Eine Patientin kommt 8 Tage nach Entbindung in schwer krankem Zustand auf Ihre Station. Der Zustand habe sich über einige Tage immer mehr verschlechtert. Sie hat sehr hohes Fieber (> 39 °C), Schüttelfrost, sie zeigt eine Tachykardie und Tachypnoe. Der Uterus steht zu hoch und ist stark druckdolent. Es kommen reichlich übelriechende Lochien. Woran denken Sie und was werden Sie veranlassen?

tipp Das Erkennen der Grenzen der eigenen Kompetenz und verantwortungsvolles Reagieren darauf wird von vielen Prüfern als Pluspunkt gewertet.

Antwort: Bei Fieber und Uterusdruckschmerz im Wochenbett muss man an einen **Lochialverhalt** und an eine **Endo-** bzw. **Endomyometritis** denken. Ein Lochialverhalt würde mit nur wenig Lochien einhergehen. Endo- und Myometritis werden mit **Kontraktionsmitteln** und **Antibiotika** therapiert. Der Schweregrad und die Veränderungen an Atmung und Puls scheinen hier jedoch bereits auf einen septischen Zustand hinzuweisen. Die Patientin braucht sofort einen venösen Zugang und Volumensubstitution. Vitalwerte, Temperatur und Ausscheidung müssen intensiv überwacht werden. Gerinnungswerte, Blutbild und Elektrolyte müssen regelmäßig kontrolliert werden. Man sollte Abstriche und Blutkulturen entnehmen und einen Schnelltest für β-hämolysierende Streptokokken der Gruppe A durchführen, da auch heute noch das klassische Kindbettfieber den Tod der Patientin zur Folge haben kann. Neben einer intensiven Therapie mit Breitbandantibiotika sollte eine **Low-dose-Heparinisierung** begonnen werden, um einer Gerinnungsstörung vorzubeugen. Außerdem würde ich unbedingt einen Facharzt hinzuziehen, da es zu Schock, DIC und Multiorganversagen kommen kann. Mit der Entfernung von Geweberesten durch Kürettage sollte gewartet werden, bis sich die Symptome gebessert haben, da es sonst leicht zu einer Perforation des Uterus kommen könnte.

☐ ☐ ☐
☺ 😐 ☹

Frage: Bitte nennen Sie einige Probleme, die sich in der Zeit des **Wochenbettes** einstellen!

Antwort: Häufig treten im Wochenbett **Miktionsstörungen** auf, weshalb die Blasenentleerung kontrolliert und durch häufiges Wasserlassen trainiert werden sollte. Eine entstehende **Zystitis** muss gegebenenfalls behandelt werden. Bezüglich des Uterus kann es zu einer **Subinvolutio uteri,** einer Rückbildungsstörung kommen. Gründe hierfür sind Z.n. Sectio, Überdehnung des Uterus, Plazentareste, Myome, Endometritis oder fehlende hormonelle Stimulation, z.B. nach Abstillen. Gelegentlich kommt es auch zu **Blutungen** im Wochenbett, welche je nach Ursache durch Kontraktionsmittel, Kürettage oder auch chirurgisch versorgt werden.

Durch einen Anstieg der Thrombozyten auf bis zu 500000/mm^3, einer Konzentrationserhöhung der Gerinnungsfaktoren und dem postpartal verlangsamten Blutstrom kommt es häufig zu **thrombembolischen**

Komplikationen, die von einfachen Thrombophlebitiden bis hin zu Ovarialvenen-, tiefen Beinvenen- oder sogar Sinusvenenthrombosen reichen können. Deswegen sollte nach Sectio oder bei thrombembolischen Vorerkrankungen eine Heparinprophylaxe durchgeführt werden.

Im psychischen Bereich kommt es häufig zu kurzzeitigen depressiven Verstimmungen, dem „**Maternity blues**", der meist durch Zuwendung und akzeptierende Haltung von selbst abklingt. Seltener kommt es zur Ausbildung einer behandlungsbedürftigen depressiven Episode oder einer schizophreniformen **Wochenbettpsychose.** In diesem Fall muss ein Psychiater hinzugezogen werden, da eine Gefährdung von Mutter und Kind ausgeschlossen werden muss.

Selten kommt es zu Zwischenfällen wie Beckenringlockerungen oder zu einem **Sheehan-Syndrom.** Dabei handelt es sich um eine ischämische Nekrose des Hypophysenvorderlappens.

Merke: Bei thrombotischen Ereignissen kann heparinisiert oder thrombektomiert werden. Eine medikamentöse Lyse scheidet jedoch wegen der erhöhten uterinen Blutungsgefahr aus. !

Frage: Kann eine Frau im **Wochenbett schwanger** werden, obwohl sie stillt? ?

☐ ☺ ☐ 😐 ☐ ☹

Antwort: Frauen können grundsätzlich bereits im Wochenbett erneut schwanger werden. Bei manchen stillenden Frauen verhindert eine andauernde **Hyperprolaktinämie** zwar die Ovulation, doch ist dies keineswegs regelhaft der Fall. Da diese Annahme bei den Patientinnen jedoch weit verbreitet ist, sollte auf alle Fälle bezüglich der weiteren Antikonzeption beraten werden. Während des Wochenflusses sollte auf Geschlechtsverkehr verzichtet bzw. mit Kondomen verhütet werden. Im Anschluss bietet sich die Verhütung mit einer Minipille an, da diese nur Gestagene enthält und die Milchmenge und -qualität nicht beeinflusst. Alternativ kann auch eine Spirale gelegt werden.

Frage: Welchen physiologischen Regelmechanismen unterliegt das **Stillen?** ?

☐ ☺ ☐ 😐 ☐ ☹

Antwort: Während der Schwangerschaft wird durch Östrogen und Progesteron die Milchproduktion vorbereitet. Durch den Wegfall der plazentaren Hormonproduktion sinken Östrogen und Progesteron plötzlich ab. Dadurch fällt die hypophysäre Hemmung des Prolaktins weg, was zur Produktion von Muttermilch führt. Während des Stillens kommt es durch den **Saugreiz** an der Mamille zu vermehrter **Oxytocinausschüttung.** Dies trägt zusätzlich zur Produktion von Kolostrum und

tipp Es ist immer einen Versuch wert, dem Prüfer ein Thema für eine Folgefrage zuzuspielen. Viele Prüfer sind nett und nehmen solche Angebote an.

später von reifer Milch bei. Das Saugen an der Mamille hält die Milchproduktion aufrecht, wobei die **Stilltechnik** einen deutlichen Einfluss auf Milchbildung und -abgabe hat.

> ! **Merke:** Die regelmäßige Brustentleerung ist ein wesentlicher Faktor für eine erfolgreiche Stilltätigkeit.

☐ ☐ ☐
☺ 😐 ☹

? Frage: Wie sollte man eine Frau bezüglich der **Stilltechnik** beraten?

Antwort: Das Kind sollte bereits in der 1. Stunde nach der Geburt angelegt werden. Eine Sectio in Vollnarkose ist dabei kein Hinderungsgrund. Der Milcheinschuss findet nach 2–4 Tagen statt, aber nur, wenn die Brust durch häufiges Anlegen stimuliert wird. Teilweise kann dies mit leichter Temperaturerhöhung einhergehen. Vor jedem Stillen sollte die Mutter ihre **Hände desinfizieren,** um einer Mastitis vorzubeugen. Das Kind wird zuerst an die vollere, dann an die andere Brust angelegt. Am Anfang genügen zum Schutz der Brust 10 min, später kann bis zu 15 min pro Brust gestillt werden. Das Kind sollte am besten dann angelegt werden, wenn es Hunger hat. Diese freie Art des Anlegens wird **Feeding on demand** genannt. Sinnvoll ist, auf eine „Spätmahlzeit" (ca. 22:00 Uhr) zu achten. Die Nase des Säuglings muss zum Stillen frei sein. Um die Mamille zu schützen, sollte der Säugling nicht saugen, während er abgesetzt wird. Nach dem Stillen kann die Mamille an der Luft trocknen oder mit sterilen Tüchern gesäubert werden. Die Mutter muss auf eine ausreichende Trinkmenge achten. Außerdem ist wichtig, dass die Brust nicht gestaut ist, um einer Entzündung vorzubeugen. Hierzu eignen sich physikalische Maßnahmen wie Massagen oder Quarkwickel.

☐ ☐ ☐
☺ 😐 ☹

? Frage: Wie gehen Sie beim **Abstillen** vor?

> ✚ Abstillen mit Bromocriptin (z. B. Pravidel®) 2,5 mg/Tag p.o. über 14 Tage; primäres Abstillen auch mit einmalig Cabergolin 1 mg (z. B. Dostinex®).

Antwort: Beim sekundären Abstillen, nachdem zuvor gestillt wurde, sollte die Frau **weniger trinken,** ihre Brüste **kühlen** und ggf. **hochbinden.** Das Reduzieren der Trinkmenge darf aber nicht zu restriktiv gehandhabt werden, damit es nicht zu einer Thrombose kommt. Medikamentös können zusätzlich **Prolaktinhemmer** gegeben werden. Beim primären Abstillen, also wenn gleich nach der Geburt abgestillt werden muss, kann neben Prolaktinhemmern auch einmalig **Cabergolin** verabreicht werden.

19 Notfälle in der Gynäkologie und Geburtshilfe

19.1 Blutungen

Frage: Eine Patientin mit einer **Blutung,** die außerhalb der Menstruation aufgetreten ist, konsultiert Sie. Welche Überlegungen stellen Sie an, um die Differentialdiagnosen einzugrenzen? ?

☐ ☐ ☐
☺ 😐 ☹

Antwort: Für genitale Blutungen gibt es zahlreiche Ursachen. Daher ist es sinnvoll, systematisch vorzugehen und sich anhand einiger Fragen der wahrscheinlichen Ursache zu nähern:
- In welchem Lebensabschnitt befindet sich die Frau?
- Besteht eine Schwangerschaft?
- Woher kommt die Blutung?
- Handelt es sich um eine hormonabhängige Blutung?

Auch nicht-gynäkologische Ursachen, z.B. Hämaturie, rektale Blutungen (Hämorrhoiden) und Gerinnungsstörungen, müssen in Betracht gezogen werden.

tipp Auch wenn es banal scheint: Immer daran denken, dass die häufigste vaginale Blutung bei geschlechtsreifen Frauen die Menstruation ist!

Ursprung der Blutung	Präpubertät	Pubertät	Geschlechtsreife	Postmenopause
Vulva + Vagina	• Verletzung, Vergewaltigung • Entzündung • Tumor	• Verletzung, Vergewaltigung • Defloration • Entzündung	• Verletzung, Vergewaltigung • Entzündung	• Verletzung, Vergewaltigung • Kolpitis senilis (Östrogenmangel!) • Vulva-Ca • Vaginal-Ca • Metastasen, Tumoreinbruch aus angrenzenden Organen
Uterus	• Pubertas praecox (Hypothalamus) • Pseudopubertas praecox (hormonbildender Ovarialtumor)	• Menarche • Schwangerschaft • Follikelpersistenz (bei anovulatorischem Zyklus)	• dysfunktionelle Blutungen • Uterus myomatosus • Polypen • Entzündungen • hormonbildender Ovarialtumor • Endometrium-Ca	• Abbruchblutung bei Östrogentherapie • hormonbildender Ovarialtumor • Polyp • Endometritis • Endometrium-Ca • Uterussarkom • Ovarial-Ca

Ursprung der Blutung	Präpubertät	Pubertät	Geschlechtsreife	Postmenopause
Zervix			• Ektopie • Zervix-Ca	• Erosion • Zervix-Ca • Polyp • Myom

Tab. 19.1: Differentialdiagnostische Überlegungen zur vaginalen Blutung außerhalb der Schwangerschaft

Bei Schwangeren kommen weitere Auslöser in Betracht. **Blutungen** aus dem **Uterus** kommen bei Plazentastörungen (Placenta praevia, vorzeitige Plazentalösung, Randsinusblutung), bei der EUG im Sinne einer Abbruchblutung oder beim Abort vor. Auch um eine fetale Blutung kann es sich handeln (Nachweis von fetalem Hämoglobin). Ursachen **zervikaler Blutungen** können Polypen, Ektopien oder Zervixkarzinome wie auch die Zeichnungsblutung zu Beginn der Eröffnungsphase sein.

> **!** **Merke:** Blutungen in der Schwangerschaft und unter der Geburt können schnell ein lebensbedrohliches Ausmaß annehmen → sofortige Einweisung in eine geburtshilfliche Abteilung erforderlich!

19.2 Verletzungen durch Gewalteinwirkung

> **?** **Frage:** Ich möchte noch etwas genauer auf **Verletzungen** der **weiblichen Genitalorgane** eingehen. Können Sie sich vorstellen, wie diese Traumata aussehen und entstehen können?

Antwort: Die inneren Geschlechtsorgane sind bei der Frau durch ihre Lage im kleinen Becken relativ gut gegen **stumpfe Gewalteinwirkung** von außen, z.B. einen Sturz auf die Dammregion, geschützt. Man wird hier in erster Linie **Hämatome** und **Risswunden** am **äußeren Genitale** finden.

Bei **Pfählungsverletzungen** kann es zu **Rissen** in der **Scheidenwand** und im **Scheidengewölbe** kommen. Oft sind auch **Harnröhre, Blase, Rektum** und der **Damm** mitbetroffen. Auch durch eine **Vergewaltigung** können schwere Verletzungen des Genitale und der angrenzenden Organe entstehen. Eine sorgfältige Untersuchung und Diagnostik sind unbedingt erforderlich, um das Ausmaß der Verletzung beurteilen zu können. Die beteiligten Strukturen müssen schnellstmöglich chirurgisch versorgt werden.

Im Verlauf der **Geburt** können durch extreme Dehnung **Zervix-, Scheiden-** und **Dammrisse** entstehen. Sie müssen entsprechend versorgt werden, da sonst **Spätkomplikationen** wie z.B. **Inkontinenz** oder **Dyspareunie** drohen.

Merke: Gefahr eines hämorrhagischen Schocks durch intraabdominelle Blutung! !

Fallbeispiel: Eine junge Frau kommt nachts völlig aufgelöst und verängstigt in Ihre Notaufnahme. Obwohl sie sich dazu nicht äußert, haben Sie den dringenden Verdacht, dass sie vergewaltigt wurde. Wie verhalten Sie sich? Was müssen Sie beachten?

☐ ☐ ☐
☺ 😐 ☹

Antwort: Man sollte bedenken, dass sich eine vergewaltigte Frau in einer extremen psychischen Ausnahmesituation befindet und diesem Umstand bei Anamneseerhebung und Untersuchung Rechnung tragen. Wenn möglich, sollte eine Frau die Untersuchung vornehmen. Die Untersuchung sollte selbstverständlich vorsichtig vorgenommen und das Vorgehen erklärt werden. Außerdem muss man darauf achten, dass alle Befunde sehr sorgfältig dokumentiert und eventuelle Spuren als Beweise für ein Strafverfahren gesichert werden.

- sorgfältige Untersuchung des ganzen Körpers: Hämatome, Würgemale, Sturzverletzungen, Hautabschürfungen?
- gynäkologische Untersuchung: Verletzungen am äußeren und inneren Genitale?
- Entnahme mehrerer Abstriche aus der Scheide: Nachweis von Spermien? Mikrobiologische Untersuchung
- Spurensicherung → Scheidenabstrich, Kleidung der Patientin, evtl. gefundene Schamhaare des Täters usw. für die Rechtsmedizin zur weiteren Untersuchung, z.B. Erstellung eines genetischen Fingerabdrucks, asservieren
- Blutentnahme: Lues, HIV, β-HCG (= Status zum Zeitpunkt der Vergewaltigung)
- ggf. Postkoitalpille („Pille danach"), um eine Schwangerschaft zu verhindern

Falls noch nicht geschehen, sollte der Patientin die sofortige Anzeige bei der Polizei empfohlen werden.

Merke: Aus juristischer Sicht ist der erzwungene Beischlaf (= Vergewaltigung) vollzogen, wenn der Penis in den Scheidenvorhof eingedrungen ist. Eine Ejakulation muss dabei nicht erfolgt sein! Sexuelle Nötigung oder versuchte Notzucht (ohne Eindringen des Penis) sind ebenfalls strafbar. !

19.3 Akute Erkrankungen

☐ ☐ ☐
☺ 😐 ☹

? Frage: Definieren Sie bitte den Begriff **akutes Abdomen** und beschreiben Sie das Krankheitsbild!

Antwort: Als **akutes Abdomen** bezeichnet man eine akut eintretende, lebensbedrohliche Erkrankung, die verschiedene Ursachen haben kann. Die Patientin klagt über **Bauchschmerzen,** oft treten auch **Fieber, Erbrechen** sowie **Störungen der Darmmotorik** und der **Blasenfunktion** auf.

Bei der Untersuchung findet man als Zeichen der **peritonealen Reizung** ein **angespanntes** („bretthartes") **Abdomen** mit **starkem Druckschmerz,** eventuell ist die Palpation aufgrund der Abwehrspannung nicht möglich. Die Patienten befinden sich in einem **reduzierten Allgemeinzustand.**

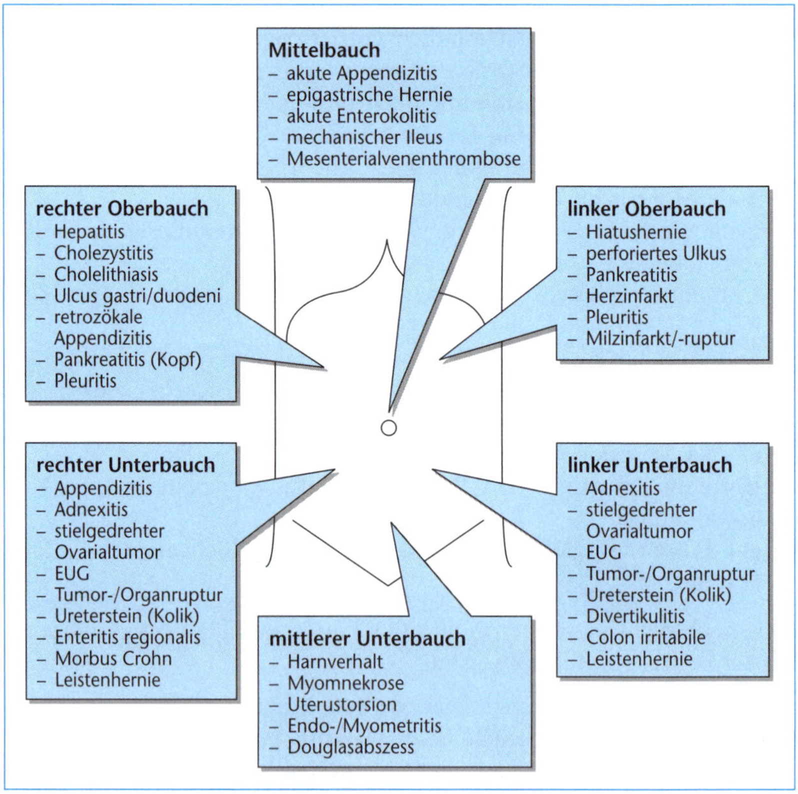

Abb. 19.1: Mögliche Ursachen eines akuten Abdomens

Da sehr viele Erkrankungen das Bild eines akuten Abdomens hervorrufen können, ist die Diagnosestellung oft nicht einfach. Sinnvoll ist es dann, Kollegen anderer Fachbereiche (z. B. Chirurgen) hinzuzuziehen, um schnellstmöglich die Ursache zu finden und die geeignete Therapie einzuleiten.

Merke: Häufigste gynäkologische Ursachen des akuten Abdomens sind: EUG, Adnexitis und stielgedrehte Ovarialzyste. **!**

	Appendizitis	Adnexitis	EUG
Schmerz	wandernd, rechter Unterbauch (McBurney)	beidseitig, ziehend	einseitig, stechend, krampfartig
Befund	Appendizitiszeichen, Übelkeit, Stuhlverhalt	Portioschiebeschmerz, Druckschmerz, teigige Resistenz	Portio druckschmerzhaft, Schmierblutung
Fluor	–	übelriechend, eitrig	evtl. Blut
Regelanamnese	unauffällig	häufig postmenstrueller Beginn	sek. Amenörrhö, β-HCG positiv
Körpertemperatur	Differenz rektal/axillär > 1°C	Differenz rektal/axillär > 1°C	normal bis leicht erhöht, keine Differenz
Leukozyten	> 10000/µl	mäßig erhöht	oft nicht erhöht
Sono	gynäkologisch o.B.	freie Flüssigkeit, Ovarien unscharf, Tube darstellbar, solider Adnextumor	freie Flüssigkeit, „leerer" Uterus, Tube evtl. verdickt, evtl. extrauterine Fruchtblase
Komplikationen	**akut:** Begleitadnexitis, Perforation **chron.:** Adhäsionen, Ileus	**akut:** Begleitappendizitis, Peritonitis **chron.:** Rezidive, EUG, Adhäsionen	**akut:** Tubarruptur, abdominelle Blutung, Schock **chron.:** Rezidiv-EUG bei organerhaltender OP

Tab. 19.2: Differentialdiagnosen bei rechtsseitigem Unterbauchschmerz

Frage: Haben Sie schon einmal vom **toxischen Schocksyndrom** gehört? **?**

☐ ☐ ☐
☺ 😐 ☹

Antwort: Das toxische Schocksyndrom (TSS) kann im Zusammenhang mit Infektionen des weiblichen Genitale auftreten und wurde zuerst im Zusammenhang mit der Verwendung von Tampons beschrieben (daher auch als „Tamponkrankheit" bezeichnet). Es tritt daneben z.B. auch beim septischen Abort, Tuboovarialabszess oder nekrotisierenden Myom auf. Verursacht wird es durch **Toxine** bestimmter Bakterien, meistens **Staphylokokken.** Durch Stimulation von Immunzellen und Mediatorfreisetzung kommt es zum Bild eines **septischen Schocks:**

- in der Frühphase warme und trockene Haut aufgrund vermehrter Durchblutung (sog. warmer oder roter Schock)
- später Blässe und marmorierte Haut durch Vasokonstriktion, Zentralisation und Zyanose
- Unruhe, Kältegefühl, Schweißausbruch
- Fieber
- Übelkeit, Erbrechen, Durchfall
- Abnahme der Diurese
- **Cave: disseminierte intravasale Gerinnung** (DIC, Verbrauchskoagulopathie), **Mikrozirkulationsstörungen** (Schocklunge, -niere)

Da die **Letalität** des septischen Schocks mit bis zu 90% angegeben wird, muss umgehend eine **intensivmedizinische Therapie** mit Antibiose (penicillinasefeste Antibiotika, z.B. Oxacillin), Oxygenierung, ggf. maschineller Beatmung und Volumensubstitution eingeleitet werden.

☐ ☐ ☐
☺ 😐 ☹

? **Frage:** Was fällt Ihnen zu dem Begriff **ovarielles Überstimulationssyndrom** ein?

Antwort: Hierbei handelt es sich um eine potentiell lebensbedrohliche Komplikation der ovariellen Stimulationstherapie bei Sterilitätsbehandlung (z.B. mit Gonadotropinen, Clomiphen). Es besteht eine Einteilung in die Grade 1–3.

- **Grad 1:** Ovarialvergrößerung < 5 cm, Serum-Östradiol erhöht, Therapie besteht im Absetzen der Medikamente.
- **Grad 2:** faustgroße Ovarialzysten, gespannte Bauchdecke, Übelkeit, Erbrechen. Symptomatische Therapie, Heparinisierung, stationäre Überwachung.
- **Grad 3:** große Ovarialzysten mit Aszites und Pleuraerguss, Hämokonzentration, Blutgerinnungsstörungen mit Thrombemboliegefahr. Hier wird eine intensivmedizinische Betreuung mit Flüssigkeitsbilanz und eventuellem Ersatz von Flüssigkeit, Elektrolyten und Eiweißen notwendig. Wichtig ist auch die Kontrolle der Gerinnung (evtl. Substitution) sowie evtl. eine Entlastungspunktion. In Ausnahmefällen ist eine operative Therapie notwendig.

19.4 Notfälle nach der Geburt

☐ ☐ ☐
☺ 😐 ☹

? **Frage:** Welche gefürchtete, lebensbedrohliche **Komplikation** kann im Anschluss an die **Geburt** auftreten?

Antwort: Wenn nach der Geburt Plazentareste in utero verbleiben oder sich die Gebärmutter nicht ausreichend kontrahiert, kann sich eine **atonische Nachblutung** entwickeln.

> **Merke:** Aus diesem Grund muss in der Nachgeburtsperiode besonders darauf geachtet werden, dass
> 1. die Plazenta vollständig ausgestoßen wird
> 2. sich der Uterus kontrahiert

Entscheidend ist die **Schockbekämpfung** durch Volumensubstitution. Befinden sich noch Plazentareste im Uterus, müssen diese mit einer Kürette entfernt werden.

Tritt die atonische Nachblutung auf, nachdem die Plazenta bereits vollständig ausgestoßen wurde, versucht man, die Uteruskontraktion durch **Verabreichung wehenfördernder Medikamente,** z.B. Methergin oder Prostaglandin, zu beschleunigen. Zusätzlich sollte man die **Gebärmutter komprimieren** (Credé-, Hamilton-, Fritsch-Handgriff). Kann die Blutung dadurch nicht gestoppt werden und die Frau droht zu verbluten, bleibt als Ultima Ratio nur die **Hysterektomie.**

20 Checkliste für den letzten Tag vor der Prüfung

Die nachfolgenden Seiten sollen dazu dienen, sich kurz vor der Prüfung nochmals einen Überblick über die gelernten Themen zu verschaffen. Sie sollen aber nicht dazu verleiten, sich vor der Prüfung noch mehr verrückt zu machen als dies (wahrscheinlich) schon der Fall ist. Unser Tipp für den Tag vor der Prüfung: eventuell noch mal entspanntes Überfliegen der Inhalte – aber keine Panik, wenn man nicht alles perfekt beherrscht.

20.1 Gynäkologische und geburtshilfliche Diagnostik und Untersuchungsmethoden

Anamnese	• aktuelle Beschwerden? • Zyklusanamnese: Menarche, Menopause, Menstruationszyklus (Zwischenblutung, Amenorrhö, Dysmenorrhö)? • vaginaler Fluor (Brennen, Juckreiz, Geruch)? • letzte gynäkologische Untersuchung (inkl. Mammographie?) • gynäkologische Operationen? • gynäkologische Vorerkrankungen? • Anzahl der Geburten? (Fehlgeburten? Abruptiones? Fehlgeburten? Geburtsmodus?) • Miktionsstörungen? • Kontrazeption?
Untersuchung des äußeren und inneren Genitale	• **obligat:** Inspektion, Palpation (inkl. rektale Untersuchung), PAP-Abstriche (jährlich) • **fakultativ:** spezielle Abstriche (Mikrobiologie, Chlamydien), Kolposkopie, Vulvoskopie, Urodynamik, Bildgebung (Sonographie, Mammographie), Laboranalytik
Untersuchungen in der Schwangerschaft	• gynäkologische Untersuchung • Fundusstand • Labor: β-HCG-, AFP- und Estriol-Antikörpersuchtest (Rhesusfaktor), Lues, Hep B, Röteln, Chlamydienabstrich, fakultativ HIV und Toxoplasmose, Hep C • Screening auf Gestationsdiabetes • Amniozentese • Chorionzottenbiopsie

Ultraschalluntersuchungen in der Schwangerschaft	• 1. Ultraschall (9.–12. SSW): Sicherung der Schwangerschaft, Berechnung des Gestationsalters, Diagnose von Mehrlingsschwangerschaften, Diagnose pathologischer Veränderungen (Uterusfehlbildungen), Nackenfalte (Hinweis auf genetische Pathologie) • 2. Ultraschall (19.–22. SSW) „großer Ultraschall": Vitalitätskontrolle, Fruchtwassermenge, Nabelschnur (Gefäßzahl), Plazentasitz, Untersuchung des Feten (Kopf, Wirbelsäule, Nacken/Hals, Thorax, Herz, Abdomen, Urogenitaltrakt, Extremitäten) • 3. Ultraschall (29.–32. SSW): Wachstumsbeurteilung, Kindslage, endgültiger Plazentasitz
Untersuchung des Neugeborenen	• **AGPAR**-Index (**A**ussehen, **P**uls, **G**rimmassieren, **A**ktivität, **R**espiration) • **U1**: Zustand und Verhalten des Kindes, Auskultation (Lunge, Herz), Inspektion Gesicht, Ohrmuschel, Rücken, Steiß, Extremitäten, Finger/Zehen, Hand- und Fußflächen), Palpation (Abdomen, Pulse), neurologische Untersuchung (Tonus, Haltung, Motorik, Reflexe)

20.2 Gynäkologische Leitsymptome und ihre Differentialdiagnosen

Leitsymptom	Differentialdiagnose
Unterbauchschmerzen	• Dysmenorrhö • Ovulationsschmerz • Infektion (Kolpitis, Zervizitis, Adnexitis, Endo-, Myometritis) • EUG • Endometriose • Ovarialzysten • stilgedrehtes Ovar • Ovarialtumore • nicht-gynäkologische Differentialdiagnosen: Apendizitis, Divertikulitis, Leistenhernie, Zystitis, Nierenkolik, Meckel-Divertikel
Pruritus	• Vulvovaginitis • Soor-Infektion • Scabies • Pediculosis pubis • Condylomata • Karzinome • Dysplasien • Lichen ruber • übertriebene Hygiene • mechanische Reize (Wäsche) • systemische Faktoren (Diabetes mellitus, Östrogenmangel, Allergien,...) • psychogene Faktoren

Leitsymptom	Differentialdiagnose
Fluor	• physiologisch • Infektionen (Zervizitis, Adnexitis), insbesondere Soor, Trichomonaden, Gardnerella, Lues, Gonorrhö • Fremdkörper • Neoplasien • Dysplasien • Bartholinitis • Abszess • Fistel
vaginale Blutung außerhalb der Schwangerschaft	• Menstruation • Zyklusstörungen • Endometriose • Zervixpolypen • Verletzungen • Neoplasien (insb. Zervixkarzinom) • iatrogene Verursachung (Hormone, Antikoagulation)
vaginale Blutung in der Schwangerschaft	• Nidationsblutung • Abort • EUG • Plazenta praevia • Plazentarandblutung • vorzeitige Plazentalösung • Uterusruptur • Blasenmole
vaginale Blutung nach der Geburt	• atonische Nachblutung • Geburtsverletzung • Plazenta-Lösungsstörung • Endometritis puerperalis • Koagulopathien • Subinvolutio uteri
Bruströtung	• Mastitis nonpuerperalis und puerperalis • inflammatorisches Mamma-Ca • Dermatosen • Z.n. Radiatio
Knoten der Brust	• benigne Tumore (Fibroadenom) • Abszess • Mammakarzinom • Mastopathie • Zysten
Mamillensekretion	• Laktationsperiode • Karzinom • Mastitis • Prolaktinerhöhung unter Neuroleptikatherapie • hormonelle Störungen

Leitsymptom	Differentialdiagnose
primäre Amenorrhö	• Chromosomenaberrationen (z. B. Turner-Syndrom) • Enzymdefekte (z. B. AGS) • Fehlbildungen • Gonadendysgenesie • Leistungssport • Anorexia nervosa
sekundäre Amenorrhö	• Schwangerschaft • hormonelle Ursachen (z. B. Prolaktinom) • Tumore (Hypophysentumor) • Sheehan-Syndrom • Anorexia nervosa • medikamentöse Ursachen (z. B. Kontrazeptiva, Chemotherapeutika, Neuroleptika)

20.3 Gynäkologische Erkrankungen im Überblick

Im Folgenden geben wir eine Auflistung der Erkrankungen an, zu denen man in der Prüfung auf jeden Fall etwas wissen sollte.

Entzündungen	• Mastitis puerperalis und non-puerperalis • Adnexitis • Geschlechtskrankheiten (Lues, Gonorrhö, Chlamydien, Herpes)
Endometriose	• Grundlagen
Myome	• Grundlagen
Tumore	• Grundlagen: TNM-Stadien, FIGO-Stadien, Therapieoptionen • Mammakarzinom • Ovarialkarzinom • Corpuskarzinom • Zervixkarzinom
Dysplasien	• Grundlagen • PAP-Klassifikation • HPV

20.4 Schwangerschaft im Überblick

Grundwissen	Dauer: 280 Tage = 40 Wochen p. m. (erster Tag der Menstruation) Einteilung in 3 Abschnitte: • 1. Trimenon Frühschwangerschaft (1.–13. SSW) • 2. Trimenon (14.–26. SSW) • 3. Trimenon (Spätschwangerschaft, 27. SSW bis Geburt)
sichere Schwangerschaftszeichen	• sonographischer Nachweis des Embryos/Herzaktion • Kindsbewegungen • Hören von fetalen Herztönen
unsichere/wahrscheinliche Schwangerschaftszeichen	• Ausbleiben der Menstruation • Nachweis von β-HCG • livide Verfärbung der Vagina • Auflockerung des Uterus
schwangerschaftsassoziierte Erkrankungen und Störungen	• EUG • Abort (imminens, incipiens, incompletus, completus, Windei) • Blasenmole/Chorionkarzinom • Hypertonie • Präeklampsie • Eklampsie • HELLP-Syndrom • Anämie • Hyperemesis gravidarum • Harnstau • Schwangerschaftsdiabetes • akute Schwangerschaftsfettleber • orthopädische Beschwerden • Zervixinsuffizienz • vorzeitige Wehentätigkeit

20.5 Geburt im Überblick

normaler Geburtsverlauf	• Eröffnungsperiode • Austreibungsperiode • Nachgeburtsperiode
Untersuchungen	• Leopold-Handgriffe / Zangemeister-Handgriff • vaginale Untersuchung (Zervixstand, -länge, -konsistenz, Muttermundweite, Höhenstand des vorangehenden Kindsteils) • Sonographie • CTG • Fetalblutanalyse (MBU)
Beschreibung der Position des Kindes	• Lage: Verhältnis Längsachse des Kindes zur Längsachse der Mutter (Längs-, Quer-, Schräglage) • Haltung: Beziehung der Kindsteile zueinander (flektierter oder gestreckter Kopf) • Stellung: Position des kindlichen Rückens (I: Rücken links, II: Rücken rechts) • Einstellung: Beziehung des vorangehenden Teils zum Geburtskanal, Schädellagen: Hinterhaupts-, Vorderhaupts-, Stirn- und Gesichtslage; Beckenendlage: Steiß-, Fuß- und Knielage (normale Geburt: vordere Hinterhaupslage, geburtsunmögliche Einstellung: mentoposteriore Gesichtslage)
Geburtsmodus	• vaginale Geburt • vaginal-operative Geburt (Forceps, Vakuum) • Sectio caesarea
Geburtskomplikationen	• Mehrlingsschwangerschaften • Amnioninfektionssyndrom • vorzeitiger Blasensprung • Wehenschwäche • Nabelschnurvorfall / Nabelschnurumschlingung • Vorfall kleiner Teile • fetale Hypoxie • vermehrte Blutung (Plazenta praevia, Insertio velamentosa, Verletzungen, Gerinnungsstörungen) • Schulterdystokie • Fruchtwasserembolie • Plazentalösungsstörung • Dammriss, Zervixriss • Uterusruptur • Inversio uteri • Uterusatonie

Index